H. Häusler

Homöopathie in der Hebammenarbeit

Helga Häusler

Homöopathie in der Hebammenarbeit

Lehrbuch mit Materia medica

ELSEVIER
URBAN & FISCHER

URBAN & FISCHER
München • Jena

Zuschriften und Kritik an:
Elsevier GmbH, Urban & Fischer Verlag, Lektorat Komplementäre und Integrative Medizin, Karlstraße 45, 80333 München

Wichtiger Hinweis für den Benutzer
Die Erkenntnisse in der Medizin unterliegen laufendem Wandel durch Forschung und klinische Erfahrungen. Die Autorin dieses Werkes hat große Sorgfalt darauf verwendet, dass die in diesem Werk gemachten therapeutischen Angaben dem derzeitigen Wissensstand entsprechen. Das entbindet den Nutzer dieses Werkes aber nicht von der Verpflichtung, anhand weiterer schriftlicher Informationsquellen zu überprüfen, ob die dort gemachten Angaben von denen in diesem Buch abweichen, und seine Verordnung in eigener Verantwortung zu treffen.

Bibliografische Information der Deutschen Nationalbibliothek
Die Deutsche Nationalbibliothek verzeichnet diese Publikation in der Deutschen Nationalbibliografie; detaillierte bibliografische Daten sind im Internet über http://dnb.d-nb.de abrufbar.

08 09 10 11 12 5 4 3 2 1

Planung und Lektorat: Elisabeth Harth, München; Stefanie Regensburger, München
Redaktion: Elisabeth Harth, München
Herstellung: Marion Kraus, München
Satz: abavo GmbH, Buchloe; TNQ, Chennai
Druck und Bindung: Uniprint International BV, *The book factory*
Fotos/Zeichnungen: Martha Kosthorst nach Vorlage von Helga Häusler
Umschlaggestaltung: SpieszDesign, Büro für Gestaltung, Neu-Ulm
Umschlagabbildung: © Getty Images / Digital Vision / C. Martini

Gedruckt auf 115 g Eurobulk 1,1faches Volumen

ISBN 978-3-437-57660-7

Aktuelle Informationen finden Sie im Internet unter **www.elsevier.de** und **www.elsevier.com**

In Erinnerung an meine Mutter
und für alle Mütter

Vorwort

In den vergangenen Jahren hat der Umfang an homöopathischer Literatur, die speziell den Arbeitsbereich von Hebammen betrifft, stetig an Umfang zugenommen. Mittlerweile gibt es eine ganze Reihe guter Homöopathiebücher, die die Themen rund um die Geburtshilfe in den Mittelpunkt stellen. Die dort dargestellten Arzneimittelbilder sind eine wertvolle Grundlage für das homöopathische Arbeiten, und ergänzende Übersichts- und Vergleichstabellen erleichtern die Arzneimittelwahl und sind hilfreich, wenn es einmal schnell gehen muss.

Dieses Buch möchte einen anderen, ergänzenden Schwerpunkt setzen.

Vor dem Hintergrund eigener Erfahrungen in der homöopathischen Praxis und den dabei immer wiederkehrenden Fragen und Unsicherheiten entstand das Bedürfnis, die Homöopathie als Methode tiefgreifender zu verstehen. Bei der darauf folgenden Auseinandersetzung mit den Grundlagen der Homöopathie erschlossen sich immer neue Facetten dieser differenzierten und vielschichtigen Therapiemethode. Dies war einerseits eine große Bereicherung und ermöglichte ein erweitertes Verständnis der vielfältigen Zusammenhänge körperlicher und seelischer Abläufe. Andererseits war diese „Grundlagenforschung" zunächst mühsam, da in der gängigen homöopathischen Hebammenliteratur methodische Fragen im Allgemeinen eher eine knappe Darstellung finden. So entstand die Idee, ein Lehrbuch zu schaffen, das die Grundlagen der Homöopathie ausführlich und dabei übersichtlich und systematisch darstellt. Es sollte als Nachschlagewerk geeignet und speziell auf die Hebammenarbeit zugeschnitten sein. Dieses Buch als Ergebnis dieser Überlegungen ist in der Absicht geschrieben, Kolleginnen einen soliden Einstieg in Theorie und Praxis der Homöopathie zu erleichtern und das besondere Potenzial dieser Heilmethode aufzuzeigen.

Es ist mir ein wichtiges Anliegen, all denen Danke zu sagen, die mit Hinweisen und Ideen oder durch ihre Ermutigung und Geduld zum Entstehen dieses Buches beigetragen haben. Einige davon möchte ich stellvertretend für die vielen anderen mit Namen nennen.

Vielen Dank an Roger Rissel für die konstruktive Kritik am Manuskript und die nie erlahmende Bereitschaft zu engagierten Diskussionen.

Ich danke meinen Kolleginnen von der Hebammenpraxis Sonnenberg – allen voran Christine Leonhardt und Claudia Wellmann – für das Verständnis, die Flexibilität und die regelmäßigen Vertretungen.

Ebenso danke ich meiner Lektorin Elisabeth Harth, die mit viel Sachverstand und ihrem sicheren Gespür für Sprache und Textgestaltung die Entstehung des Buches begleitet hat.

Stuttgart, im März 2008
Helga Häusler

Inhaltsverzeichnis

1 Intention des Buches ... 1

2 Homöopathie in der Hebammenarbeit ... 5
2.1 Bedeutung und Stellenwert ... 6
2.1.1 Standortbestimmung ... 6
2.1.2 Reflexion ... 6
2.1.3 Ausblick ... 7
2.2 Möglichkeiten und Grenzen der Methode ... 7
2.3 Gesetzlicher Rahmen ... 7

3 Die Ursprünge der Homöopathie ... 9
3.1 Kurzbiographie Samuel Hahnemanns ... 10
3.2 Der Chinarindenversuch und die Entdeckung der Homöopathie ... 10
3.3 Die Vorstellung von der Lebenskraft und dem Wesen der Krankheit ... 11

4 Homöopathische Arzneimittelprüfung (HAMP) ... 13
4.1 Bedeutung und Ziele ... 14
4.2 Durchführung ... 14
4.2.1 Voraussetzungen ... 14
4.2.2 Vorgehen ... 14
4.2.3 Auswertung ... 15
4.3 Konsequenzen für die Praxis ... 15

5 Arzneiherstellung ... 17
5.1 Ausgangsstoffe homöopathischer Arzneien ... 18
5.2 Potenzierung ... 18
5.3 Potenzen ... 19
5.3.1 C-Potenzen ... 19
5.3.2 Q-Potenzen ... 20
5.3.3 D-Potenzen ... 21
5.4 Darreichungsformen ... 21
5.5 Herstellungsvorschriften ... 22

6 Einteilung der Krankheiten aus homöopathischer Sicht ... 23
6.1 Akute Krankheiten ... 24
6.1.1 Begriffserklärung ... 24
6.1.2 Behandlung ... 24
6.2 Chronische Krankheiten ... 25
6.2.1 Begriffserklärung ... 25
6.2.2 Theorie der chronischen Krankheiten ... 25
6.2.3 Unterscheidung von akuter und chronischer Krankheit ... 26

7 Miasmen ... 27
7.1 Begriffserklärung ... 28
7.2 Einteilung der chronischen Miasmen ... 28
7.2.1 Syphilinie ... 29
7.2.2 Psora ... 29
7.2.3 Sykose ... 30
7.3 Miasmentheorie und Arzneimittelwahl ... 31
7.3.1 Antimiasmatische und amiasmatische Arzneien ... 31
7.3.2 Zuordnung der Arzneimittel zu den chronischen Miasmen ... 31
7.3.3 Nosoden ... 32
7.4 Bedeutung der Miasmen für die Hebammenarbeit ... 33
7.4.1 Überlegungen zur Arzneimittelwahl ... 34
7.4.2 „Eugenische Kur" ... 34

8 Anamnese (Fallaufnahme) ... 35
8.1 Bedeutung und Ziele ... 36
8.1.1 Konventionelles und homöopathisches Anamneseverständnis ... 36
8.1.2 Übertragung auf die Hebammenarbeit ... 36

8.2 Durchführung ... 37
8.2.1 Rahmenbedingungen ... 37
8.2.2 Begegnung ... 37
8.2.3 Spontanbericht ... 38
8.3 Gelenkter Bericht ... 40
8.4 Aktive Befragung ... 40
8.4.1 Erfassen der Symptomengesamtheit ... 40
8.4.2 Vorgehen nach einem Frageschema ... 41
8.4.3 Weitere Informationen ... 42
8.4.4 Abschluss des Anamnesegesprächs ... 43
8.5 Körperliche Untersuchung ... 44
8.6 Fallanalyse ... 44

9 Das Symptom ... 45
9.1 Der Symptombegriff ... 46
9.2 Klassifikation der Symptome ... 47
9.2.1 Charakteristische (sonderliche) Symptome ... 47
9.2.2 Allgemeinsymptome ... 48
9.2.3 Gewöhnliche („pathognomonische") Symptome ... 49
9.2.4 Lokalsymptome ... 50
9.3 Symptomengewichtung ... 50
9.3.1 Charakteristische Symptome ... 50
9.3.2 Geistes- und Gemütssymptome ... 50
9.3.3 Akute oder chronische Störung ... 51
9.3.4 Sicherheit, Intensität, Zeitbezug ... 52

10 Repertorien und Repertorisieren ... 53
10.1 Das Repertorium von Kent ... 54
10.1.1 Einteilung ... 54
10.1.2 Gradierung ... 54
10.1.3 Tipps für den Umgang mit dem Repertorium ... 56
10.2 Das Repertorium „Synthesis" von Schroyens ... 58
10.3 Repertorien für die Hebammenarbeit ... 58
10.4 Hierarchisieren ... 59
10.4.1 Methode nach Kent ... 59
10.4.2 Methode nach Bönninghausen ... 59
10.5 Repertorisation ... 60
10.5.1 Erstellen einer Repertorisation ... 60
10.5.2 Handrepertorisation ... 62
10.5.3 Computerrepertorisation ... 62
10.6 Auswertung ... 62

11 Bestimmung der Arznei ... 63
11.1 Arzneimittellehren ... 64
11.1.1 Ursprüngliche (primäre) Materia medica ... 64
11.1.2 Bearbeitete (sekundäre) Materia medica ... 64
11.1.3 Leitsymptom ... 65
11.2 Arzneimittelwahl mithilfe der Materia medica ... 65
11.3 Anwendung von Einzelmitteln ... 66

12 Arzneigabe ... 67
12.1 Applikationsart ... 68
12.1.1 Orale Einnahme ... 68
12.1.2 Einnahme über die Muttermilch ... 68
12.1.3 Äußerliche Anwendung ... 68
12.1.4 Inhalation ... 69
12.2 Potenz und Gabengröße ... 69
12.2.1 D-Potenzen ... 69
12.2.2 C-Potenzen ... 70
12.2.3 Q-Potenzen ... 70
12.2.4 Gabenwiederholung ... 71

13 Reaktionen auf eine Arzneigabe ... 73
13.1 Beurteilung von Fallverläufen ... 74
13.2 Besserung der Beschwerden ... 74
13.2.1 Kontinuierliche Besserung ... 74
13.2.2 Teilweise Besserung ... 75
13.2.3 Kurzzeitige Besserung ... 75
13.3 Verschlimmerung der Beschwerden ... 76
13.3.1 Kurzzeitige Erstverschlimmerung ... 76
13.3.2 Lang anhaltende oder heftige Verschlimmerung ... 77
13.4 Auftreten neuer Symptome ... 77
13.4.1 Neue Symptome ohne Besserung der Beschwerden ... 77
13.4.2 Neue Symptome und teilweise Besserung der Beschwerden ... 78

13.5 Auftreten alter Symptome 78
13.6 Fehlende Reaktion 78
13.7 Hering'sche Regel 80
13.8 Reaktionen bei der Anwendung von Q-Potenzen 80
13.8.1 Besserung 80
13.8.2 Verschlechterung 80

14 Behandlung symptomarmer Fälle (einseitige Krankheiten) .. 83
14.1 Äußere einseitige Krankheiten 84
14.1.1 Lokalübel 85
14.1.2 Geburtsverletzung 86
14.1.3 Konsequenzen 87
14.2 Geistes- und Gemütskrankheiten .. 87
14.2.1 Hahnemanns Konzept der psychischen Krankheiten 87
14.2.2 „Baby-Blues" und Wochenbett-depression 87

15 Arzneibeziehungen und Folgegabe 89
15.1 Regulierung der Arzneiwirkung ... 90
15.1.1 Antidot 90
15.1.2 Homöodot 90
15.1.3 Diadot 90
15.2 Wechsel der Arznei 91
15.2.1 Folgemittel 91
15.2.2 Feindliche Mittel 91
15.3 Bedeutung der Arzneiverwandtschaften für die Praxis 91
15.4 Regeln für die Bestimmung einer Folgegabe 92
15.4.1 Wiederholung der gewählten Arznei .. 92
15.4.2 Veränderung der Potenz 92
15.4.3 Wechsel der Arznei 93

16 Störungen während der homöopathischen Behandlung 95
16.1 Vorgehen 96
16.1.1 Vorüberlegungen 96
16.1.2 Keine Intervention 96
16.1.3 Zwischengabe eines Akutmittels ... 96
16.1.4 Weiterbehandlung mit der bisherigen Arznei 97
16.2 Mögliche Störfaktoren 97
16.2.1 Fehler in Diät und Lebensführung .. 97
16.2.2 Verletzung 98
16.2.3 Emotionales Trauma 98
16.2.4 Interkurrente Erkrankung 98

17 Arzneimittelstudium 99
17.1 Praktisches Vorgehen 100
17.2 Die Materia medica in diesem Lehrbuch 100
17.2.1 Zielsetzung 100
17.2.2 Aufbau 100
17.2.3 Zeichenerklärung 101

18 Darstellung ausgewählter Arzneien 103
18.1 Aconitum (Acon.) 105
18.2 Apis (Apis) 108
18.3 Arnica (Arn.) 111
18.4 Arsenicum album (Ars.) 114
18.5 Belladonna (Bell.) 118
18.6 Bellis perennis (Bell-p.) 122
18.7 Bryonia (Bry.) 125
18.8 Calcium carbonicum (Calc.) 128
18.9 Calcium fluoratum (Calc-fl.) 132
18.10 Calcium phosphoricum (Calc-p.) .. 135
18.11 Caulophyllum (Caul.) 138
18.12 Chamomilla (Cham.) 141
18.13 China (Chin.) 145
18.14 Cimicifuga (Cimic.) 149
18.15 Gelsemium (Gels.) 152
18.16 Ignatia (Ign.) 155
18.17 Ipecacuanha (Ip.) 158
18.18 Kalium carbonicum (Kali-c.) 160
18.19 Lycopodium (Lyc.) 164
18.20 Magnesium carbonicum (Mag-c.) .. 168
18.21 Natrium muriaticum (Nat-m.) 171
18.22 Nux vomica (Nux-v.) 175
18.23 Opium (Op.) 179
18.24 Phosphorus (Phos.) 183
18.25 Phytolacca (Phyt.) 187
18.26 Pulsatilla (Puls.) 190
18.27 Rhus toxicodendron (Rhus-t.) 194
18.28 Sepia (Sep.) 197
18.29 Silicea (Sil.) 201

18.30 Staphisagria (Staph.) 205
18.31 Sulfur (Sulf.) 208

19 Anhang 213
19.1 Repertorisationsbogen 214
19.2 Grundausstattung homöopathischer Arzneimittel in der Hebammenarbeit 214
19.3 Literaturverzeichnis 216
19.4 Abkürzungsverzeichnis 218
19.5 Personenverzeichnis 218
19.6 Stichwortverzeichnis 219

KAPITEL

1 Intention des Buches

In diesem Buch werden die Grundlagen der Homöopathie, wie sie von Samuel Hahnemann formuliert wurden (➢ Kap. 1–3), in übersichtlicher Weise dargestellt und erläutert. Dahinter steht die Überzeugung, dass ein Gedankengebäude nur dann wirklich zu verstehen ist, wenn man das Fundament kennt, auf dem es gründet. Dadurch entsteht eine sichere Basis, auf der weiter aufgebaut und vor deren Hintergrund eigene Erfahrungen gemacht und beurteilt werden können. Die weiterführende Lektüre homöopathischer Literatur wird durch dieses Buch also keinesfalls überflüssig, vielmehr soll es eine erste Hilfe bieten und Anreiz sein, sich eingehender mit der Homöopathie zu beschäftigen.

Strukturierte Anleitung für das homöopathische Vorgehen

„Homöopathie in der Hebammenarbeit" möchte zeigen, dass die Homöopathie eine Therapiemethode ist, die sich an klaren Regeln orientiert, deren Erfolge reproduzierbar sind, und die von jedem erlernbar ist. Deshalb bildet die Methodik der Homöopathie einen Schwerpunkt dieses Buches (➢ Kap. 4–9, ➢ Kap. 13–15), wobei die Situation der Hebamme in besonderer Weise berücksichtigt wird. Die differenzierte Darstellung des Vorgehens von Beginn bis zum Ende einer homöopathischen Behandlung soll helfen, das eigene Handeln immer wieder kritisch zu reflektieren und dadurch kontinuierlich zu verbessern.

Anregungen und Hinweise zum Umgang mit homöopathischer Literatur

Will man sich einen ersten Überblick über die vielfältige homöopathische Literatur verschaffen, ist es nicht immer einfach, einen geeigneten Einstieg zu finden. Dieses Buch stellt deshalb die unterschiedlichen „Gattungen" homöopathischer Literatur kurz vor und gibt erste Hinweise für ihre Anwendung (➢ Kap. 9–10). Dies ist eine wichtige Voraussetzung, um selbstständig die eigenen Homöopathiekenntnisse weiter vertiefen zu können. Besonders vor der Beschäftigung mit den Grundlagenwerken schrecken viele Anfänger zurück in der Annahme, diese seien veraltet, zu kompliziert oder sprachlich unverständlich. Es lohnt sich, diese Vorurteile zu überwinden und auch einmal selbst in den Primärquellen nachzulesen. Auch in der „alten" Literatur kann man immer wieder „neue" interessante Entdeckungen machen.

Grundlagen für die Auseinandersetzung mit den verschiedenen homöopathischen Strömungen

Seit Begründung der Homöopathie durch Samuel Hahnemann gegen Ende des 18. Jahrhunderts hat sich eine Vielzahl homöopathischer Schulen mit unterschiedlichsten Vorgehensweisen, Anschauungen und Methoden entwickelt. Grundsätzlich ist das positiv zu bewerten, denn es ist ja geradezu ein Merkmal lebendiger Ideen und Systeme, dass sie die Kraft zur Weiterentwicklung und zur Integration neuer Erkenntnisse besitzen. Auch die Homöopathie kann davon sehr profitieren solange es gelingt, fundierte Weiterentwicklungen von kreativer Beliebigkeit abzugrenzen. Wenn sich dieses Buch also vor allem an den Grundlagen der von Hahnemann konzipierten Homöopathie orientiert, hat das nichts mit homöopathischer Folklore zu tun. Vielmehr soll das Bewusstsein von der bestechenden Klarheit, Objektivität und Wirksamkeit der Homöopathie in ihrer ursprünglichen Form als Orientierungspunkt dienen, wenn es darum geht, die verschiedenen, später entstandenen homöopathischen Strömungen und ihre Methoden kritisch zu würdigen und bezüglich ihrer Tauglichkeit für die eigene Tätigkeit zu bewerten.

Hebammenorientierte Arzneimittellehre (Materia medica)

Beim Erlernen der Materia medica liegt es nahe, für Hebammen einen Schwerpunkt in den Bereichen zu setzten, die unmittelbar mit dem Aufgabenfeld einer Hebamme zusammenhängen. Dadurch können detaillierte Kenntnisse von Arzneiwirkungen im Bereich der Geschlechtsorgane und der Brust, im Rahmen von Funktionsabläufen wie Schwangerschaft,

Geburt und Wochenbett oder in der Anwendung bei Neugeborenen erworben werden. Wenn man sich als Lernende allerdings nur auf diesen Ausschnitt der Arzneimittelkenntnis beschränkt, wird man auf Dauer nicht in der Lage sein, eine gute Arzneimittelwahl zu treffen. Für die Mittelwahl sind auch die Gesamtsituation der Frau bzw. des Kindes und damit das ganze Arzneimittelbild mit seinen Hauptwirkungen und Charakteristika zu berücksichtigen.

Im Materia-medica-Teil dieses Buches (➤ Kap. 17–18) werden beide Anforderungen berücksichtigt. Die Arzneimitteldarstellungen sind einerseits so prägnant wie möglich und andererseits so umfassend wie nötig gehalten. So kann effizient das Wesentliche einer Arznei gelernt werden. Für die Mittelentscheidung in der Praxis ist es immer hilfreich und empfehlenswert, verschiedene Arzneimittellehren zu Rate zu ziehen, die sich gut ergänzen (➤ Kap. 11.1).

KAPITEL

2 Homöopathie in der Hebammenarbeit

2.1 Bedeutung und Stellenwert ... 6
2.1.1 Standortbestimmung ... 6
2.1.2 Reflexion ... 6
2.1.3 Ausblick ... 7

2.2 Möglichkeiten und Grenzen der Methode ... 7

2.3 Gesetzlicher Rahmen ... 7

Für viele Hebammen ist die Homöopathie aus der täglichen Arbeit gar nicht mehr wegzudenken, und auch die Nachfrage von Seiten der Frauen wird zunehmend größer. Im Folgenden wird deshalb eine Standortbestimmung zu diesem Thema versucht.

2.1 Bedeutung und Stellenwert

Die Anwendung der Homöopathie durch Hebammen stößt auf unterschiedliche Resonanz, die sich zwischen Zustimmung und Skepsis bewegt. In der Zustimmung drückt sich die Erkenntnis aus, dass die Homöopathie bei der Behandlung von Müttern und Kindern eine besonders wertvolle und wichtige Hilfe bieten kann. Darüber hinaus profitiert die Verbreitung und Anerkennung der Homöopathie von dem großen Interesse, welches gerade schwangere Frauen und junge Familien dieser Therapiemethode entgegenbringen. Es gibt aber auch Stimmen, die die Einbindung der Homöopathie in die Hebammenarbeit als problematisch bezeichnen und eine ausreichende Qualifizierung der Hebammen infrage stellen.

2.1.1 Standortbestimmung

Hebammen betreuen die physiologischen **Abläufe während Schwangerschaft, Geburt und Wochenbett** und leisten Hilfe, falls Beschwerden auftreten. Sobald sich Zeichen eines pathologischen Verlaufs zeigen, werden Frauen oder Neugeborene in ärztliche Obhut überwiesen. Genau in diesem Bereich, zwischen beschwerdefreiem physiologischem Verlauf und dem Auftreten einer Pathologie, liegt eine der Herausforderungen des Hebammenberufs. Oft treten im Rahmen von Schwangerschaft, Geburt und Wochenbett Beschwerden auf (z. B. Schwangerschaftsübelkeit, Trimenonkoliken), denen keine pathologische Bedeutung zugesprochen wird, da sie aus schulmedizinischer Sicht keine Bedrohung für die Gesundheit von Mutter und Kind sind. Selbst wenn der Leidensdruck hoch ist, werden die Beschwerden trotzdem häufig nicht behandelt, entweder weil keine effektive Therapie bekannt ist oder weil sich die sonst üblichen Behandlungsmaßnahmen wegen der nicht abschätzbaren Nebenwirkungen in der Schwangerschaft und Stillzeit verbieten. In dieser Situation werden häufig Hebammen um Rat gefragt, und der Wunsch, mithilfe geeigneter Methoden möglichst schnell und dauerhaft Linderung zu verschaffen, ist dann sowohl von Seiten der Frau als auch der Hebamme groß. Um den Anforderungen im Rahmen ihrer Behandlungskompetenz auf professionelle Weise gerecht zu werden, greifen Hebammen zunehmend auch auf **komplementärmedizinische Erkenntnisse und Methoden** zurück.

Die **Homöopathie** hat sich in den vergangenen Jahrzehnten zu Recht einen festen Platz im Fundus des Hebammenwissens erobert, da sie – bei korrekter Anwendung – effektiv hilft, ohne unerwünschte Nebenwirkungen zu verursachen. Dies bedeutet jedoch bei weitem nicht, dass alle Hebammen mit Homöopathie arbeiten müssten. Gute Hebammenarbeit war und ist nicht auf die Homöopathie angewiesen. Entschließt man sich jedoch zur Anwendung dieser Methode, ist es unbedingt notwendig, diese gut und fundiert zu beherrschen, da unprofessionell angewendete Homöopathie nicht nur wirkungslos ist, sondern auch unerwünschte Effekte provozieren kann.

2.1.2 Reflexion

Es ist außerdem notwendig, das eigene Handeln immer wieder kritisch zu hinterfragen. Das zunehmende Bestreben, die Hebammenarbeit auf eine evidenzbasierte Grundlage zu stellen kann die Homöopathie nicht ausklammern. Die **evidenzbasierte Medizin** hat den Anspruch, die bestmögliche Behandlungsoption zu ermitteln, die sich gleichermaßen aus dem eigenen klinischen Urteilsvermögen, der aktuellsten wissenschaftlichen Erkenntnis sowie den individuellen Bedürfnissen des Patienten ergibt. Dieser Appell an ein verantwortungsvolles medizinisches Handeln klingt ganz ähnlich bereits in den Schriften Hahnemanns an, was zeigt, dass die Homöopathie eine Methode ist, die sich für die Anwendung auf einer evidenzbasierten Grundlage bestens eignet. Eine homöopathische Arzneimittelgabe, die mithilfe einer fundierten Methode ausgewählt und deren Wirkung gut dokumentiert wurde, macht das homöopathische Vorgehen für den Anwender der Methode reflektierbar und für andere nachvollziehbar. Erst dadurch werden sowohl eine selbstkritische Überprüfung sowie die Weitergabe von Wissen und Erfahrung möglich. Arzneimittelanwendungen, die einem vagen Gefühl entspringen oder auf philosophischen oder psychologischen Spekulationen beruhen, können diese Kriterien nicht erfüllen.

2.1.3 Ausblick

Es ist wünschenswert, dass Hebammen sich mehr an Diskussionen im berufsübergreifenden homöopathischen Lager beteiligen. Es gibt bestimmte Arzneimittel und Anwendungsgebiete, mit denen Hebammen speziellere oder umfangreichere Erfahrungen machen als andere Berufsgruppen, und es ist deshalb sinnvoll, diese im Rahmen von Tagungen und Kongressen oder durch Publikationen nicht nur an Kolleginnen, sondern auch an andere Berufsgruppen weiterzugeben. Auf Homöopathie-Tagungen sind Hebammen auf der Referentenliste leider noch immer eine Rarität, erstaunlicherweise selbst dann, wenn es um das Thema Geburtshilfe geht. Bei diesen Anlässen auf dem Boden fundierter und gut dokumentierter homöopathischer Arbeit mehr Präsenz zu zeigen, wäre ein wichtiger Schritt. Im Gegenzug können Hebammen von der homöopathischen Erfahrung von Ärzten und Heilpraktikern für die eigene Praxis sehr profitieren. Die Weiterentwicklung der Homöopathie und speziell der homöopathischen Materia medica ist auf einen breiten Erfahrungsaustausch angewiesen, zu dem Hebammen Wichtiges beitragen können.

2.2 Möglichkeiten und Grenzen der Methode

Die Homöopathie bietet Hebammen die Möglichkeit, Beschwerden von Schwangeren, Müttern und Säuglingen zu lindern und **Störungen frühzeitig zu regulieren**, noch bevor sich daraus pathologische Zustände entwickeln. Oft gibt es von schulmedizinischer Seite keine therapeutischen Möglichkeiten, wenn sich, vor allem in der Schwangerschaft, erste Zeichen einer Störung ankündigen (➢ Kap. 2.1.1). Meist beschränkt sich die „Behandlung" in diesen Fällen auf regelmäßige Kontrollen mit dem Ziel, eine eventuelle Verschlechterung der Situation frühzeitig zu erfassen, um bei einer pathologischen Entwicklung die notwendigen, aber mit Risiken belasteten invasiven Maßnahmen einzuleiten. In diesen Fällen können komplementärmedizinische Methoden wie die Homöopathie eine wertvolle Ergänzung zur schulmedizinisch Behandlungsoption sein und im besten Fall weitere medizinische Interventionen überflüssig machen.

Die Grenzen der Homöopathie zeigen sich immer da, wo andere Maßnahmen eine effektivere Hilfe bieten und deshalb vorzuziehen sind. In vielen Fällen ist dann ein begleitender Einsatz der Homöopathie möglich, der helfen kann, das Resultat zu verbessern.

2.3 Gesetzlicher Rahmen

Hebammen dürfen im Rahmen ihres Kompetenzbereichs **homöopathische Arzneimittel anwenden**, soweit diese nicht unter die Verschreibungspflicht fallen (z. B. Gifte oder Opiate in Tiefpotenzen < D 6). Der Kompetenzbereich der Hebamme umfasst die Leitung der Geburt sowie die Überwachung des Wochenbettverlaufs. In diesen Fällen ist die Hebamme ausdrücklich zur Ausübung von Heilkunde befugt. Eine darüber hinaus gehende Befugnis zur Ausübung der Heilkunde – dazu gehören ausdrücklich auch die Hilfeleistung bei Schwangerschaftsbeschwerden oder die Behandlung schwerer Stillstörungen – ist der Hebammenberufsordnung der Länder und der aktuellen Gebührenvereinbahrung zu entnehmen.

In allen oben genannten Fällen gilt, dass physiologische Verläufe und dabei auftretende Beschwerden sorgfältig von pathologischen Erscheinungen abgegrenzt werden müssen. Im Zweifelsfall und bei Vorliegen pathologischer Verläufe ist immer die Überweisung an einen Facharzt notwendig. Dieser kann jedoch ärztliche Tätigkeiten in einzelnen Fällen und für eine bestimmte Zeit an die Hebamme delegieren.

KAPITEL

3 Die Ursprünge der Homöopathie

3.1 Kurzbiographie Samuel Hahnemanns 10

3.2 Der Chinarindenversuch und die Entdeckung der Homöopathie 10

3.3 Die Vorstellung von der Lebenskraft und dem Wesen der Krankheit 11

3.1 Kurzbiographie Samuel Hahnemanns

Christian Friedrich Samuel Hahnemann wurde am 10. April 1755 in Meißen in einfache Verhältnisse geboren. Er fiel schon früh durch seine besondere Begabung auf und konnte mithilfe von Stipendien zuerst das Abitur und von 1775–1779 ein Medizinstudium absolvieren. Danach praktizierte Hahnemann als Arzt und Chemiker und war aufgrund seiner ausgezeichneten Fremdsprachenkenntnisse auch als Übersetzter wissenschaftlicher Werke und als Schriftsteller tätig. 1782 heiratete er seine erste Frau Henriette Küchler, mit der er 11 Kinder hatte. Das Leben der stetig wachsenden Familie war durch ständige Ortswechsel geprägt.

1810 veröffentlichte Hahnemann die erste Auflage des **„Organon der rationellen Heilkunde"** und hielt ab 1812 an der Universität Leipzig neun Jahre lang Vorlesungen in Medizin. In dieser Zeit führte er gemeinsam mit seinen Studenten und einigen Kollegen eine große Anzahl von Arzneimittelprüfungen durch, deren Ergebnisse er in der sechsbändigen **„Reinen Arzneimittellehre"** (1811–1821) veröffentlichte. 1821 siedelte Hahnemann nach Köthen über, wo er als Leibarzt von Herzog Ferdinand von Anhalt-Köthen in gesicherten Verhältnissen lebte. Mittlerweile war er ein populärer Arzt und führte eine erfolgreiche Praxis. In die Köthener Zeit fällt das Erscheinen seines Werkes **„Die chronischen Krankheiten"** (1828–1830).

Nachdem seine erste Frau Henriette nach 47 Jahren Ehe 1830 gestorben war, heiratete er im Jahr 1835 als Achtzigjähriger die 34-jährige französische Malerin Mélanie d'Hervilly und siedelte mit ihr nach Paris über. Dort führten beide bis zum Tod Hahnemanns im Jahre 1843 eine angesehene homöopathische Praxis, die von Patienten aus ganz Europa und Angehörigen aller Gesellschaftsschichten aufgesucht wurde. In den letzten Lebensjahren arbeitete Hahnemann an der sechsten Auflage des „Organon", in der die neuen Vorschriften zur Herstellung und Anwendung der **Q-Potenzen** (➢ Kap. 12.2.3) enthalten waren. Diese letzte Überarbeitung des „Organon" war der Öffentlichkeit lange nicht zugänglich und konnte erst 1921, 78 Jahre nach seinem Tod, veröffentlicht werden. Das Grab Hahnemanns befindet sich auf dem Friedhof Père Lachaise in Paris.

3.2 Der Chinarindenversuch und die Entdeckung der Homöopathie

Zu Hannemanns Zeiten hatte die Medizin wenig mit dem zu tun, was wir heute darunter verstehen. Die damals praktizierten Behandlungsmethoden beruhten auf vagen Vermutungen bezüglich der Natur und der Entstehung von Krankheiten, wobei viel Raum für weltanschauliche Spekulationen blieb. Dies führte dazu, dass an nahezu jeder medizinischen Fakultät unterschiedliche und sich zum Teil heftig widersprechende Lehrmeinungen zu hören waren. Der Aderlass oder die Anwendung von Brechmitteln waren häufige Therapieansätze, ebenso das Verabreichen von Arzneirezepturen, deren Wirkung man selten erforschte, sondern mithilfe naturphilosophischer Spekulationen und der Signaturenlehre[1] zu belegen versuchte.

Den meisten Patienten schadeten die ärztlichen Behandlungen weit mehr, als sie ihnen nutzten, und in vielen Fällen mit tödlichem Ausgang blieb unklar, ob die Krankheit oder die Behandlung zum Tode geführt hatte. Nur wenige Ärzte machten sich in dieser Zeit die Mühe, ihre Hypothesen und Behandlungsmethoden durch Beobachtung von Heilungsverläufen zu bestätigen oder zu widerlegen. Das Führen von Krankenjournalen war in dieser Zeit nicht üblich. Für Hahnemann waren diese Zustände und die Ignoranz vieler seiner Kollegen derart unerträglich, dass er aus Gewissensgründen vorübergehend sogar den Arztberuf aufgab. In einem Brief schreibt er: *„Auf diese Art ein Mörder oder Verschlimmerer des Lebens meiner Menschenbrüder zu werden, war mir der fürchterlichste Gedanke, so fürchterlich und ruhe-*

[1] In der Signaturenlehre wird von äußeren Merkmalen auf das innere Wesen geschlossen. Gemäß der Signaturenlehre offenbaren auch Heilpflanzen aufgrund ihres Aussehens oder bestimmter Eigenschaften ihre Heilwirkung, demnach sollen Walnüsse gut für das Gehirn sein, Bohnen auf die Nieren wirken etc.

störend für mich, daß ich in den ersten Jahren meines Ehestandes die Praxis ganz aufgab, und fast keinen Menschen mehr ärztlich behandelte, um ihm nicht noch mehr zu schaden [...]".[2]

In dieser Zeit verdiente Hahnemann seinen Lebensunterhalt unter anderem als Übersetzer wissenschaftlicher Werke, darunter eine Arzneimittellehre des schottischen Arztes und Pharmakologen William C. Cullen, worin dieser eine Erklärung für die heilsame Wirkung von Chinarinde bei Wechselfieber ausführte, die Hahnemann nicht einleuchtete. Er entschloss sich deshalb zu einem Selbstversuch und nahm über mehrere Tage zweimal täglich Chinarinde ein. Daraufhin traten Beschwerden auf, die ihn an Symptome erinnerten, die er viele Jahre zuvor bei sich selbst und auch bei anderen Wechselfieberkranken beobachtet hatte. Damit lag die Vermutung nahe, dass eine Krankheit wie z. B. das Wechselfieber durch eine Arznei (Chinarinde) geheilt werden kann, die bei Gesunden ähnliche Symptome erzeugt. Dieser Gedanke war keineswegs neu. Schon Hippokrates und Paracelsus sowie einige Zeitgenossen Hahnemanns hatten in eine ähnliche Richtung gedacht. Hahnemann aber entwickelte daraus ein differenziertes Heilsystem und formulierte das Simileprinzip, das den Grundgedanken der Homöopathie in der prägnanten Formel zusammenfasst: **„Similia similibus curentur"**, Ähnliches möge durch Ähnliches behandelt werden.

Darüber hinaus war Hahnemann noch auf etwas anderes gestoßen, wonach er so dringend gesucht hatte: Indem er Arzneien systematisch an Gesunden prüfte, sah er endlich die Möglichkeit, die Wirkung von Arzneien wissenschaftlich und jenseits aller Spekulationen zu erforschen. Die Ergebnisse der Prüfungen hielt er detailliert fest und konnte dadurch die Arzneien nach wissenschaftlich haltbaren Kriterien den Krankheitszuständen zuordnen, bei denen sie wirksam waren.

Die Formulierung des **Ähnlichkeitsprinzips** und die Etablierung der Arzneimittelprüfung am Gesunden machten Hahnemann zu einem Wegbereiter moderner medizinischer Forschung.[3] Die dem „Organon der Heilkunst" vorangestellte Aufforderung an den Leser „*Aude sapere*" („Wage zu wissen") ist das Motto, unter welches er sein Forschen und Handeln stellte.

3.3 Die Vorstellung von der Lebenskraft und dem Wesen der Krankheit

ORGANON

§§ 9–10

„Im gesunden Zustand des Menschen waltet die geistartige, als Dynamis den materiellen Körper (Organism) belebende Lebenskraft (Autocratie) unumschränkt und hält alle seine Theile in bewundernswürdig harmonischem Lebensgange in Gefühlen und Thätigkeiten, so daß unser innewohnender, vernünftiger Geist sich dieses lebendigen, gesunden Werkzeugs frei zu dem höheren Zwecke unseres Daseyns bedienen kann. Der materielle Organism, ohne Lebenskraft gedacht, ist keiner Empfindung, keiner Thätigkeit, keiner Selbsterhaltung fähig; nur das immaterielle, den materiellen Organism im gesunden und kranken Zustand belebende Wesen (das Lebensprincip, die Lebenskraft) verleiht ihm alle Empfindungen und bewirkt seine Lebensverrichtungen."

Hahnemann spricht hier von einer Kraft, welche die Vorgänge des materiellen Körpers in harmonischem Gleichgewicht hält und auf diese Weise sein Funktionieren ermöglicht. Diese Kraft nennt er **„Dynamis"** (griech.: Wirkkraft, Vollmacht, Autorität). Erfährt diese Lebenskraft eine Störung durch innere (psychische) oder äußere (physische) Reize, gerät sie aus dem Gleichgewicht und ist „verstimmt", was in einem nächsten Schritt zur Entstehung von Körpersymptomen führt. Die wahrnehmbare Gesamtheit der Symptome einer Krankheit ist nach Hahnemann also das genaue äußere Abbild der innerlich verstimmten Lebenskraft, die selbst nicht sichtbar ist.

---

[2] S. Hahnemann, „Gesammelte kleine Schriften", Heidelberg 2001, S. 491.

[3] Die Arzneimittelprüfung an Gesunden wurde auch von zwei Kollegen Hahnemanns, Anton von Stoerck und Albrecht von Haller propagiert und durchgeführt. Auf letzteren bezieht sich Hahnemann sogar ausdrücklich im „Organon der Heilkunst" (§ 108).

In dieser Theorie spiegelt sich ein ganzheitliches, dynamisches, geradezu „modernes“ Verständnis von Krankheit wider, das der damaligen Zeit weit voraus war. Demnach erkrankt der Mensch niemals nur an einzelnen Teilen (z. B. an bestimmten Organen), sondern ist immer als Ganzes vom Kranksein betroffen. Daraus ergeben sich für die Therapie zwei Konsequenzen:

1. Das Heilmittel muss sich immer am ganzen Menschen und allen seinen Symptomen – den psychischen wie den physischen – orientieren und kann sich nie nur auf einen isolierten Teil beschränken. Der **„Inbegriff der Symptome“** ist der einzige, eindeutige und sichere Hinweis auf das passende Arzneimittel.
2. Wenn der Ursprung der Krankheit in einer Störung der immateriellen, nicht sichtbaren Lebenskraft zu suchen ist, muss der Heilimpuls ebenfalls immateriell und feinstofflich sein – ein Anspruch, den die in der Homöopathie gebräuchlichen **potenzierten bzw. dynamisierten Arzneien** erfüllen.

ORGANON

§ 12

„Einzig die krankhaft gestimmte Lebenskraft bringt die Krankheiten hervor, so dass sie unsern Sinnen wahrnehmbare Krankheits-Aeußerung zugleich alle innere Veränderung [...] ausdrückt und die Krankheit zu Tage legt [...].“

Die Lebenskraft signalisiert durch die körperlichen Symptome, was ihr fehlt. Homöopathen nehmen alle diese Symptome aufmerksam wahr und übersetzten sie in die Arzneimittelsprache bzw. in die Sprache des Repertoriums (➢ Kap. 10). Das Arzneimittel, dessen Symptome am genauesten mit den Krankheitssymptomen übereinstimmen, bietet der Lebenskraft einen Reiz (die Kunstkrankheit), der ihr die nötige Information liefert, um ihr Gleichgewicht wieder herzustellen. Befindet sich die Lebenskraft wieder in Harmonie, verschwinden auch die körperlichen Krankheitszeichen, und der Mensch ist geheilt.

KAPITEL

4 Homöopathische Arzneimittelprüfung (HAMP)

4.1 Bedeutung und Ziele ... 14

4.2 Durchführung ... 14
4.2.1 Voraussetzungen ... 14
4.2.2 Vorgehen ... 14
4.2.3 Auswertung ... 15

4.3 Konsequenzen für die Praxis ... 15

Arzneimittelprüfungen an gesunden Probanden sind die wichtigste Grundlage der homöopathischen Arzneimittellehre (Materia medica, ➢ Kap. 11.1). Mit der Zuverlässigkeit der gewonnenen Arzneimittelprüfsymptome steht und fällt der Erfolg der homöopathischen Behandlung. Eine ordnungsgemäß durchgeführte Arzneimittelprüfung ist ein aufwändiger und komplexer Vorgang, bei dem viele Gesichtspunkte berücksichtigt werden müssen. In diesem Kapitel werden die Grundlagen der HAMP kurz umrissen.

4.1 Bedeutung und Ziele

Die Prüfung von Arzneisubstanzen ist die Voraussetzung für ihre homöopathische Anwendung nach dem Ähnlichkeitsprinzip (➢ Kap. 3.2). Zu diesem Zweck muss erforscht werden, *„welche Krankheits-Erzeugungskraft jede einzelne Arznei, das ist zugleich, welche Krankheits-Heilungskraft jede besitze“* (Organon, § 21). Das Ziel einer HAMP ist also, so genau wie möglich alle **Symptome und Änderungen des Befindens** festzuhalten, die eine bestimmte Arznei bei einem Gesunden erzeugen kann, da sich damit gleichzeitig auch ihr **Heilpotenzial** erschließt. Im Gegensatz zu den in der Schulmedizin üblichen Arzneimittelstudien an Kranken müssen die Teilnehmer einer homöopathischen Arzneimittelprüfung deshalb so gesund wie möglich sein. Andernfalls wäre es in der Praxis schwierig, die bereits vorher bestandenen Krankheitssymptome und die durch die Arznei erzeugten Symptome voneinander abzugrenzen.

4.2 Durchführung

Es gibt eine Reihe von Kriterien, die bei der Durchführung einer homöopathischen Arzneimittelprüfung beachtet werden müssen, um zuverlässige Ergebnisse zu erhalten. In den Paragraphen 105–145 des „Organon“ hat Hahnemann die Grundlagen für die Durchführung einer Arzneimittelprüfung beschrieben, die bis heute ihre Gültigkeit behalten haben.

4.2.1 Voraussetzungen

Identität und Reinheit des Arzneistoffs, der geprüft werden soll, müssen sichergestellt und Kenntnisse über seine Herkunft vorhanden sein.

Die Teilnehmer einer Prüfung müssen gesund sein. Sie müssen glaubwürdig und gewissenhaft bei der Dokumentation der Prüfsymptome und darüber hinaus auch intellektuell und sprachlich in der Lage sein, über Wirkungen des Prüfstoffs zu berichten.

Die Prüfung sollte unter stabilen Lebensumständen stattfinden, und es ist auf eine geregelte und maßvolle Ernährung und Lebensführung zu achten. Die Einnahme anderer Arzneien oder chirurgische Eingriffe während oder kurz vor der Prüfung schließt von der Teilnahme aus.

Unter den Prüfern müssen sich sowohl Frauen als auch Männer befinden.

4.2.2 Vorgehen

Vor Beginn der Prüfung wird bei allen Teilnehmern eine **ausführliche Anamnese** erhoben, um die später auftretenden Arzneisymptome von den schon vorher bei den Prüfern bestehenden Symptomen abzugrenzen. Üblicherweise werden Prüfungen mit vier bis sechs Globuli einer Arznei in der Potenz C 30, in Wasser aufgelöst, durchgeführt. Von der Lösung wird über mehrere Tage einmal täglich morgens nüchtern eingenommen. Da einerseits die Prüfsubstanzen unterschiedlich kräftig wirken und andererseits die Prüfer unterschiedlich sensibel auf sie reagieren, empfiehlt es sich, mit einer kleinen Arzneigabe zu beginnen. Bleiben Symptome aus, kann die tägliche Dosis gesteigert werden. Sobald **Prüfsymptome** auftreten, wird die Arznei nicht mehr weiter eingenommen, und die Prüfer sind aufgefordert, sich unterschiedlichen Einflüssen auszusetzen (Kälte, Wärme, Bewegung, Ruhe, Essen, Trinken etc.), um etwas über die näheren Umstände **(Modalitäten)** der aufgetretenen Symptomatik und damit der Arznei zu erfahren (➢ Kap. 9.2). Es hat sich gezeigt, dass jeder Arzneistoff bei der Prüfung die für ihn spezifischen Symptome erzeugt, jedoch kann das quantitative und qualitative Auftreten der Symptome beim einzelnen Prüfer je nach dessen individueller Empfindlichkeit und Disposition stark variieren. Deshalb ergeben Arzneimittelprüfungen nur dann ein vollständiges und aussagekräftiges Bild der Arzneiwirkung, wenn sie an vielen verschiedenen Personen durchgeführt wurden.

4.2.3 Auswertung

Die Prüfer müssen alle Beobachtungen sorgfältig und zeitnah notieren. Jedes Symptom wird genau geschildert sowie Zeitpunkt und Dauer des Auftretens und die Modalitäten und Begleitumstände festgehalten. Die Summe aller bei den verschiedenen Prüfern aufgetretenen Symptome ergibt das **vollständige Bild der Arznei**. Die beobachteten Prüfsymptome dürfen dabei nicht mit Interpretationen oder Vermutungen vermengt werden. Dies würde die Beobachtung der reinen Arzneimittelwirkung verfälschen, auf die sich die gesamte homöopathische Materia medica gründet.

4.3 Konsequenzen für die Praxis

Wenn man sich vor Augen führt, dass Arzneien im Rahmen einer Arzneimittelprüfung bereits nach einer oder wenigen Einnahmen Symptome hervorrufen können, wird deutlich, wie wichtig eine angemessene **Dosierung** (➢ Kap. 12.2) und die sorgfältige Beobachtung der **Arzneimittelreaktionen** (➢ Kap. 13) bei einer homöopathischen Behandlung ist. Homöopathische Arzneimittelprüfungen zeigen, dass althergebrachte Regeln wie „Viel hilft viel“ oder „Hilft´s nichts, dann schadet´s nichts“ in der Homöopathie nicht gelten. Eine unfreiwillige Arzneimittelprüfung, die ein Kranker aufgrund einer zu großen Arzneigabe durchmacht, ist für diesen belastend und deshalb zu vermeiden. Die freiwillige Arzneimittelprüfung durch gesunde Probanden ist dagegen ein wichtiger Bestandteil der Homöopathie, und die Erfahrung zeigt, dass die Teilnahme an einer Arzneimittelprüfung dem Organismus nicht schadet, sondern im Gegenteil die Gesundheit fördert und den Organismus stärkt (Organon, § 141/A.).

KAPITEL

5 Arzneiherstellung

5.1 Ausgangsstoffe homöopathischer Arzneien ... 18

5.2 Potenzierung ... 18

5.3 Potenzen ... 19
5.3.1 C-Potenzen ... 19
5.3.2 Q-Potenzen ... 20
5.3.3 D-Potenzen ... 21

5.4 Darreichungsformen ... 21

5.5 Herstellungsvorschriften ... 22

Hahnemann hinterließ ausführliche Anweisungen zur Herstellung homöopathischer Arzneien. Er war ständig bemüht, das Verfahren weiterzuentwickeln und zu verbessern mit dem Ziel, die **Wirksamkeit des Arzneistoffes zu optimieren** und gleichzeitig unerwünschte **Nebenwirkungen zu minimieren**. Im Folgenden werden die Grundzüge der Arzneimittelherstellung aufgezeigt.

5.1 Ausgangsstoffe homöopathischer Arzneien

Die Ausgangssubstanzen können verschiedenen Gruppen zugeordnet werden.

Pflanzen und Pilze

Es werden sowohl Teile von Pflanzen als auch die ganze Pflanze bzw. Pilze, in frischer oder getrockneter Form, verwendet *(z. B. Pulsatilla, Belladonna, Ignatia, Arnica, Agaricus)*.

Tiere

Neben den Tieren selbst oder einzelnen Teilen zählen dazu auch deren Gifte und andere Ausscheidungsprodukte wie z. B. Milch oder die Tinte des Tintenfisches *(z. B. Sepia, Lac caninum, Cantharis, Lachesis)*.

Metalle und Mineralien

Zu dieser Gruppe gehören auch chemische Elemente und deren Verbindungen *(z. B. Aurum, Argentum nitricum, Calcium carbonicum, Silicea)*.

Nosoden

Der Begriff „Nosode" leitet sich vom griechischen „nosos" (Krankheit) ab. Nosoden stammen aus menschlichen und tierischen Krankheitsprodukten und Geweben sowie Krankheitserregern *(z. B. Psorinum, Tuberculinum, Medorrhinum)*.

Organische Rohstoffe und synthetische Stoffe

Neben Stoffen wie Nitroglyzerin *(Glonoinum)* Petroleum *(Petroleum)* oder Essigsäure *(Acidum aceticum)*, die seit Langem in Gebrauch sind, werden in neuerer Zeit auch Medikamente potenziert wie z. B. Cortison *(Cortisonum)*.

5.2 Potenzierung

Hahnemann verabreichte zunächst die Arzneien in ihrer Ursubstanz. Bald stellte er jedoch fest, dass sich vor dem Eintritt der Besserung nicht selten schwere **Erstreaktionen** einstellten, wenn eine Arznei nach dem Simileprinzip gewählt (➤ Kap. 3.2) und dann in der sonst üblichen, normalerweise gut verträglichen Dosis verabreicht wurde. Offenbar reagierte der Organismus mit einer weitaus größeren Sensibilität auf homöopathisch gewählte Arzneien, als dies bei den nach „Gegensätzlichkeit" verordneten Arzneien der Fall war. Die Heftigkeit der Erstreaktionen veranlasste Hahnemann, weitere Versuche bezüglich der Dosierung anzustellen, indem er durch Auflösen und schrittweises Verdünnen der Arznei die Dosen immer weiter verkleinerte. Er verschüttelte die Lösung bei jedem neuen Verdünnungsschritt ausgiebig, um jedes Mal eine gute Durchmischung der Lösung zu erhalten. Erwartungsgemäß konnte er feststellen, dass sich durch das schrittweise Verdünnen die Verträglichkeit der Arzneien zunehmend verbesserte. Die schweren Erstreaktionen blieben aus. Überraschenderweise nahm die Wirksamkeit der Arzneien jedoch nicht in gleichem Maße ab. Ganz im Gegenteil. Die Heilkraft verstärkte sich im Laufe des „Potenzierungs"-Prozesses. Darüber hinaus entfalteten sich sogar ganz neue Wirkungen der Stoffe: Die potenzierten Arzneien zeigten in der Anwendung eine tiefere, länger anhaltende und breitere Wirkung als die Ursubstanzen. Dieser Umstand konnte nicht allein auf die Verdünnung der Arzneien zurückzuführen sein, vielmehr sah

Hahnemann im Vorgang des **Verschüttelns** oder **Verreibens** die Ursache für dieses Phänomen der Wirkungsverstärkung. Bald sprach er deshalb in Bezug auf die homöopathischen Arzneien nicht mehr von „Verdünnungen", sondern von **„Dynamisationen"**.[4]

Das von Hahnemann entwickelte Potenzierungsverfahren brachte vor allem zwei Vorteile mit sich:
Giftige Substanzen, deren Anwendung bislang zu gefährlich und sehr nebenwirkungsreich war (z. B. Arsen, Quecksilberverbindungen, Schlangengifte), werden als Heilmittel verfügbar.
Substanzen, denen im Allgemeinen keine arzneiliche Wirkung zugesprochen wird (z. B. Kochsalz), entfalten spezifische Heilkräfte.

Das Potenzieren (oder auch Dynamisieren) von Arzneien war also eine „Zufallsentdeckung", die sich erst durch die Erfahrungen bei der Anwendung des Simileprinzips ergab. Eine homöopathische Behandlung ist demnach **nicht gleichbedeutend** mit der Anwendung eines potenzierten Arzneimittels. Auch die Anwendung einer unpotenzierten Substanz ist homöopathisch, wenn sie nach dem Ähnlichkeitsprinzip erfolgt (> Kap. 3.2). Dagegen ist die Gabe eines potenzierten Arzneimittels unhomöopathisch, wenn es nicht nach dem Ähnlichkeitsprinzip ausgewählt wird.

5.3 Potenzen

Man unterscheidet zwischen drei verschiedenen Potenzierungsformen, die als C-, Q- oder D-Potenzen bezeichnet werden.

5.3.1 C-Potenzen

C-Potenzen sind die weltweit am häufigsten gebrauchte Potenzierungsform in der klassischen Homöopathie, zu deren Anwendung es umfangreiche Erfahrungen gibt. Das „C" steht für **„centesimal"** (von lat. „centum": einhundert) und zeigt an, dass bei der Potenzierung **Vedünnungsschritte im Verhältnis 1:100** gemacht werden.

Herstellung

C-Potenzen werden in unterschiedlichen Potenzierungsverfahren aus Urtinkturen oder Verreibungen hergestellt.

Herstellung einer Potenz C 30 aus einer flüssigen Zubereitung (Dilution)

Flüssige Potenzen werden in Glasfläschchen hergestellt:

- Mischung von Arzneisubstanz (z. B. Pflanzenpresssaft) und Alkohol im Verhältnis 1:1 → *Urtinktur,*
- 1 Tropfen der Urtinktur und 99 Tropfen Alkohol 10-mal geschüttelt → *C 1,*
- 1 Tropfen der C 1 und 99 Tropfen Alkohol 10-mal geschüttelt → *C 2,*
- etc. bis zur C 30.

Eine Potenz C 30 wurde 30-mal im Verhältnis 1:99 verdünnt und je 10-mal verschüttelt (= 300 Schüttelschläge).

Herstellung einer Potenz C 30 aus einer Verreibung (Trituration)

- 1 Gran[5] Milchzucker werden in 3 gleiche Teile geteilt.
- Das erste Drittel Milchzucker (ca. 0,02 Gramm) wird mit 1 Gran der Arzneisubstanz (z. B. frische oder getrocknete Pflanzenteile, Metalle, Mineralien) in einer Reibeschale mit einem Spatel kurz gemischt, dann 6 Minuten in einem Mörser verrieben, 4 Minuten mit einem Spatel abgeschabt,

[4] Im 6. Band der „Reinen Arzneimittellehre" erläutert Hahnemann ausführlich sein Verständnis des Potenzierungsprozesses (vgl. S. Hahnemann, „Reinen Arzneimittellehre", Heidelberg 1991, S. 5 ff.).

[5] „Gran" bedeutet so viel wie „Korn" und war im 18. und 19. Jahrhundert eine gebräuchliche Maßeinheit. 1 Gran entspricht ca. 0,06 Gramm.

wieder 6 Minuten verrieben und weitere 4 Minuten abgeschabt.
- Danach gibt man das zweite Drittel des Milchzuckers hinzu und verreibt und schabt nach dem gleichen Schema.
- Nach Zugabe des dritten Drittels Milchzucker wird die Prozedur des Reibens und Schabens ein weiteres Mal wiederholt.

Nach einer Stunde Verreiben und Schaben hat man die **C 1** hergestellt.
- 1 Gran der C 1 wird, wie oben beschrieben, in 3 Schritten mit 1 Gran Milchzucker vermischt und dabei jedes Mal nach Vorschrift verrieben und geschabt.

Nach einer weiteren Stunde erhält man auf diese Weise die **C 2**. Für die Herstellung der **C 3** wiederholt man das Verfahren ein weiteres Mal.

Mehrglas- und Einglasmethode

Ab der Potenz C 3 wird die weitere Potenzierung in flüssiger Form durchgeführt:
- 1 Gran der C 3 wird in 50 Tropfen Wasser gelöst, mit 50 Tropfen Alkohol vermischt und dann 10-mal verschüttelt.

Damit erhält man die **C 4.**

Das Verfahren wird fortgesetzt, bis man die gewünschte Potenz erreicht.

Beim Potenzieren flüssiger Arzneien ist darauf zu achten, dass das verwendete Glasfläschchen nur zu drei Vierteln gefüllt ist, um ausreichend Raum für das Verschütteln der Flüssigkeit zur Verfügung zu haben. Außerdem muss für jeden Potenzierungsschritt ein neues Glasgefäß verwendet werden **(Mehrglasmethode)**. Eine Alternative, die vor allem eine enorme Materialersparnis darstellt, wurde von Semion von Korsakoff, einem russischen Laienhomöopathen, erprobt. Er führte alle Potenzierungsschritte in einem einzigen Glasfläschchen durch **(Einglasmethode)**. Nach dem Ausleeren des Fläschchens blieb aufgrund der Adhäsionskräfte immer ein Rest der Arzneiflüssigkeit zurück, der ca. einem Tropfen entspricht. Deshalb wird das Fläschchen nach jedem Potenzierungsschritt lediglich ausgeleert und dann erneut mit Alkohol aufgefüllt und verschüttelt, um die nächste Potenzstufe zu erhalten. Man geht davon aus, dass auf diese Weise alle Informationen der vorhergehenden Potenzschritte in dem einen Glasfläschchen und damit auch in der fertigen Arznei erhalten bleiben. Deshalb spricht man im Zusammenhang mit den Korsakoff-Potenzen von einem **„Potenz-Akkord"**. Eine nach der Korsakoff-Methode potenzierte Arznei wird durch ein „K" in der Bezeichnung kenntlich gemacht, also z. B. *Arnica* CK 30 oder *Arnica* K 30.

Anwendung

Im Laufe der Zeit hat sich der Gebrauch bestimmter Potenzstufen eingebürgert, die sich an der so genannten **Kent-Skala** (oder auch **Kent'schen Reihe**) orientieren. Diese Bezeichnung geht auf den amerikanischen Homöopathen J.T. Kent zurück, der seine langjährige Erfahrung im Umgang mit hohen Potenzen in einer Empfehlung zusammenfasste, welche Potenzstufen in welcher Reihenfolge im Verlauf der Therapie gegeben werden sollten. Die Kent-Skala umfasst folgende Potenzen: C 30, C 200, C 1000 (M), C 10 000 (XM), C 50 000 (LM), C 100 000 (CM), C 1 000 000 (MM).

Merke

Aus der C-Potenzen-Reihe haben sich für den Einsatz bei der Hebammenarbeit vor allem die Potenzgrade C 12 und C 30 sowie C 200 bewährt.

Zu Wirkdauer und Problemen beim Einsatz von C-Potenzen ➢ Kapitel 13 („Reaktionen auf eine Arzneigabe").

5.3.2 Q-Potenzen

Hahnemann machte die Beobachtung, dass C-Potenzen, vor allem bei häufiger Gabenwiederholung, teilweise heftige Reaktionen hervorriefen (➢ Kap. 5.2). Deshalb arbeitete er gegen Ende seines Lebens intensiv an der Optimierung des Potenzierungsverfahrens und entwickelte schließlich die Q-Potenzen. Das Verdünnungsverhältnis der Q-Potenzen beträgt **1:50 000**. In Analogie zu den C- und D-Potenzen werden diese als **Quinquagiesmillesimal-Potenz** bezeichnet (von lat. „quinquagies millesimus": fünfzigtausend). Der Name „Q-Potenz" ist der ebenfalls gebräuchlichen Bezeichnung LM-Potenz („L" steht im Lateinischen für 50, „M" für 1000) vorzuziehen – auch weil der Begriff „LM-Potenz" leicht mit der Potenz C 50 000 verwechselt werden kann, die ebenfalls mit den lateinischen Buchstaben LM bezeichnet wird (➢ Kap. 5.3.1).

Die Q-Potenzen waren nach Hahnemanns Tod zunächst in Vergessenheit geraten. Erst mit der Entdeckung der 6. und letzten Auflage des „Organon" und ihrer Veröffentlichung im Jahr 1921 wurden die Q-Potenzen und die genaue Anleitung zu ihrer Herstellung und Anwendung bekannt.

Herstellung

Die Arznei-Ausgangssubstanz wird, wie oben bei den C-Potenzen beschrieben (➢ Kap. 5.3.1), bis zu einer C 3 verrieben.

- Von der Verreibung wird 1 Gran (0,06 g) in 500 Tropfen (20 ml) Ethanol gelöst.
- 1 Tropfen dieser Lösung wird mit 100 Tropfen (2,5 ml) Ethanol 100-mal kräftig geschüttelt.
- Mit dieser Lösung werden Globuli (➢ Kap. 5.4) befeuchtet und an der Luft getrocknet.

Damit ist die Potenzstufe **Q 1** hergestellt.

- Ein Globulus der Q 1 wird in 1 Tropfen Wasser aufgelöst.
- Die Lösung wird mit 100 Tropfen Alkohol gemischt und 100-mal kräftig geschüttelt.
- Damit werden wieder Globuli befeuchtet, die dann an der Luft trocknen.

Die Globuli haben damit der Potenzstufe **Q 2** erreicht. Das Verfahren wird bis zur gewünschten Potenzstufe fortgesetzt.

Anwendung

Der Gebrauch von Q-Potenzen setzt sich nur zögerlich durch, was zum einen mit ihrem späten Bekanntwerden lange nach Hahnemanns Tod zusammenhängt. Zum anderen unterscheiden sie sich in ihrer Anwendung von den C-Potenzen, was vor ihrem Einsatz in der Therapie eine angemessene Beschäftigung mit dem Thema notwendig macht. Die Dosierung von Q-Potenzen muss im Laufe der Behandlung immer wieder überprüft und individuell angepasst werden, was häufigere Rücksprachen mit den Patienten und damit einen höheren Zeitaufwand bedeutet.

Q-Potenzen bieten jedoch viele Vorteile, die auch in der Hebammenarbeit zum Tragen kommen können. Dazu zählt die Vermeidung von Erstreaktionen, außerdem sind sie weniger anfällig für eine unfreiwillige Antidotierung, da der Arzneireiz durch die regelmäßige (meist tägliche) Einnahme immer wieder neu erfolgt. Näheres zur Anwendung von Q-Potenzen wird in ➢ Kapitel 13.7 erläutert.

5.3.3 D-Potenzen

Der deutsche Arzt Albert Vehsemeyer (1807–1871) bemängelte an den C-Potenzen die seines Erachtens zu großen Verdünnungsschritte und setzte sich ab 1836 für den Gebrauch von D-Potenzen ein. In Deutschland fanden sie zwar weite Verbreitung, konnten sich anderswo aber nur wenig durchsetzen. Auch in der anthroposophischen Medizin werden D-Potenzen eingesetzt, allerdings nicht nach klassisch-homöopathischen Gesichtspunkten, sondern gemäß dem anthroposophischen Arzneiverständnis.

D-Potenzen werden wie C-Potenzen (➢ Kap. 5.3.1) aus einer flüssigen Zubereitung hergestellt mit dem Unterschied, dass die Verdünnung nicht im Verhältnis 1:100, sondern **1:10** erfolgt. Davon leitet sich auch die Bezeichnung „D-Potenz" ab, die für **Dezimalpotenz** (von lat. „decem": zehn) steht.

5.4 Darreichungsformen

Globuli

Die gebräuchlichste Darreichungsform homöopathischer Arzneimittel sind Globuli (Singular von lat. „globulus": Kugel). Sie bestehen aus Saccharose und werden mit der flüssigen Arznei im Gewichtsverhältnis 1:100 in der gewünschten Potenz befeuchtet und anschließend getrocknet (➢ Kap. 5.3).

Dilution

Flüssige Arzneien werden entweder pur oder in Wasser gelöst eingenommen. Als Arzneiträger dient 43%iger Alkohol.

5

Trituration

Pulverförmige Arzneimittel, die durch Verreibung des arzneilichen Rohstoffs mit Milchzucker hergestellt werden.

Tabletten

Triturationen werden zusammen mit Lactose und weiteren Hilfsstoffen zu Tabletten gepresst.

Darüber hinaus sind auch **Salben, Zäpfchen, Ampullen und Tropfen** (Natriumchlorid als Arzneiträger) in Gebrauch.

5.5 Herstellungsvorschriften

Die gesetzlich verbindliche Grundlage für die Herstellung potenzierter Arzneimittel in Deutschland ist gegenwärtig das **Homöopathische Arzneibuch (HAB)**. Zum einen werden dort Angaben zu arzneilichen Ausgangsstoffen (z. B. Identität und Reinheit) und Arzneiträgern (z. B. Globuli) gemacht, zum anderen sind die Vorschriften für die unterschiedlichen Herstellungs- und Potenzierungsverfahren homöopathischer Arzneimittel detailliert festgelegt.

Das HAB weicht in einigen Punkten von den Herstellungsvorschriften Hahnemanns ab, was immer wieder zu Diskussionen über die Konsequenzen führt, die sich daraus ergeben. Die Kritiker weisen darauf hin, dass eine möglichst exakte Beachtung von Hahnemanns Vorgaben vor allem deshalb von Bedeutung sei, weil der größte Teil unseres heutigen Arzneimittelwissens auf Prüfungen mit Arzneien beruht, die nach Hahnemanns Angaben hergestellt wurden. Es ist nicht eindeutig geklärt, ob die Ergebnisse dieser Prüfungen auch auf Arzneien übertragbar sind, deren Herstellungsweise von der ursprünglichen abweicht. Beispielsweise verwendete Hahnemann für die Herstellung der Arznei *Apis* das getrocknete Bienengift und führte damit seine Arzneimittelprüfung durch. Heute wird für die Herstellung von *Apis* die ganze Biene verwendet. Damit werden zusätzlich Substanzen in den Potenzierungsprozess integriert (alle Teile der Biene, Blütenpollen etc.), deren genaue Wirkung und Wechselwirkung unklar sind.[6]

Eine weitere Schwierigkeit sind die teilweise abweichenden Bezeichnungen (Nomenklatur) im HAB. So wurden einige gängige Arzneinamen durch die wissenschaftlich korrekten, aber ungebräuchliche Namen ersetzt, z. B. wird *Silicea* im HAB als *Acidum silicicum* und *Natrium muriaticum* als *Natrium chloratum* benannt. Im Materia-medica-Teil dieses Buches (➢ Kap. 18) wird aus diesem Grund neben den üblichen homöopathischen Arzneinamen im abweichenden Fall auch immer die Bezeichnung angeführt, unter denen die Arzneien im HAB verzeichnet sind.

[6] Die Arznei, für deren Herstellung als Ausgangssubstanz nur das reine Bienengift verwendet wird, ist unter dem Namen *Apisinum* auch weiterhin in Gebrauch (➢ Kap. 18.2).

KAPITEL

6 Einteilung der Krankheiten aus homöopathischer Sicht

6.1 Akute Krankheiten ... 24
6.1.1 Begriffserklärung ... 24
6.1.2 Behandlung ... 24

6.2 Chronische Krankheiten ... 25
6.2.1 Begriffserklärung ... 25
6.2.2 Theorie der chronischen Krankheiten ... 25
6.2.3 Unterscheidung von akuter und chronischer Krankheit ... 26

In der Homöopathie werden Krankheiten in akute und chronische eingeteilt. Es ist von großer praktischer Bedeutung, diese Unterscheidung im Detail nachzuvollziehen, da sich die beiden Therapieansätze in wichtigen Punkten voneinander unterscheiden.

6.1 Akute Krankheiten

6.1.1 Begriffserklärung

Das Wort „akut" leitet sich vom lateinischen „acutus" (scharf, spitz) ab. Akute Krankheiten treten meist plötzlich auf und verlaufen rasch und heftig. Manchmal ist eine auslösende Ursache (Causa) bekannt (z. B. Folge von Verkühlen, Durchnässung, Schreck). Eine akute Krankheit ist dadurch gekennzeichnet, dass sie entweder auch ohne medizinische Hilfe von selbst wieder vollständig ausheilt oder unbehandelt in schwersten Fällen in kurzer Zeit zum Tode führen kann (z. B. Cholera, Lungenentzündung, Grippe).

Typischer Verlauf: Nach plötzlichem Krankheitsbeginn und stetig zunehmenden Beschwerden kommt es zum Krankheitshöhepunkt. Ist dieser überschritten, wird die eintretende Besserung häufig von Ausscheidungsreaktionen oder manchmal vom Auftreten eines Exanthems begleitet, worauf die fortschreitende Genesung folgt.

6.1.2 Behandlung

Symptomwahl

Akute Krankheiten sind homöopathisch oft gut zu behandeln, da sich die akuten Symptome in der Regel intensiv und deutlich darstellen und meist eine Beschwerde als **Hauptsymptom** im Vordergrund des Krankheitsbildes steht. Dieses Hauptsymptom soll so genau und differenziert wie möglich erfasst werden. Im Idealfall erhält man ein **vollständiges Lokalsymptom**, das sich aus **Lokalisation, Empfindung, Modalitäten, Begleitsymptom** und **Causa** zusammensetzt (➢ Kap. 9.2.4).

Übertragung auf die Hebammenarbeit

Das homöopathische Vorgehen bei akuten Krankheiten lässt sich gut auf die Behandlung akuter Beschwerden in der Schwangerschaft und im Wochenbett oder auf akute Situationen während der Geburt übertragen.

Beispiel

In der Eröffnungsperiode zeichnet sich ein Geburtsstillstand ab bei gleichzeitiger heftiger, für die Frau unerträglicher Wehentätigkeit. Es gilt nun, die Symptomatik differenziert zu erfassen:

- **Lokalisation:** Die Wehen ziehen vom Uterus in die Oberschenkel bis hinunter zur Wade. Die Zervix ist spastisch rigide.
- **Empfindung:** Der Schmerz ist krampfartig. Es fühlt sich an, als ob der Rücken durchbrechen würde. Bei jeder Wehe stellt sich ein heftiger Druck nach unten ein, der nicht dem Geburtsstadium entspricht.
- **Modalitäten:** Sinnesreize (helles Licht, Lärm) sowie Berührung (v. a. vaginale Untersuchung) werden nicht ertragen. Reizabschirmung und Ruhe bessern.
- **Begleitsymptome:** Schreit laut auf und schlägt bei jeder Wehe um sich. Große Ruhelosigkeit. Rotes Gesicht mit weit aufgerissenen Augen und hämmernden Schläfen.
- **Causa:** In diesem Fall nicht zu erkennen.

In akuten Situationen werden für die Mittelwahl zunächst nur die **aktuellen Symptome**, die sich auf körperlicher und geistig-seelischer Ebene zeigen, herangezogen. Sie weisen in diesem Fall auf die Arznei *Belladonna* hin. Symptome aus der Vorgeschichte oder Symptome einer eventuell bestehenden chronischen Grunderkrankung sind für den Akutfall primär nicht relevant. Auch voreilige Spekulationen über die grundsätzliche Persönlichkeitsstruktur sind nicht notwendig.

Merke

Die Hebamme kann im Kreißsaal anhand der Gesamtheit der akut vorhandenen Symptome in den meisten Fällen die passende Arznei bestimmen. Das Kennenlernen der Frau im Vorfeld der Geburt oder eine ausführliche Anamnese sind dafür nicht die Voraussetzung.

Dies schließt natürlich nicht aus, dass genauere Kenntnisse des Schwangerschaftsverlaufes und des anamnestischen Hintergrunds zusätzliche Hinweise auf das angezeigte Mittel geben können oder, in einem zweiten Schritt, in die Überlegungen einfließen müssen, wenn gut gewählte Arzneimittel entgegen der Erwartung keine zufriedenstellende Wirkung zeigen (➢ Kap. 13).

6.2 Chronische Krankheiten

6.2.1 Begriffserklärung

Der Begriff „chronisch" stammt vom griechischen Wort „chronos" (Zeit). Im Gegensatz zu akuten Krankheiten beginnen chronische Krankheiten meist schleichend und entwickeln sich langsam, aber stetig fort. Der Organismus ist nicht in der Lage, ihr Fortschreiten aufzuhalten oder sie aus eigener Kraft auszuheilen.

6.2.2 Theorie der chronischen Krankheiten

In den Anfängen erzielte die Homöopathie beachtliche Erfolge bei der Behandlung akuter Krankheiten, während es bei der Behandlung chronischer Krankheiten immer wieder zu schweren Rückschlägen kam. Hahnemann berichtet, dass er bei chronischen Krankheiten zwar eine Besserung bewirken konnte, die Krankheit aber früher oder später in derselben oder in einer anderen Form wieder zurückkehrte. Die Behandlung der Beschwerden gestaltete sich dabei von Mal zu Mal schwieriger, und die zunächst mit Erfolg angewendeten Mittel halfen mit der Zeit immer weniger. In den „Chronischen Krankheiten" beschreibt Hahnemann den typischen Verlauf der Therapien folgendermaßen: „Ihr Anfang war erfreulich, die Fortsetzung minder günstig, der Ausgang hoffnungslos" (CK, Bd. 1, S. 4). Er suchte über Jahre intensiv nach einer Erklärung für diese entmutigenden Verläufe und kam schließlich zu der Überzeugung, dass eine vorausgegangene, eventuell lange zurückliegende Ansteckung mit bestimmten Infektionskrankheiten wie der damals weit verbreiteten **Syphilis**, der **Gonorrhoe** oder der **Krätzkrankheit** die Ursache für die Entstehung der chronischen Krankheiten sein müsse (➢ Kap. 7.2). Auch wenn diese Infektionskrankheiten durch medizinische Maßnahmen augenscheinlich geheilt sind, hinterlassen sie, nach Hahnemanns Auffassung, latent tiefgreifende Spuren im Organismus, die der Körper nicht aus eigener Kraft ausheilen kann. Es kommt zu einem beständigen Fortschreiten der inneren Krankheit, was sich in einer Disposition zu bestimmten Symptomen oder Krankheiten äußern kann (➢ Kap. 7). Diese **Krankheitsdisposition** wird auch an die Nachkommen weiter vererbt.

Aus diesen Überlegungen heraus entwickelte Hahnemann schließlich eine Theorie der chronischen Krankheiten und ein von der akuten Therapie abweichendes Behandlungskonzept. Er hatte aus seinen Beobachtungen den Schluss gezogen, dass die akuten Symptome als Episode einer chronischen Krankheit (z. B. der akute Menstruationsschmerz bei jahrelang bestehender Dysmenorrhoe) nur ein bestimmter Ausschnitt eines tiefer liegenden **„Ur-Uebels"** (CK, Bd. 1, S. 7) sind. Die Wahl des Mittels, die sich allein auf die akuten Symptome gründet, entspricht demnach nicht der Krankheit in ihrem ganzen Umfang. Diese kann man nur erfassen, wenn man den Fokus über das Lokalsymptom (den akuten Menstruationsschmerz und die begleitenden Symptome) hinaus erweitert und die **Gesamtheit der vorhandenen Symptome** einschließlich der **Krankheitsgeschichte** und der **Familienanamnese** in den Blick nimmt. Damit treten vor allem chronische Symptome wie z. B. allgemeine Kälteempfindlichkeit, Zyklusunregelmäßigkeiten, schlechter Schlaf, Verdauungsprobleme oder ein ängstliches Gemüt in den Vordergrund und bestimmen die Mittelwahl.

Die Behandlung chronischer Krankheiten ist schwieriger und langwieriger als die Behandlung akuter Beschwerden. Die Anamnesetechnik ist differenzierter (➢ Kap. 8), die Fälle verlaufen vielschichtiger, und die richtige Interpretation von Arzneimittelreaktionen (➢ Kap. 13) erfordert ein größeres praktisches und theoretisches Hintergrundwissen. Für die Behandlung chronischer Krankheiten ist das Verständnis der Miasmentheorie Hahnemanns eine wichtige Voraussetzung (➢ Kap. 7).

6.2.3 Unterscheidung von akuter und chronischer Krankheit

Kriterien

Am Beginn einer homöopathischen Behandlung steht immer die Frage, ob man es mit einer akuten oder chronischen Situation zu tun hat. Die Beantwortung dieser Frage entscheidet über die weitere Vorgehensweise.

- **Akute Krankheit:** Die Behandlung erfordert die differenzierte Betrachtung des Hauptsymptoms, auf welches sich meist die Mittelwahl gründet (➢ Kap. 6.1.2).
- **Chronische Krankheit:** Für die Arzneimittelwahl muss die Gesamtheit der Symptome einschließlich der Krankheitsgeschichte und der Familienanamnese herangezogen werden.
- **Akute Episode einer chronischen Krankheit:** Beschwerden, die Ausdruck eines akuten Geschehens sind, müssen abgegrenzt werden von Beschwerden, die nur scheinbar akut, aber eigentlich aktuell auflodernde Episoden einer chronischen Krankheit sind, z. B. ein akuter Milchmangel als Folge einer Stresssituation in Abgrenzung zum anhaltenden Milchmangel als Ausdruck einer inneren chronischen Disposition. In diesem Fall muss die Vorgehensweise der bei chronischen Krankheiten entsprechen.

Übertragung auf die Hebammenarbeit

Die Behandlung chronischer Krankheiten gehört nicht zum Aufgabengebiet von Hebammen, weshalb gelegentlich die Frage aufgeworfen wird, ob Hebammen überhaupt Bescheid wissen müssen über die Besonderheiten der Behandlung chronischer Fälle. Wer diese Frage stellt, vergisst zweierlei. Zum einen kann eine Methode nur dann wirklich verstanden und erfolgreich angewendet werden, wenn man sie als Ganzes betrachtet und nicht nur einzelne Teile davon zur Kenntnis nimmt. Zum anderen gilt es zu berücksichtigen, dass die Unterscheidung zwischen akuten und chronischen Krankheiten im schulmedizinischen Sinne nicht deckungsgleich ist mit der Einteilung in „chronisch“ und „akut“ aus homöopathischer Sicht. Ein Geschehen, das aus schulmedizinischer Sicht als akut eingestuft wird, kann sich aus homöopathischer Sicht als akute Episode einer chronischen Disposition darstellen (s. o.). Diese „Unschärfe“ der Begriff erklärt, warum Hebammen bei der Behandlung akuter Beschwerden in der Schwangerschaft, im Wochenbett und auch unter der Geburt manchmal Aspekte der Behandlung chronischer Krankheiten im homöopathischen Sinne berücksichtigen müssen. Dies zeigt sich in der Praxis z. B. dann, wenn es nicht möglich ist, mit der Gabe eines Arzneimittels bei akut auftretenden Beschwerden eine zufriedenstellende Besserung zu erzielen. Dann ist die Berücksichtigung des chronischen Hintergrundes der Symptomatik und damit eine ausführliche Anamnese (➢ Kap. 8) notwendig mit dem Ziel, die Symptomengesamtheit zu erfassen und zur Grundlage einer neuen Mittelwahl zu machen.

KAPITEL

7 Miasmen

7.1 Begriffserklärung ... 28

7.2 Einteilung der chronischen Miasmen ... 28
7.2.1 Syphilinie ... 29
7.2.2 Psora ... 29
7.2.3 Sykose ... 30

7.3 Miasmentheorie und Arzneimittelwahl ... 31
7.3.1 Antimiasmatische und amiasmatische Arzneien ... 31
7.3.2 Zuordnung der Arzneimittel zu den chronischen Miasmen ... 31
7.3.3 Nosoden ... 32

7.4 Bedeutung der Miasmen für die Hebammenarbeit ... 33
7.4.1 Überlegungen zur Arzneimittelwahl ... 34
7.4.2 „Eugenische Kur" ... 34

Die Miasmentheorie ist eng mit Hahnemanns Verständnis der **chronischen Krankheiten** (➢ Kap. 6.2) verknüpft. Es gibt wenige Gebiete in der Homöopathie, über die so kontrovers diskutiert wird. Dabei reicht das Spektrum von den Skeptikern, aus deren Sicht die Miasmentheorie überholt ist und nur noch historische Bedeutung hat, bis hin zu den vehementen Verfechtern, die den Miasmen die zentrale Rolle bei der Ausübung der Homöopathie zuweisen. Die verschiedenen Interpretationen und Weiterführungen von Hahnemanns Miasmentheorie haben in der Zwischenzeit zu einer Vielzahl von „Miasmensystemen" geführt, die auf sehr verschiedenen Voraussetzungen und Vorstellungen beruhen. Manche von ihnen sind mit spekulativen philosophischen Aspekten unterschiedlicher Ausprägung verknüpft. Das verleiht der Homöopathie in manchen Fällen einen weltanschaulichen Charakter und mag einer der Gründe für die zunehmende Popularität der Miasmenlehren sein.

Eine Vorstellung der unterschiedlichen Miasmentheorien und eine Beurteilung ihrer Plausibilität kann im Rahmen dieses Buches nicht geleistet werden. Im Folgenden wird lediglich **Hahnemanns Theorie der chronischen Miasmen** kurz skizziert, die der Ausgangspunkt für alle weiteren Entwicklungen ist. Dies soll eine erste Grundlage zur Orientierung in diesem unübersichtlichen Themengebiet schaffen und zu einer kritischen Auseinandersetzung mit den unterschiedlichen Strömungen anregen.

7

7.1 Begriffserklärung

Der Begriff „Miasma" stammt aus dem Griechischen und bedeutet so viel wie „Verunreinigung", „Befleckung". In der Medizin war dies früher ein gängiger Begriff, der einerseits ganz allgemein ansteckende Krankheiten (Infektionen) bezeichnete, andererseits auch ihre damals vermuteten Auslöser (z. B. ungesunde Ausdünstungen des Bodens).[7] Hahnemann unterscheidet zwischen dem **akuten Miasma**, also der akuten Infektionskrankheit, und dem **chronischen Miasma**. Chronische Miasmen sind Infektionskrankheiten, die nicht wie die akuten Krankheiten von selbst ausheilen (➢ Kap. 6.1), sondern dauerhaft Spuren im Organismus hinterlassen. Diese Spuren werden durch Vererbung an die nachfolgende Generation weitergegeben und zeigen sich dort in Form bestimmter Krankheitsdispositionen bzw. unterschiedlicher chronischer Krankheiten.

7.2 Einteilung der chronischen Miasmen

Hahnemann ging davon aus, dass alle chronischen Krankheiten letztlich infektiöser Natur sind und auf die Ansteckung mit einem (oder mehreren) der drei „Grundübel", die er als **Psora, Sykose** und **Syphilis** bezeichnete, zurückzuführen sind. Nach der Ansteckung greift die Krankheit sofort auf den gesamten Organismus über, wo sie sich zunächst unbemerkt festsetzt. Schließlich bringt sie ein **Lokalsymptom auf der Haut** hervor:

- Krätzeausschlag bei der Psora,
- Schanker bei der Syphilis,
- Feigwarzen bei der Sykose.

Das Lokalsymptom zeigt nach Hahnemanns Auffassung einerseits an, dass sich die Krankheit im Inneren des Organismus fest etabliert hat. Andererseits wird die innere Krankheit durch das äußere Lokalsymptom jedoch vorerst soweit „beschwichtigt", dass sie zunächst nicht fortschreitet. Wird das äußere Lokalsymptom künstlich verdrängt oder geht es von selbst zurück, ist dies auf keinen Fall als Zeichen der Heilung zu betrachten. Vielmehr verlagert sich die Krankheit nun von außen nach innen, was einem Fortschreiten der Krankheit gleichkommt, die sich nun in unterschiedlichen Krankheitssymptomen äußern kann. Je nach Ausgangsinfektion entwickelt der Organismus eine **Disposition zu bestimmten gesundheitlichen Störungen** und Krankheitsformen, die sich in unterschiedlicher Gestalt zeigen können.

[7] H. Gessler (Hrsg.), O. Roth, „Klinische Terminologie", Leipzig 1897.

7.2.1 Syphilinie

Entstehung und Verlauf

Verursacher der Syphilis sind Spirochäten, die Ansteckung erfolgt über Geschlechtsverkehr. Die Infektion zeigt sich nach etwa dreiwöchiger Inkubationszeit am Genitale in Form eines Geschwürs (Ulcus durum) und verhärteten Lymphknoten in der Leiste (Bubonen). Nach Abheilen des Primäraffekts äußert sich das zweite Stadium in Haut- und Schleimhautaffektionen, Erkrankungen der Knochen und Lymphknotenschwellung. Im dritten Stadium der Syphilis kommt es zur fortschreitenden Zerstörung des zentralen Nervensystems.

Die Syphilis war zu Hahnemanns Zeiten ein allgegenwärtiges Problem. Er beschäftigte sich intensiv damit, ihren Verlauf zu beobachten und Heilansätze zu entwickeln. Damit legte er den Grundstein für die Entwicklung seiner Theorien über die chronischen Krankheiten und die Miasmen. Analog zu seinem Verständnis der Syphilis und dem entsprechenden Miasma, der Syphilinie, entwickelte er später das Konzept der Psora (➤ Kap. 7.2.2) und der Sykose (➤ Kap. 7.2.3). Die äußerliche Behandlung der Syphilis bestand damals im Einreiben der Geschwüre mit quecksilberhaltigen Salben und wurde durch Einnahme von Quecksilberpräparaten ergänzt, was zu beträchtlichen Vergiftungserscheinungen führte. Auch Hahnemann sah im Quecksilber das spezifische Heilmittel für die Syphilis, jedoch in potenzierter Form (➤ Kap. 5.2).

7.2.2 Psora

Entstehung

Als Hahnemann die chronischen Krankheiten studierte, stellte er fest, dass bei einem beträchtlichen Anteil der chronisch Kranken in der Vorgeschichte ein juckender Hautausschlag aufgetreten und zwischenzeitlich von selbst oder durch äußerliche Behandlung wieder verschwunden war. Aufgrund dieser Beobachtung entwickelte Hahnemann die Theorie, dass die Entstehung der meisten chronischen Krankheiten auf die unsachgemäße Behandlung des äußeren Lokalsymptoms (juckender Hautausschlag) der **„Krätzkrankheit"** zurückzuführen sei und bezeichnete die dadurch verursachte chronische Krankheitsdisposition mit dem Begriff „Psora".

Die Krätze (Scabies) ist eine stark juckende, parasitäre Hautkrankheit. Sie ist hochansteckend und wird durch Körperkontakt, aber auch indirekt z. B. über Kleidung und Bettwäsche übertragen. Verursacher sind die Krätzemilben. Die 0,3 Millimeter großen Weibchen bohren Kanäle in die Epidermis und legen dort Eier und Kot ab, was zur Bildung von Pusteln mit starkem Juckreiz führt. Durch Kratzen kommt es zu bakteriellen Superinfektionen bis hin zur Abszessbildung. In der zweiten Krankheitsphase kann ein generalisierter Hautausschlag als allergische Reaktion auf die Ausscheidungen der Milben entstehen. Die Krätze war zu Hahnemanns Zeiten eine in allen sozialen Schichten weitverbreitete Krankheit. Hahnemann wusste bereits um die Milben als Auslöser, zu deren Bekämpfung er durchaus auch die äußerliche Anwendung von Schwefel empfahl.[8]

Vieles spricht dafür, dass Hahnemann mit der Bezeichnung „Krätzkrankheit" ganz verschiedene Formen von Hautkrankheiten zusammenfasste, die mit Ausschlag und Jucken verbunden sind[9], d. h. die von Hahnemann so bezeichnete „innere Krätzkrankheit" (Organon, §§ 80, 204) und damit die Psora sind nicht als identisch mit der Scabies zu betrachten.

Es scheint, dass Hahnemann unter dem Begriff „Psora" schließlich alle chronischen Krankheitsformen zusammenfasste, die er nicht der Syphilinie oder der Sykose zuordnen konnte.

Verlauf

Solange die Krankheitszeichen auf der Haut sichtbar bleiben, spricht man vom **Primärstadium** der Psora. Wird das Lokalsymptom durch äußere Maßnahmen vertrieben oder tritt es irgendwann von selbst zurück, kann eine Phase folgen, in der die Psora in die

8 S. Hahnemann, „Gesammelte kleine Schriften", Heidelberg 2001, S.157.

9 *„Wer nun könnte [...] wohl noch so unverständig bleiben [...] das große im Innern verborgene Uebel, die Psora zu verkennen, wovon der Krätz-Ausschlag und ihre anderen Formen, Grindkopf, Milchkruste, Flechte u. s. w. nur Anzeichen der inneren [...] Krankheit des ganzen Organismus [...] sind."* (S. Hahnemann: Die chronischen Krankheiten, Bd. 1, S. 41).

7

Latenz tritt. Der Mensch fühlt sich weitgehend gesund und nur diskrete Symptome weisen auf das innere Vorhandensein der Psora hin. In den „Chronischen Krankheiten“ zählt Hahnemann eine ganze Reihe von Symptomen auf, die es ermöglichen, diese innere Krankheit zu erkennen und zu heilen, bevor die Psora in das **Sekundärstadium** eintritt und sich als chronische Krankheit manifestiert. Dazu zählen nächtliche Kopfschweiße, heftiges Nasenbluten, Zyklusstörungen etc. (CK, Bd. 1, S. 58–61). In welcher Weise die chronische Krankheit zutage tritt, hängt auch von Faktoren wie Ernährung und Lebensumstände oder Erbanlagen und Konstitution ab.

Als wichtigstes Arzneimittel zur Behandlung der Psora wird von Hahnemann *Sulfur* genannt.

Psora und Schwangerschaft

Hahnemann äußert sich zur besonderen Bedeutung einer antipsorischen Behandlung (> Kap. 7.3.1) während der Schwangerschaft im „Organon“ und in den „Chronischen Krankheiten“.

ORGANON

§ 284/A

„Doch ist die Besorgung der Mütter in ihrer (ersten) Schwangerschaft, durch eine gelinde, antipsorische Cur, vorzüglich mittels der, in dieser Ausgabe (§ 270) beschriebenen, neuen Dynamisation des Schwefels, unentbehrlich, um die fast stets bei ihnen vorhandene, schon durch Erbschaft ihnen mitgeteilte Psora, Erzeugerin der meisten chronischen Krankheiten, in ihnen und in ihrer Leibesfrucht zu vertilgen, damit ihre Nachkommenschaft im Voraus dagegen geschützt sei.“

Chronische Krankheiten (Bd. 1, S. 172–173)

„Schwangerschaft ist in allen ihren Graden so wenig eine Hinderung der antipsorischen Kuren, dass sie vielmehr da oft am nöthigsten und hülfreichsten werden. Am nöthigsten, weil die chronischen Übel sich da mehr entfalten. In diesem an sich ganz naturgemäßen Zustande des Weibes offenbaren sich die Symptome der inneren Psora oft am deutlichsten, wegen der dann gesteigerten Empfindlichkeit und Gefühligkeit des weiblichen Körpers und Gemüths; die antipsorischen Arzneien wirken daher hier bestimmter und merklicher, was dem Arzt die Weisung giebt, hier die Gaben derselben möglichst klein und in hoch potenzirter Verdünnung einzurichten und so auch in der Wahl möglichst homöopathisch zu Werke zu gehen.“

In der Anmerkung zu dem oben zitierten Abschnitt werden konkrete Krankheiten und Beschwerden aufgezählt, die er als Ausdruck der Psora betrachtet und die durch eine antimiasmatische Behandlung, während oder schon vor der Schwangerschaft, gezielt verhindert werden können: Dazu zählen habitueller Abort, Fehllagen des Kindes, pathologischer Geburtsverlauf, Hydrocephalus und andere angeborene Krankheiten, Milchmangel und Neigung zu Mastitiden im Wochenbett.

Für die Hebammenarbeit ergeben sich folgende Schlussfolgerungen:

- Die Schwangerschaft ist ein besonders günstiger Zeitpunkt für eine antimiasmatische Behandlung (> Kap. 7.3.1), da sich die Symptome der chronischen Belastung deutlicher zeigen und damit klarer auf eine Arznei hinweisen.
- Es ist davon auszugehen, dass Schwangere empfindlicher auf Arzneireize reagieren, weshalb die Arzneigaben so klein wie möglich gehalten werden sollten.
- Eine antimiasmatische Behandlung vor und während der Schwangerschaft kann Komplikationen unter der Geburt und im Wochenbett verhüten. Die Wahl des Arzneimittels orientiert sich an den vorliegenden Symptomen und muss homöopathisch sein. Von einer schematische Arzneimittelgabe in der Schwangerschaft, wie dies manchmal zur „Geburtsvorbereitung“ empfohlen oder bei der „eugenischen Kur“ durchgeführt wird (> Kap. 7.4), muss abgeraten werden.

7.2.3 Sykose

Entstehung und Verlauf

Der Sykose (griech. „Feige“) liegen zwei verschiedene Infektionen zugrunde, die Hahnemann irrtümlich als eine Infektion mit zwei Erscheinungsformen deutete. Einmal handelt es sich um die **Gonorrhoe (Tripper)**, die durch Gonokokken hervorgerufen und durch Geschlechtsverkehr übertragen wird. Bei Männern zeigen sich wenige Tage nach der Ansteckung erste Symptome in Form einer Harnröhrenentzündung mit Schmerzen beim Wasserlassen, Juckreiz und eitrigem Ausfluss. Die Infektion kann sich auf Prostata, Hoden und Nebenhoden ausbreiten. Bei Frauen verläuft die Infektion anfangs oft unbemerkt oder es kommt zu einer Scheidenentzündung mit Juckreiz und übel riechendem Ausfluss und im weiteren Verlauf zur Entzündung der Gebärmutter und der Eierstöcke. Eine Spätfolge kann Infertilität sein. Bei der Geburt kann es zu einer Übertragung auf das Neugeborene mit eitriger Bindehautentzündung (Gonoblennorrhoe) und Erblindungsgefahr kommen. Hebammen ist die Credé-Prophylaxe (mit silbernitrathaltigen Augentropfen) noch bestens bekannt, die deshalb früher bei allen Neugeborenen durchgeführt wurde.

Die Gonorrhoe kann die Entstehung einer weiteren Infektion, der **Feigwarzenkrankheit (Condylomata acuminata)**, begünstigen, die durch Papillomaviren hervorgerufen wird. Beim Geschlechtsverkehr kann es zu einer doppelten Infektion kommen, und beide Krankheiten bestehen dann nebeneinander. Die Feigwarzen betrachtete Hahnemann als das beschwichtigende Lokalsymptom der Sykose und warnte auch hier davor, sie durch äußere Maßnahmen zu beseitigen. Als Folgen nennt er das Ausbrechen ähnlicher Auswüchse an anderen Körperstellen und andere körperliche Leiden (z. B. Verkürzung der Beugemuskeln).

Wie die beiden anderen Miasmen kann auch die Sykose an nachfolgende Generationen vererbt werden, d. h., ein Mensch kann Symptome der Sykose zeigen, ohne selbst die primäre Infektion mit einer Gonorrhoe oder mit Feigwarzen durchgemacht zu haben.

Als spezifische Mittel zur Behandlung der Sykose nennt Hahnemann *Thuja* und *Acidum nitricum*.

7.3 Miasmentheorie und Arzneimittelwahl

Die Ansichten darüber, welche Bedeutung miasmatische Überlegungen für Arzneimittelwahl und Verlaufsbeurteilung haben, gehen weit auseinander. Fest steht, dass einige Aussagen Hahnemanns über die Entstehung der chronischen Krankheiten und der Miasmen aus heutiger Sicht relativiert werden müssen. Dabei ist es vor allem wichtig zu unterscheiden zwischen seinem empirisch erlangten Wissen über Krankheits- und Heilungszusammenhänge einerseits, das sich in der Praxis bis heute immer wieder bewährt und bestätigt hat, und Spekulationen andererseits, die diese Erfahrungswerte in ein theoretisches Konzept einbetten und Ausdruck des damals herrschenden Zeitgeistes und verfügbaren Wissensstandes sind.

7.3.1 Antimiasmatische und amiasmatische Arzneien

Die Erfahrungen, die er bei der Behandlung chronischer Krankheiten gemacht hatte, führten Hahnemann zur Unterscheidung zwischen antimiasmatischen und amiasmatischen Arzneien. Als **antimiasmatisch** bezeichnete er Arzneimittel, die einen Großteil der Symptome des Miasmas und damit die Symptome eines chronischen Krankheitsgeschehens abdecken. Sie haben das Potenzial zur Heilung chronischer Krankheiten.

Zu den antimiasmatischen Arzneien zählen z. B. *Sulfur, Thuja* und *Mercurius*.

Arzneien, die nach Hahnemanns Beobachtung keine ausreichende Wirkung zeigen, um chronische Krankheiten dauerhaft und tiefgreifend zu heilen, bezeichnete er als **a-miasmatisch**. Viele dieser Mittel sind pflanzlicher Herkunft. Zu den amiasmatische Arzneien nach Hahnemann zählen z. B. *Aconitum, Apis, Arnica, Belladonna, Bryonia, Chamomilla, China, Cimicifuga, Colchicum, Gelsemium, Hypericum, Ignatia, Ipecacuanha, Nux vomica, Opium, Pulsatilla, Rhus toxicodendron, Stramonium* und *Veratrum album*.

7

7.3.2 Zuordnung der Arzneimittel zu den chronischen Miasmen

Die Zuordnung der antimiasmatischen Arzneien zu den verschiedenen chronischen Miasmen ist innerhalb der unterschiedlichen miasmatischen Richtungen uneinheitlich. Es gibt umfangreiche Listen, in denen die Arzneien einem oder auch mehreren Miasmen zugeordnet werden. Je nach Autor weichen diese jedoch bedeutend voneinander ab. Darüber hinaus haben viele Autoren die drei Miasmen Hahnemanns um weitere Miasmen erweitert

Tab. 7.1 Antimiasmatische Arzneien nach Hahnemann

Antipsorische Arzneien	Hauptmittel: *Sulfur*
	Weitere wichtige Mittel: z. B. *Arsenicum album, Aurum, Calcium carbonicum, Calcium phosphoricum, Carbo vegetabilis, Causticum, Colocynthis, Conium, Cuprum, Graphites, Hepar sulfuris, Kalium carbonicum, Lachesis, Lycopodium, Natrium muriaticum, Phosphorus, Phosphoricum acidum, Silicea, Sepia, Zincum*
Antisykotische Arzneien	Hauptmittel: *Thuja occidentalis*
	Argentum nitricum, Nitricum acidum
Antisyphilitische Arznei	*Mercurius*

(z. B. Tuberkulinie, Karzinogenie). Um Verwirrung zu vermeiden, gibt Tabelle 7.1 ausschließlich die Auffassung Hahnemanns wieder, welche die Grundlage für alle weiterführenden Theorien und Spekulationen darstellt (➢ Tab. 7.1).

7.3.3 Nosoden

Nosoden (von griech. nosos = „Krankheit") sind potenzierte Arzneimittel, die aus den **Erregern** oder **Ausscheidungen infektiöser Krankheiten** von Menschen oder Tieren oder aus Zersetzungsprodukten tierischer Organe gewonnen werden. Für Arzneimittel auf der Grundlage von krankem oder gesundem Gewebe wird korrekterweise der Begriff **Sarkoden** gebraucht. Nosoden verdanken ihre Entstehung dem Gedanken, dass es möglich sein müsse, durch die Anwendung der potenzierten Erreger oder Ausscheidungsprodukte eine Ansteckung mit der entsprechenden Krankheit zu verhindern oder zu heilen, falls die Ansteckung bereits erfolgt ist.

Die erste Nosode wurde 1830 von Constantin Hering (1800–1880) aus dem Eiter von Krätzebläschen hergestellt und unter dem Namen *Psorinum* in die Homöopathie eingeführt. Er hoffte, damit ein wirksames Mittel zum Schutz gegen die Ansteckung mit Krätze gefunden zu haben. Beim Einsatz der Nosode stellte er fest, dass er damit therapeutische Erfolge erzielen, in manchen Fällen aber auch heftige Arzneimittelreaktionen auslösen konnte. Darüber hinaus machte er die Erfahrung, dass die Nosode allein die Heilung meist nicht herbeiführen konnte, sondern dafür noch weitere Arzneimittel nötig waren. Eine Beobachtung, die sich bis heute immer wieder bestätigt.

Erbnosoden

Unter diesem Begriff werden Nosoden zusammengefasst, die in direkter Beziehung zu den von Hahnemann beschriebenen Miasmen stehen (➢ Kap. 7.2):

- **Psorinum** ist die Nosode der Psora (➢ Kap. 7.2.2). Ausgangsstoff ist der Inhalt aus den Pusteln eines Krätzekranken.
- **Medorrhinum** ist die Nosode der Sykose (➢ Kap. 7.2.3). Sie wird aus gonorrhoischem Eiter gewonnen.
- **Syphilinum** wird aus dem Sekret des Ulcus durum hergestellt und korrespondiert mit dem syphilinischen Miasma (➢ Kap. 7.2.1).

Sie werden als **Erbnosoden** bezeichnet, weil man entsprechend der Miasmenlehre Hahnemanns davon ausgeht, dass eine Ansteckung mit in ➢ Kapitel 7.2 genannten Infektionskrankheiten beim Individuum dauerhafte Spuren hinterlässt, die auch an die **nachfolgenden Generationen weitervererbt** werden. Die Nachkommen haben dann eine Disposition zu bestimmten chronischen Krankheitsformen. Der Einsatz der entsprechenden Nosode im Laufe einer homöopathischen Therapie kann einen Heilungsfortschritt bringen, wenn andere angezeigte Mittel keine weitere Besserung mehr erzielen.

Viele Homöopathen zählen auch die Nosode der Tuberkulose **(Tuberculinum)** zu den Erbnosoden. Hahnemann selbst fasste jedoch die Tuberkulose als Teil der Psora und nicht als eigenständiges Miasma auf.

Für Erbnosoden existieren im Gegensatz zu vielen anderen Nosoden sowohl umfangreiche Arzneimittelprüfungen als auch vielfältige praktische Erfahrungen in der Anwendung.

Besonderheiten der Nosoden

Nosoden unterscheiden sich in mancher Hinsicht von anderen in der homöopathischen Therapie eingesetzten Arzneien. Ihre **Ausgangsstoffe** lassen sich z. B. **nicht standardisieren**. Auch ist unklar, inwieweit das Krankheitsprodukt (z. B. Inhalt der Krätzepusteln) vom erkrankten Individuum beeinflusst ist. Es ist nicht sicher, ob die Heilerfolge oder die Ergebnisse einer Arzneimittelprüfung, die mit dem Krankheitsprodukt einer bestimmten Person (oder eines bestimmten Tieres) durchgeführt wurde, auch auf das Mittel übertragbar sind, dessen Ausgangssubstanz von anderen Personen (oder Tieren) stammt.

Darüber hinaus sind viele Nosoden bisher nur unzureichend oder überhaupt nicht ordnungsgemäß geprüft. Das ist insofern problematisch, als sich gezeigt hat, dass die Arzneimittelprüfung mit den potenzierten Erregern bzw. Krankheitsprodukten teilweise ähnliche, aber nicht mit der Krankheit identische Symptome hervorbringt. Dies entspricht der allgemeinen Erfahrung, dass jeder Ausgangsstoff durch das Potenzierungsverfahren eine Veränderung und Erweiterung seines Wirkspektrums erfährt und dadurch neue Aspekte der Arznei entwickelt werden (➢ Kap. 5.2). Analogieschlüsse von den Symptomen der Krankheit auf die Symptome des potenzierten Erregers oder Krankheitsproduktes (z. B. Eiter) sind deshalb immer spekulativ und für die Auswahl einer Arznei gemäß dem Ähnlichkeitsprinzip (➢ Kap. 3.2) nur bedingt brauchbar.

Einsatz von Nosoden

Man entscheidet sich für den Einsatz einer Nosode entweder aufgrund des Ähnlichkeitsbezugs zum vorliegenden Krankheitsbild (nur möglich bei vorliegender Arzneimittelprüfung) oder weil zwischen der Krankheitsgeschichte der Person (oder deren Vorfahren) ein hypothetischer Bezug zur Nosode hergestellt wird. Man kann einige „Standardsituationen“ unterscheiden, die zum Einsatz einer Nosode führen können:

- Nach dem **Ähnlichkeitsprinzip (Ähnlichkeitsgesetz)** bei geprüften Nosoden.
- Wenn der Heilungsverlauf ins Stocken gerät und die Besserung stagniert, obwohl das angewandte Arzneimittel deutlich angezeigt ist, kann eine (Erb-)Nosode mit Bezug zum miasmatischen Hintergrund der Krankheit die aufgetretene **Blockade beseitigen**.
- Wenn eine **akute Infektionskrankheit** über längere Zeit nicht vollständig überwunden werden kann oder in der Folge eine chronische Krankheit entsteht, die nicht auf die angezeigten homöopathischen Mittel anspricht, kann die Nosode der Infektionskrankheit in manchen Fällen den Anstoß zur Heilung geben (z. B. *Scarlatinum* nach vorausgegangenem Scharlach oder *Pertussinum* nach Keuchhusten).
- Wenn langfristige, chronische Symptome nach einer Impfung auftreten und eindeutig auf diese zurückzuführen sind, kann die Gabe einer **„Impfnosode“** in Erwägung gezogen werden (z. B. *BCG-Nosode* nach BCG-Impfung).
- Wenn die Ansteckung mit einer Infektionskrankheiten droht, wird manchmal versucht, mit dem **prophylaktischen Einsatz** der entsprechenden Nosode den Ausbruch der Krankheit zu verhindern oder ihren Verlauf abzumildern.

Allen genannten Anwendungen von Nosoden ist mit Ausnahme der ersten (Wahl nach dem Ähnlichkeitsprinzip) gemeinsam, dass sie in unterschiedlichem Ausmaß auf spekulativen Faktoren beruhen, und deshalb die Wirkung und drauffolgende Reaktionen schwer einschätzbar sind.

Merke

Der Einsatz von Nosoden sollte immer mit Bedacht geschehen, da in vielen Fällen schwer abzuschätzen ist, welche Reaktionen damit auslöst werden. Wichtig ist eine ausreichende homöopathische Erfahrung, um Verläufe richtig deuten und eventuell auftretende, unerwünschte Reaktionen angemessen behandeln zu können.

7.4 Bedeutung der Miasmen für die Hebammenarbeit

Hebammen begleiten Frauen und Kinder über einen begrenzten Zeitraum. Dieser kann Stunden bis hin zu Monaten dauern, steht aber immer im Zusammenhang mit einer definierten Lebensphase und typischen Beschwerdebildern, die damit einhergehen. Hebammen führen keine chronischen, antimiasmatischen Therapien durch (➤ Kap. 7.3.1), andererseits kann der **miasmatische Aspekt** auch nicht ausgeblendet werden. Hebammenarbeit spielt sich in einem besonders sensiblen Lebensbereich ab, in dem die Disposition eines Organismus oft schärfere Konturen gewinnt, sich erstmalig zeigt oder möglicherweise sogar geprägt wird. Nicht umsonst betont Hahnemann die Bedeutung und die Vorteile der homöopathischen (antipsorischen) Behandlung in der Schwangerschaft (➤ Kap. 7.2.2).

7.4.1 Überlegungen zur Arzneimittelwahl

Eine Betrachtungs- und Herangehensweise, die miasmatischen Überlegungen Raum gibt, steuert auch im Rahmen der Hebammenarbeit nützliche Aspekte zu Mittelwahl und Verlaufsbeurteilung bei. Eine typische Weiterentwicklung des Miasmenkonzepts von Hahnemanns ist die Zuordnung einer wachsenden Zahl von Symptomengruppen und Krankheitsbildern zu bestimmten Miasmen. Einige davon betreffen auch das Arbeitsfeld der Hebamme. So wird z. B. das Auftreten von Blähungskoliken bei Neugeborenen häufig als sykotisch interpretiert, während eine Trinkschwäche als Ausdruck der Psora verstanden wird. Bei solchen Einteilungen sollte bedacht werden, dass die Zuordnung von Symptomenkreisen oder Krankheitsbildern zu bestimmten Miasmen spekulativ ist und nicht überprüft werden kann. Sie kann immer nur eine gewisse Plausibilität im Rahmen einer bestimmten Miasmentheorie besitzen. Die Angaben zur miasmatischen Zuordnung weichen daher in einigen Fällen auch erheblich voneinander ab.

7.4.2 „Eugenische Kur"

Die so genannte eugenische Kur geht auf den französischen Homöopathen Léon Vannier (1880–1963) zurück, der die Einnahme einer festgelegten Abfolge verschiedener Nosoden und anderer antimiasmatischer Arzneien (➤ Kap. 7.3.1) während der Schwangerschaft empfahl. Das erklärte Ziel Vanniers war es, das ungeborene Kind wirkungsvoll vor einer „Ansteckung" mit den Miasmen der Eltern zu schützen bzw. das Kind schon vor der Geburt von einer potenziellen miasmatischen Belastung zu befreien.

Sowohl Schwangere als auch ihre ungeborenen Kinder können von einer homöopathischen Behandlung sehr profitieren. Voraussetzung ist allerdings, dass ein Arzneimittel in Ähnlichkeit zu der vorliegenden Symptomatik gewählt wird und die Dosierung angemessen ist. Eine schematische Vorgehensweise, wie sie bei der eugenischen Kur empfohlen wird, erfüllt diese Kriterien nicht. Sie berücksichtigt weder die individuellen Symptome von Mutter und Kind noch die Arzneimittelreaktionen nach erfolgter Mittelgabe. Ein solches Vorgehen kann leicht in eine unbeabsichtigte Arzneimittelprüfung führen, und es gibt Beobachtungen, die vermuten lassen, dass eine sorglose Gabe mehrerer Nosoden in kurzem Abstand eine bereits vorhandene Disposition nicht nur nicht „heilt", sondern vielmehr erst aktivieren kann. Die eugenische Kur hat sich aus diesen Gründen als sehr problematisch erwiesen und wird deshalb nicht mehr durchgeführt.

KAPITEL

8 Anamnese (Fallaufnahme)

8.1 Bedeutung und Ziele ... 36
8.1.1 Konventionelles und homöopathisches Anamneseverständnis ... 36
8.1.2 Übertragung auf die Hebammenarbeit ... 36

8.2 Durchführung ... 37
8.2.1 Rahmenbedingungen ... 37
8.2.2 Begegnung ... 37
8.2.3 Spontanbericht ... 38

8.3 Gelenkter Bericht ... 40

8.4 Aktive Befragung ... 40
8.4.1 Erfassen der Symptomengesamtheit ... 40
8.4.2 Vorgehen nach einem Frageschema ... 41
8.4.3 Weitere Informationen ... 41
8.4.4 Abschluss des Anamnesegesprächs ... 41

8.5 Körperliche Untersuchung ... 43

8.6 Fallanalyse ... 44

Die Anamnese zählt zu den anspruchsvollsten, aber auch spannendsten Bereichen der Homöopathie. Sie fordert den ganzen Menschen mit allen seinen Sinnen und geht weit über ein Sammeln von Informationen im üblichen medizinischen Sinne hinaus. Sie stellt hohe Ansprüche an alle, die Homöopathie praktizieren. Eine große Rolle spielen dabei aufmerksames Zuhören, genaues Beobachten und sinnliche Wahrnehmungen wie Riechen, Fühlen und Hören. Es geht um die Suche nach einem Zugang zum Gegenüber, um das Herstellen von Verbindung und vor allem Vertrauen, das Offenheit auf beiden Seiten ermöglichen soll.

Die Erhebung der Anamnese in der von Hahnemann vorgegebenen Weise ist ein bedeutendes Qualitätsmerkmal der Homöopathie und spielt für den Erfolg einer homöopathischen Behandlung eine zentrale Rolle.

8.1 Bedeutung und Ziele

8.1.1 Konventionelles und homöopathisches Anamneseverständnis

Der Begriff „Anamnese" leitet sich vom griechischen Wort „anámnesis" (Erinnerung) ab. Im herkömmlichen, schulmedizinischen Verständnis wird in der Anamnese die bisherige Krankheitsgeschichte und, im weiteren Sinne, auch die aktuelle Symptomatik erfasst.

Das Ziel der **schulmedizinischen Anamnese** ist die Krankheitsdiagnose. Zu diesem Zweck werden vor allem die Symptome in den Blick genommen, die ein bestimmtes Krankheitsbild charakterisieren. Dabei werden die Symptome des Patienten so weit wie möglich verallgemeinert und die individuellen Besonderheiten der Krankheit bei diesem einen Patienten ausgeblendet, um die Grundzüge einer vorliegenden Pathologie zu erfassen. Sobald die Krankheit auf diese Weise erkannt und benannt ist, z. B. mit dem Namen „Emesis gravidarum", steht in den meisten Fällen auch eine Standardtherapie fest. Die individuellen Ausprägungen der diagnostizierten Krankheit spielen bei der Therapiewahl – wenn überhaupt – nur eine sehr geringe Rolle.

Das Verständnis der **Anamnese in der Homöopathie** geht weit über die Erhebung einer Krankengeschichte zur Festlegung einer Diagnose hinaus. In der homöopathischen Anamnese geht es darum, ein möglichst vollständiges Wissen über alle vorhandenen Symptome und deren individuelle Ausprägung zu erhalten. Dabei sind die subjektiv wahrnehmbaren Symptome ebenso wichtig wie die objektiv feststellbaren.

> Das Ziel der homöopathischen Anamnese ist die Wahrnehmung des individuellen Krankseins eines Menschen und damit vor allem der Symptome, die das Besondere und Einzigartige seiner Krankheit ausdrücken.

Bedeutung der schulmedizinischen Diagnose

Natürlich darf bei der Durchführung einer homöopathischen Anamnese die schulmedizinische Diagnose nie außer Acht gelassen werden, da sie

- bei der Beantwortung der Frage eine Rolle spielt, ob wir als Hebammen tätig werden können oder ob wir die Frau bzw. das Kind in ärztliche Betreuung überweisen müssen,
- für die Prognose der homöopathischen Behandlung von Bedeutung ist und vor diesem Hintergrund immer überlegt werden muss, ob andere therapeutische Verfahren ergänzend oder alternativ angezeigt sind,
- Hinweise geben kann auf homöopathische Arzneimittel, die erfahrungsgemäß einen besonderen Bezug zur vorliegenden Störung haben,
- für die Bewertung und Gewichtung der Symptome wichtig sein kann (➢ Kap. 9).

8.1.2 Übertragung auf die Hebammenarbeit

> **Fallbeispiel (Teil a)**
>
> Eine 33-jährige Frau, nennen wir sie Frau Schmidt, leidet seit einiger Zeit unter Übelkeit mit Erbrechen. Sie ist in der zehnten Woche schwanger. Es handelt sich um ihre dritte Schwangerschaft.

Aus schulmedizinischer Sicht reichen diese Informationen aus, um bei Frau Schmidt die Diagnose

„Emesis gravidarum“ zu stellen. Unter Umständen wird man noch mit wenigen weiteren Fragen andere Diagnosen ausschließen, um dann entweder die spontane Besserung abzuwarten oder im Fall einer ausgeprägten Verschlechterung eine der wenigen infrage kommenden **palliativen Maßnahmen** einzuleiten. Die individuellen Ausprägungen einer Emesis gravidarum bei dieser *einen* Frau, beim Individuum Frau Schmidt, spielen dabei keine Rolle. Ob die Übelkeit z. B. morgens oder abends schlimmer ist, ändert weder etwas an der Diagnose noch an der Therapie.

Aus homöopathischer Sicht sind es jedoch gerade die individuellen Symptome, die zur Bestimmung der passenden Arznei führen. Je genauer wir **das Individuelle und Besondere ermitteln** können, desto sicherer und erfolgreicher wird die Wahl des homöopathischen Mittels sein. Eine gute, d.h. gründliche Fallaufnahme ist dafür die unverzichtbare Voraussetzung. Wurde der Fall nachlässig und unvollständig aufgenommen, helfen auch die größten Repertorisationskünste und die besten Arzneimittelkenntnisse nicht mehr weiter. Wir befinden uns dann in einer Situation, vergleichbar mit einem Maler, der ein Porträt malen soll, aber vorher das Modell nicht genau angeschaut hat. Gleichgültig wie ausgefeilt seine Malkünste sein mögen, das Porträt kann nur noch vage Ähnlichkeit zum Modell aufweisen und wird misslingen.

8.2 Durchführung

Bei Hahnemann findet man folgende Anweisung zur Durchführung einer Anamnese:

ORGANON

§ 84

„Der Kranke klagt den Vorgang seiner Beschwerden; die Angehörigen erzählen seine Klagen, sein Benehmen und was sie an ihm wahrgenommen; der Arzt sieht hört und bemerkt durch die übrigen Sinne, was verändert und ungewöhnlich an demselben ist. Er schreibt alles genau mit den nämlichen Ausdrücken auf, deren der Kranke und die Angehörigen sich bedienen. Wo möglich, lässt er sie stillschweigend ausreden, und wenn sie nicht auf Nebendinge abschweifen, ohne Unterbrechung. Bloß langsam zu sprechen ermahne sie der Arzt gleich Anfangs, damit er dem Sprechenden im Nachschreiben des Nöhtigen folgen könne.“

Diese Vorgaben Hahnemanns haben sich bis heute immer wieder als sinnvoll und hilfreich bewährt und sollen im Folgenden noch erweitert und strukturiert werden.

8.2.1 Rahmenbedingungen

Tab. 8.1 Voraussetzung für eine erfolgreiche Anamnese

✓	Störungen und Unterbrechungen ausschließen
✓	Für eine angenehme, entspannungsfördernde Umgebung sorgen
✓	Ausreichend Zeit einplanen, um nicht den Anschein zu erwecken, dass das Gespräch unter Zeitdruck stattfindet
✓	Vorurteilsfreie Haltung einnehmen

Der letzte Punkt der Aufzählung in Tabelle 8.1 verdient besondere Aufmerksamkeit. Es ist nicht immer leicht, den eigenen persönlichen Lebens- und Erfahrungshintergrund und eine daraus resultierende **Voreingenommenheit** vollständig außen vor zu lassen.

Zumindest sollte man stets bemüht sein, sich seiner eigenen Vorurteile und deren Aktivierung während des Anamnesegespräches bewusst zu sein, denn voreilige phantasievolle Interpretationen und spekulatives Sinnen über vermutete Hintergründe verstellen den Blick auf die Situation, wie sie ist.

8

Fallbeispiel (Teil b)

Im Hinblick auf die Emesis gravidarum von Frau Schmidt bedeutet das: Wir überlegen, wie wir die genannten Rahmenbedingungen herstellen können (➤ Tab. 8.1).

Findet die Begegnung in unserer eigenen Praxis statt, können wir die äußeren Gesprächsumstände weitgehend bestimmen. Besuchen wir Frau Schmidt zu Hause, kann ein heimisches Umfeld mit weiteren anwesenden Familienmitgliedern und den vielfältigen alltäglichen Ablenkungen (Telefon, Haustürklingel etc.) ein konzentriertes Gespräch sehr erschweren. Auf der anderen Seite ermöglicht die häusliche Situation viele wertvolle Beobachtungen, die wir unter Praxisbedingungen nicht machen können. Die Lösung kann darin liegen, Frau Schmidt im Vorfeld zu bitten, geeignete Bedingungen bei sich zu Hause zu schaffen.

8.2.2 Begegnung

Wie viele wichtige Informationen in der ersten Begegnung liegen können, erleben Hebammen tagtäglich. Wir sind durch unsere Arbeit bereits darin geübt, die Zeichen und **Symptome mit allen Sinnen wahrzunehmen**. Wir sehen z. B., wie eine Frau aussieht, sich bewegt und wie sie uns ansieht. Wir spüren den Händedruck, die Wärme oder Kälte der Hand. Unter Umständen können wir auch etwas riechen oder hören. Die wachsende Erfahrung hilft, diese Zeichen immer besser zu deuten, was umso wichtiger wird, je weniger eine Unterhaltung im herkömmlichen Sinn möglich ist. Unter der Geburt zum Beispiel oder bei Neugeborenen ist man oft weitgehend auf die eigenen Beobachtungen und Wahrnehmungen angewiesen und kann dadurch bereits entscheidende Hinweise auf das homöopathische Mittel erhalten.

Fallbeispiel (Teil c)

Bei der ersten Begegnung mit Frau Schmidt sind folgende Beobachtungen zu machen: Es handelt sich um eine dunkelhaarige Frau von normaler Statur. Die Begrüßung ist freundlich, ihr Händedruck ist zaghaft, die Hand ist kalt, jedoch nicht feucht. Das Gesicht ist blass und sieht müde aus. Gemessen an den herrschenden Temperaturen, ist sie recht warm angezogen. Die Körperhaltung ist eher schlaff und ohne Spannung.

8.2.3 Spontanbericht

In dem Wort „spontan" drückt sich bereits das Wesentliche des nun folgenden Schrittes aus: **Wir lassen geschehen und greifen so wenig wie möglich ein**. Damit haben die Spontangeburt und der Spontanbericht eine wichtige und von uns Hebammen sehr geschätzte Gemeinsamkeit.

Für die Anamnese bedeutet das: Wir bitten die Frau, ihre Beschwerden möglichst genau zu schildern und unterbrechen ihren Redefluss so wenig wie möglich. Das hört sich zunächst einfacher an, als es ist. In der Realität können sich an diesem Punkt unterschiedliche Schwierigkeiten einstellen, z. B. wenn die Frau

- ihre Beschwerden unstrukturiert und sprunghaft schildert,
- schweigsam ist und nur wenige Hinweise gibt,
- redselig ist und immer wieder vom Thema abschweift,
- sich nur eingeschränkt verbal äußern kann.

Die **auffälligen oder ungewöhnlichen Formulierungen** sollte man möglichst im genauen Wortlaut notieren. Sie könnten ein wichtiger Schlüssel zur passenden Arznei sein.

Auch die **Intensität**, mit der Beschwerden geäußert werden, ist von Bedeutung und sollte dokumentiert werden, indem man diese Symptome z. B. einoder mehrmals unterstreicht oder mit Farbe oder Ausrufungszeichen versieht.

Fehlende Struktur

Die spontane Schilderung der Beschwerden kann unstrukturiert ausfallen und mehrmals von einem zum anderen Thema springen. Erfahrungsgemäß ist die Versuchung groß, den Bericht dann zu unterbrechen, um entweder wichtig erscheinende Einzelheiten genauer nachzufragen oder dem Gespräch eine Struktur zu verleihen. Gibt man ihr nach, unterbricht man jedoch jedes Mal auch den Gedankenfluss der Frau, was dazu führen kann, dass sie Wichtiges vergisst oder manches ungenauer oder anders schildert, als sie ursprünglich wollte. Dabei können wichtige Informationen verloren gehen. Manchmal kann auch das, was uns zunächst als großes Durcheinander erschien, bei genauerem Hinsehen eine innere Ordnung aufweisen, die uns Hinweise für die Arzneimittelwahl geben kann.

Um ein Durcheinander in den eigenen Aufzeichnungen zu vermeiden, hat es sich in der Praxis bewährt, **jede geäußerte Beschwerde in eine extra Zeile zu schreiben** und darunter noch weitere frei zu lassen. So kann man alles nachträglich noch zu einem bestimmten Punkt Gesagte oder Erfragte am richtigen Platz ergänzen. Dieses Vorgehen garantiert Übersichtlichkeit und erleichtert alle weiteren Schritte ungemein.

Schweigsamkeit

Trotz aufmunternder Worte und Blicke kann es passieren, dass die Frau nicht in der Lage ist, ihre Beschwerden flüssig zu schildern. Dies kann mehrere Ursachen haben: Entweder sie ist generell schweigsam, macht ungern viele Worte und beschränkt sich daher auf die minimale Kurzfassung. Oder sie fühlt sich gehemmt, gegenüber Fremden über ihre Probleme zu reden und empfindet Scham über eines ihrer Symptome. Möglicherweise begegnet uns auch Misstrauen, ob wir mit der uns anvertrauten Information auch sorgsam umgehen.

In solchen Gesprächen entstehen oft längere Pausen und es lohnt sich, diese in zugewandter Haltung geduldig auszuhalten. Nicht selten wird man zu guter Letzt doch noch mit weiteren, spontan geäußerten, wichtigen Informationen versorgt.

Geschieht dies nicht, bleibt nichts anderes übrig, als durch **behutsames, detaillierteres Nachfragen** weitere Symptome in Erfahrung zu bringen (➤ Kap. 8.4). Zum Glück verfügen die meisten Hebammen für solche Fälle bereits über ein reichhaltiges Repertoire an vertrauensbildenden Maßnahmen.

Redseligkeit

Erfahrungsgemäß ist dies die häufigere Variante des Spontanberichts. Die offene Fragestellung wird als Einladung für ausschweifende Darstellungen verstanden, die immer wieder vom Thema abweichen. In diesen Fällen ist es erlaubt und sinnvoll, den Redefluss zu unterbrechen und zum Wesentlichen zurückzuführen. Manchmal ergeben solche Gespräche eine Überfülle von zweifelhaften Symptomen, was für die Mittelwahl eher verwirrend als hilfreich sein kann. Es ist dann wichtig, im weiteren Verlauf der Anamnese die **Bedeutsamkeit und Zuverlässigkeit der berichteten Symptome herauszuarbeiten**, z. B. indem man mehrmals dieselbe Frage stellt, nur jedes Mal in einer anderen „Verpackung" und die erhaltenen Antworten auf Übereinstimmung überprüft.

Beispiel

- Frage: „Zu welcher Tageszeit geht es Ihnen am Besten?"
- Antwort: „Eigentlich irgendwie abends."
- Frage zu einem späteren Zeitpunkt im Gespräch: „Wie fühlen Sie sich am Abend?"

Eingeschränkte verbale Kommunikation

Dies trifft vor allem auf Neugeborene bzw. Säuglinge zu oder auf Frauen, die unter der Geburt stehen. In beiden Fällen können wir kein Anamnesegespräch im herkömmlichen Sinn führen. Entweder wir ziehen in diesen Fällen weitere Personen hinzu (Eltern oder Ehemann) oder wir verlassen uns auf unsere Wahrnehmung (➤ Kap. 8.2.2).

In der täglichen Hebammenarbeit entsteht häufig die Notwendigkeit, sich der **eigenen Sinne** zu bedienen, um eine Situation adäquat einzuschätzen oder Zusammenhänge herzustellen. Hebammen bewegen sich hier also auf vertrautem Terrain und tun sich mit dem Aufspüren von Symptomen auch in diesen Situationen meist nicht schwer.

Für den Spontanbericht gilt

- Er sollte so weit wie möglich ohne Unterbrechung erfolgen.
- Der Erzählstil (stockend, sehr ausufernd) kann an sich schon ein Symptom für die Mittelwahl sein.
- Er sollte kommentarlos aufgenommen werden. Bemerkungen, die eine Bewertung des Gesagten ausdrücken, beeinflussen unter Umständen den weiteren Bericht.
- Auch nur der Anschein einer (moralischen oder anderweitigen) Bewertung des Gesagten kann stark verunsichern und damit den weiteren Bericht verfälschen.

Fallbeispiel (Teil d)

Spontanbericht von Frau Schmidt: Seit ungefähr zwei Wochen verspüre sie eine belastende Übelkeit, vor allem am Morgen sei es besonders schlimm. Auf Gerüche, besonders von Lebensmitteln, reagiere sie sehr empfindlich. Schon das Öffnen der Kühlschranktür sei fast unmöglich, da die Gerüche Brechreiz auslösen. Besonders unangenehm sei das flaue Gefühl im Magen, das mit der Übelkeit einhergehe. Es fühle sich an, als ob der Magen gähnend leer sei. Sie habe deshalb ständig das Bedürfnis, eine Kleinigkeit zu essen, wodurch die Übelkeit vorübergehend gebessert werde. Sobald sich wieder ein Leeregefühl im

8

Magen einstelle, nehme auch die Übelkeit wieder zu. Frau Schmidt erzählt, dass sie sich inzwischen völlig erschöpft und mutlos fühle und überhaupt nicht mehr wisse, wie sie den Tag bewältigen solle. Während sie davon erzählt, beginnt sie zu weinen.

8.3 Gelenkter Bericht

Im nächsten Schritt werden die näheren Umstände der bisher berichteten Symptomatik genauer bestimmt.

Besonders erfreulich – aber nicht immer möglich – ist es, wenn die Befragung ein **vollständiges Symptom** ergibt, wie es in Kapitel 9.2 (➢ Tab. 9.3) beschrieben ist. Es setzt sich zusammen aus:

- Lokalisation,
- Empfindung,
- Modalitäten,
- Begleitsymptome (einschließlich Gemütssymptome),
- auslösendem Umstand (Causa).

Vermeiden sollte man bei der Befragung:

- Suggestivfragen („An frischer Luft wird das doch bestimmt besser, oder?"),
- Optionsfragen, die nur eine eingeschränkte Zahl an Antwortmöglichkeiten zulassen („Ist der Mundgeschmack bitter oder sauer?").

Die verlässlichsten Antworten erhält man auf **offene Fragen** („Unter welchen Umständen wird es besser?", „Wie ist der Mundgeschmack?").

Fallbeispiel (Teil e)

Mithilfe des gelenkten Berichts erfahren wir über die Übelkeit von Frau Schmidt zusätzlich folgende Einzelheiten:

Am meisten Appetit hat sie auf Dinge, die säuerlich schmecken wie Obst oder Essiggurken, die sie auch gut verträgt. Milch dagegen findet sie regelrecht ekelhaft. Wenn ihre ältere Tochter am Morgen Cornflakes mit Milch isst, muss sie die Küche verlassen.

Trinken verursacht keine Übelkeit oder Erbrechen, nur das Essen von festen Speisen.

Das Erbrochene schmeckt bitter.

Die Übelkeit wird von vermehrtem Speichelfluss begleitet, der unangenehm salzig schmeckt.

8.4 Aktive Befragung

Bei akut aufgetretenen Beschwerden (im Sinne einer akuten Krankheit, ➢ Kap. 6.1), hat man nach dem Spontanbericht und dem „gelenkten" Bericht häufig schon die Gesamtheit der augenblicklichen Symptomatik ausreichend erfasst, um ein homöopathisches Mittel zu bestimmen. Unter den folgenden Umständen setzt man die Anamnese jedoch weiter fort und führt eine „aktive Befragung" durch:

- Wenn sich ein passendes Arzneimittel herauskristallisiert hat, die **Mittelwahl** aber durch weitere Symptome **bestätigt und gesichert** werden soll.
- Wenn noch mehrere Mittel infrage kommen, sodass **weitere Informationen für eine sichere Mittelwahl** notwendig sind.
- Wenn zu vermuten ist, dass wir es mit einer **akuten Beschwerde auf dem Boden einer chronischen Erkrankung** zu tun haben (➢ Kap. 6.2). Zum besseren Verständnis der aktuellen Störung und für eine treffende Mittelwahl müssen wir diesen chronischen Hintergrund mit in Betracht ziehen.

Systematisch wird nach den körperlichen und seelischen Bereichen gefragt, die im Verlauf der Anamnese bisher nicht zur Sprache gekommen sind.

8.4.1 Erfassen der Symptomengesamtheit

Das Ziel einer ausführlichen Befragung ist immer das Erfassen der **Gesamtheit der Symptome.**

ORGANON

§ 7

„[…] so müssen […] es auch einzig die Symptome seyn, durch welche die Krankheit die, zu ihrer Hülfe geeignete Arznei fordert und auf die selbe hinweisen kann – so muß die Gesammtheit dieser ihrer Symptome, dieses nach außen reflektierende Bild des inneren Wesens der Krankheit, d. i. des Leidens der Lebenskraft, das Hauptsächlichste oder Einzige seyn, wodurch die Krankheit zu erkennen geben kann, welches Heilmittel sie bedürfe, – das Einzige, was die Wahl des angemessensten Hülfsmittels bestimmen kann – so muß, mit einem Worte, die Gesamtheit der Symptome für den Heilkünstler das Hauptsächichste, ja Einzige seyn, was er an jedem Krank-

8

heitsfalle zu erkennen und durch seine Kunst hinwegzunehmen hat, damit die Krankheit geheilt und in Gesundheit verwandelt werde.“

Man kann sich also nicht einen bestimmten Teil der vorhandenen Symptome aussuchen, um dann passend zu diesem begrenzten Ausschnitt eine Arznei zu wählen, während man die übrigen Symptome nicht zur Kenntnis nimmt. Nur alle Symptome gemeinsam ergeben das vollständige Bild und nur das vollständige Bild ermöglicht die Wahl des Simillimum, d. h. der ähnlichsten Arznei.

Oder anders ausgedrückt: Es gibt **keine Abkürzung zum Heilmittel**. Alle Versuche, sich Mühen zu ersparen, indem man z. B. nur einen bestimmten Symptomenausschnitt zur Kenntnis nimmt – gern wird in diesem Fall auf die Geistes- und Gemütssymptome zurückgegriffen –, lässt eine der wichtigsten Voraussetzungen der klassischen Homöopathie und gleichzeitig die Vielschichtigkeit des menschlichen Ausdrucks außer Acht.

8.4.2 Vorgehen nach einem Frageschema

Es kann hilfreich sein, sich bei der aktiven Befragung an einem Frageschema zu orientieren. Es gibt in der homöopathischen Literatur eine ganze Reihe von Vorlagen, die nach unterschiedlichen Gesichtspunkten geordnet sind. Da die Arbeit der Hebamme im Vergleich zu anderen medizinischen Berufen ein ganz eigenes Profil aufweist, hat es sich bewährt, abweichend von den üblichen Fragekatalogen, im Anamnesegespräch zunächst die der Hebammenarbeit nahestehenden Bereiche anzusprechen (➤ Tab. 8.2a).

Mithilfe des Stichwortkatalogs in Tabelle 8.2b können alle weiteren Lebensäußerungen und -bereiche detailliert angesprochen werden (➤ Tab. 8.2b).

Tab. 8.2a Frageschema für die homöopathische Hebammenarbeit

Vor der Geburt	
Gemüt	Z. B. Gefühle gegenüber der Schwangerschaft/dem Kind (erwünscht/unerwünscht), dem Partner, der Familie Stimmung: labil, stabil, ängstlich, besorgt, bedrückt, glücklich
Brust	Z. B. Spannen, Schmerzen, Milchaustritt, Stillerfahrung
Uterus	Z. B. Wehentätigkeit, Schmerzen, Empfindungen, Vorerkrankungen
Vagina	Z. B. Empfindungen (Jucken, Brennen), Fluor (Menge, Farbe, Geruch), Blutungen
Kind	Z. B. Wachstum, Kindsbewegungen (häufig, heftig, schmerzhaft, wechselhaft)
Frühere Schwangerschaft(en)	Z. B. Anzahl, Verlauf, Auffälligkeiten, Geburt, Wochenbett, Stillen
Nach der Geburt	
Gemüt	Z. B. Ängste, Depression, Euphorie, Gleichgültigkeit
Geburtserlebnis	Z. B. Stolz, Selbstvertrauen, Trauer, Trauma
Kind	Z. B. gefühlte Beziehung (Zuwendung, Distanz)
Brust	Z. B. Stillen, Schmerzen, Beschaffenheit, Milchmenge, Milchfluss
Uterus	Z. B. Schmerzen, Empfindungen, Rückbildung, Lochien (Menge, Farbe, Geruch)
Neugeborenes	
Schwangerschaftsverlauf	Z. B. Schwangerschaft (erwünscht/unerwünscht), vorzeitige Wehentätigkeit, Übelkeit, Stress oder Schock, Medikamente, Drogen, Nikotin, Kindslage (Steißlage), Kindsbewegungen
Geburtsverlauf	Z. B. Frühgeburt, Übertragung, Einleitung (spontan, operativ), Medikamente, Narkotika, Nabelschnurumschlingung, Notsituationen, Angst, Schreck
Unmittelbar nach der Geburt	Z. B. Zustand (Apgar), Verhalten, Größe, Gewicht, Medikamente, Prophylaxen
Neugeborenenphase	Z. B. Trinkverhalten, Gewichtsverlauf, Ikterus, Koliken, Unruhe, Krämpfe, Wundsein, KISS

Tab. 8.2b Erweitertes Schema für die aktive Befragung

Ängste	Z. B. vor Dunkelheit, Krankheit, Tod, Einbrechern, in Menschenansammlungen, vor Tieren, in der Höhe, in Fahrstühlen
Stimmung	Z. B. stabil, launisch, wechselhaft, traurig, fröhlich
Kummer	Z. B. Weinen, Trost, nachtragend, Verzweiflung, Suizidgedanken
Ärger	Z. B. Zorn, Reizbarkeit, Gewalttätigkeit, leicht beleidigt, Widerspruch, Rachegedanken, Eifersucht
Ordnung	Z. B. pedantisch, Gewissenhaftigkeit, Zwänge (Wasch-, Kontrollzwang)
Wesen	Z. B. schüchtern, milde, dominant, geschwätzig, schweigsam, eigensinnig, misstrauisch, geizig
Schreck	Z. B. Nervosität, Unruhe, Schreckhaftigkeit, Schock, Trauma
Beziehung(en)	Z. B. Abneigung/Verlangen nach Gesellschaft, Selbstvertrauen, Selbstsicherheit, Unsicherheit
Weitere Gemütssymptome	Z. B. Wahnvorstellungen, Abhängigkeit (Alkohol, Medikamente, Drogen), bevorzugte Beschäftigungen
Geist	Z. B. Konzentration, Gedächtnis, Fehler beim Sprechen, Schreiben oder Rechnen
Schlaf	Z. B. Einschlafen, Durchschlafen, Aufschrecken, Sprechen, Schreien, Zähneknirschen, Schlafposition, Schlafwandeln, Schwitzen
Träume	Z. B. Albträume, immer wiederkehrendeTräume
Wärmeregulation	Z. B. Frieren, Schwitzen, Hitzewallungen, Zimmerwärme, Bettwärme
Wetter	Z. B. feucht, kalt, trocken, warm, Sonne, Schnee, Gewitter, Wind, Sturm, Wetterwechsel
Luft	Z. B. Zimmerluft, frische Luft, Meeresluft, Zugluft
Zeiten	Z. B. Periodizität, Tages- und Nachtzeiten, Jahreszeiten, Mondphasen
Bewegung	Z. B. Beginn der Bewegung, fortgesetzte Bewegung, körperliche Anstrengung, Bewegung in einem Transportmittel (Auto, Flugzeug)
Lage	Z. B. Sitzen, Stehen, Liegen (Rücken, Bauch, Seite, rechts, links)
Essen und Trinken	Z. B. Lebensmittelverlangen/-abneigung, Unverträglichkeiten, Appetit, Durst, durch Essen und Trinken ausgelöste oder gebesserte Beschwerden
Ausscheidungen	Z. B. Stuhl, Urin, Erbrechen, Schweiße, Fluor, Blutungen (Häufigkeit, Menge, Aussehen, Geruch, begleitende Beschwerden)
Zyklus	Z. B. verlängert, verkürzt, regelmäßig unregelmäßig
Blutung	Z. B. stark, schwach, Aussehen, Konsistenz, Beschwerden, Schmerzen, prämenstruelles Syndrom, Menarche
Sexualität	Z. B. Abneigung/Verlangen gegen/nach Geschlechtsverkehr, Verbesserung oder Verschlechterung der Symptome dadurch

Es ist auch möglich, nach einem **Kopf-zu-Fuß-Schema** vorzugehen. Nacheinander werden alle Körperbereiche angesprochen und nach dort auftretenden Symptomen geforscht (➢ Tab. 8.3). Die Gliederung folgt der Einteilung des Kent'schen Repertoriums (➢ Kap. 10.1)[10].

[10] G. von Keller, J. Künzli von Fimmelsberg (Hrsg.), „Kents Repertorium der homöopathischen Arzneimittel", Heidelberg 1998.

8.4.3 Weitere Informationen

Darüber hinaus verschafft man sich einen Überblick über alle **bisherigen, schwereren Erkrankungen** in der Reihenfolge ihres Auftretens und über die durchgeführten medizinischen Maßnahmen. Diese Information kann bei der Bewertung der aktuellen Symptomatik eine Rolle spielen.

Bei der **Familienanamnese** werden die wesentlichen Krankheiten in den vorhergehenden Generationen aufgelistet, was weitere wichtige Hinweise auf

Tab. 8.3 Kopf-zu-Fuß-Schema

• Gemüt • Geist • Schwindel • Kopf/Kopfschmerz • Augen • Ohren • Nase • Gesicht • Mund • Zähne • Hals • Magen • Abdomen	• Rektum • Stuhlgang • Harnorgane • Geschlechtsorgane • Atemwege • Herz/Kreislauf • Extremitäten • Rücken • Brust • Wärmehaushalt • Haut • Schweiß • Allgemeines

das passende Mittel liefern kann, da die Familienanamnese die gesundheitliche Störung in einen größeren Zusammenhang stellt.

Ob auch eine **Fremdanamnese**, d. h. die Befragung Dritter, sinnvoll ist, muss von Fall zu Fall entschieden werden. Bei Neugeborenen wird häufig die Befragung der Eltern notwendig sein.

8.4.4 Abschluss des Anamnesegesprächs

Hahnemann rät, die Anamnese folgendermaßen abzuschließen:

ORGANON
§ 90

„Ist der Arzt mit der Niederschrift dieser Aussagen fertig, so merkt er sich an, was er selbst an dem Kranken wahrnimmt, und erkundigt sich, was demselben hievon in gesunden Tagen eigen gewesen."

In diesem „Organon"-Paragraphen steckt ein äußerst wichtiger Hinweis: Es ist von großer Bedeutung, während der Anamnese in Erfahrung zu bringen, welche Symptome zum aktuellen Beschwerdebild gehören und welche schon vorher bestanden haben. Ist eine auffällige Eigenheit oder ein Symptom zusammen mit der gesundheitlichen Störung aufgetreten, wird es als ein Symptom der bestehenden Störung betrachtet und ist damit sehr interessant und bedeutend für die Mittelwahl (> Kap. 11.2). Handelt es sich um eine schon immer bestehende persönliche Eigenheit, kann man diese nicht einfach nach eigenem Ermessen als Ausdruck einer Krankheit und damit als therapiebedürftig bewerten.

Fallbeispiel (Teil f)

Die aktive Befragung von Frau Schmidt ergibt noch folgende Informationen:
Seit Beginn der Schwangerschaft geht ihr alles sofort schrecklich auf die Nerven. Besonders empfindlich ist sie auf Lärm und Geräusche. Wenn die Kinder Krach machen, hält sie das kaum aus und fährt aus der Haut. Sie fühlt sich müde und erschöpft, kann nachts aber trotzdem nicht gut schlafen, da sie häufig in der Nacht aufwacht. Manchmal auch deshalb, weil sie schon jetzt (10. SSW) mehrmals in der Nacht zur Toilette gehen muss.
Als weitere Symptome der Schwangerschaft nimmt sie eine Vergrößerung der Brust mit gelegentlichem Brustspannen und einen verstärkten, weißlichen Fluor wahr.
Sie neigt generell zu Verstopfung, was sich jetzt noch verschlechtert hat. Sie ist eher verfroren und hat häufig kalte Füße und Hände. Wärme tut ihr wohl. Sie schwitzt in letzter Zeit vermehrt am Oberkörper und besonders stark unter den Achseln.
Bisher verläuft diese Schwangerschaft ganz ähnlich wie die beiden vorausgegangenen. Auch da hatte sie am Anfang unter Übelkeit und Erbrechen gelitten, was jedes Mal erst ab dem fünften Schwangerschaftsmonat langsam besser wurde. Ansonsten waren die Schwangerschaften unauffällig. Die Geburten dauerten zwar beide lange, es gab jedoch keine gravierenden Probleme. Nach der letzten Geburt ist eine Stressinkontinenz aufgetreten, die durch die erneute Schwangerschaft wieder deutlich zugenommen hat. Beim Stillen gab es – abgesehen von kleinen Anfangsschwierigkeiten (wunde Brustwarzen) – keine Probleme.

8.5 Körperliche Untersuchung

Zu welchem Zeitpunkt eine körperliche Untersuchung angezeigt ist (Leopold'sche Handgriffe, Blutdruck, Varizen, Ödeme etc.), wird jede Hebamme je nach Situation entscheiden.

Hebammen wissen, wie vielfältig die Informationen sein können, die man durch die Berührung einer Frau oder eines Neugeborenen erhält. Wir bemerken vielleicht eine Abwehrspannung, eine ausgeprägte Berührungsempfindlichkeit, die Kälte oder

Wärme des Körpers, einen erhöhten oder erniedrigten Tonus und vieles andere mehr. Was immer wir dabei wahrnehmen oder sehen, kann ein wichtiger Hinweis für die Arzneimittelwahl sein.

8.6 Fallanalyse

Alle Informationen, die wir durch die Anamnese erhaltenen haben, müssen gesichtet, geordnet und im Hinblick auf ihre Tauglichkeit zur Arzneimittelwahl bewertet werden. Zu diesem Zweck ist es hilfreich, den Fall unter verschiedenen Gesichtspunkten, besonders auch vom Blickwinkel der Hebammenarbeit aus, zu überdenken (➤ Tab. 8.4).

Tab. 8.4 Fragestellungen, die eine Einschätzung des Falls erleichtern

1.	Wie ist die Prognose des Falles? Hat eine homöopathische Behandlung überhaupt Aussicht auf Erfolg?
2.	Fällt die aufgetretene Störung unter die Behandlungskompetenz einer Hebamme oder ist eine Überweisung zum Facharzt notwendig (➤ Kap. 2.3)?
3.	Was ist das zu Heilende des Falles? Welche Symptome sollen sich primär bessern?
4.	Handelt es sich um Beschwerden im Sinne einer akuten oder chronischen Störung (➤ Kap. 6.2.3)?
5.	Gibt es Faktoren in den Lebensumständen der Frau, welche die Beschwerden verursachen oder die Linderung verhindern und daher verändert werden müssen (➤ Kap. 16.2)? Ist die Beseitigung der Störung vielleicht schon allein damit möglich?
6.	Lassen sich Zusammenhänge herstellen zwischen dem Beginn der Störung und gleichzeitig aufgetretenen Auffälligkeiten?
7.	Gibt es einen auslösenden Faktor (Causa)?
8.	Gibt es eine „Idee" des Falles? Einen roten Faden, der sich durch die Beschwerden zieht, z. B. in Form von auffallenden Symptomenkonstellationen wie immer wiederkehrende Modalitäten oder Empfindungen (➤ Kap. 9.2)?
9.	Welche Angaben und Aussagen sind zuverlässig und eindeutig und können daher als sicheres Symptom gewertet werden? Welche Annahmen beruhen auf Spekulation (➤ Kap. 8.2.3)?

8

KAPITEL

9 Das Symptom

9.1 Der Symptombegriff 46

9.2 Klassifikation der Symptome 47
9.2.1 Charakteristische (sonderliche) Symptome 47
9.2.2 Allgemeinsymptome 48
9.2.3 Gewöhnliche („pathognomonische") Symptome 49
9.2.4 Lokalsymptome 50

9.3 Symptomengewichtung 50
9.3.1 Charakteristische Symptome 50
9.3.2 Geistes- und Gemütssymptome 50
9.3.3 Akute oder chronische Störung 51
9.3.4 Sicherheit, Intensität, Zeitbezug 52

Die Frage „Was ist ein Symptom?" wird in der Homöopathie immer wieder diskutiert, wobei sich im Laufe der Zeit unterschiedliche Anschauungen und Standpunkte entwickelt haben. Die folgende Darstellung orientiert sich vor allem am Symptombegriff der klassischen Homöopathie nach Hahnemann, der sich in der Praxis bewährt hat und darüber hinaus die Basis für jede Diskussion des Symptombegriffs verschiedener homöopathischer Strömungen ist.

9.1 Der Symptombegriff

In Hahnemanns „Organon" findet man entscheidende Hinweise zu Bedeutung und Definition des Symptoms:

ORGANON

§ 6

„Der vorurteillose Beobachter – die Nichtigkeit übersinnlicher Ergrübelungen kennend, die sich in der Erfahrung nicht nachweisen lassen, – nimmt, auch wenn er der scharfsinnigste ist, an jeder einzelnen Krankheit nichts, als äußerlich durch die Sinne erkennbare Veränderungen im Befinden des Leibes und der Seele, Krankheitszeichen, Zufälle, Symptome wahr, das ist, Abweichungen vom gesunden, ehemaligen Zustande des jetzt Kranken, die dieser selbst fühlt, die Umstehenden an ihm wahrnehmen, und die der Arzt an ihm beobachtet."

Die zentralen Aussagen des „Organon"-Paragraphen im Überblick

- Voraussetzung dafür, die Krankheitssymptome zu erkennen, ist eine vorurteilsfreie Herangehensweise.
- Der Begriff „Symptom" steht synonym für „Krankheitszeichen".
- Es ist sowohl die körperliche als auch die seelische Ebene zu beachten.
- Als Symptome dürfen nur eindeutig erkennbare Krankheitszeichen, nicht jedoch hypothetische Spekulationen über Ursachen und Hintergründe verwertet werden.
- Nur Krankhaftes im Sinne einer Abweichung vom gesunden Zustand wird als Symptom für die Mittelwahl herangezogen.
- Der letzte Punkt verdient besondere Beachtung. Er macht deutlich, dass es grundsätzlich um die Heilung von aufgetretenen **Beschwerden** geht, die von der betroffenen Person als **Einschränkung des Wohlbefindens** oder als **krankhaft** erlebt werden. Die typischen Zeichen einer Emesis gravidarum wie z. B. Geruchsempfindlichkeit, Übelkeit und Erbrechen in der Schwangerschaft sind damit zweifelsfrei Symptome im oben genannten Sinn.

Problematisch ist es hingegen, wenn man auch Aspekte der **Persönlichkeit** oder der **Lebensweise**, die von der Frau selbst als Ausdruck ihres gesunden Zustandes empfunden werden, kurzerhand zu behandlungsbedürftigen Symptomen erklärt (ob jemand „völlig überdreht" oder einfach nur temperamentvoll, träge oder einfach nur gelassen ist, hängt auch vom subjektiven Blickwinkel des Betrachters ab). Es gibt keinen allgemeingültigen Maßstab oder eine Skala, mit deren Hilfe es möglich wäre, die „Gesundheit" der Persönlichkeitsstruktur oder der Lebensgestaltung eines anderen Menschen objektiv zu beurteilen. Man wird dabei immer auch von den eigenen Erfahrungen und Lebensumständen sowie von kulturellen, religiösen, philosophischen oder politischen Prägungen beeinflusst. Zieht man solche subjektiv gefärbten Beobachtungen und Bewertungen dennoch als „Symptome" für die Arzneimittelwahl heran, sollte man sich bewusst sein, dass sie nur eingeschränkt zuverlässig sind. Besonders problematisch wird es, wenn sie anstelle der Symptomengesamtheit allein die Grundlage für die homöopathische Mittelwahl liefern.[11]

Es ist außerdem notwendig, sich immer an das **deutlich wahrnehmbare Symptom** selbst zu halten (z. B. „Übelkeit schlimmer abends") und eine subjektive Interpretation des Symptoms zu vermeiden (z. B. „in der abendlichen Verschlimmerung drückt sich eine unbewusste Ablehnung gegen den Partner aus, der abends von der Arbeit nach Hause kommt."). Wenn das Symptom „Übelkeit schlimmer abends"

[11] In der Anmerkung zu Paragraph 210 des „Organon der Heilkunst" weist Hahnemann anhand zahlreicher Beispiele darauf hin, dass es keine kollektive und allgemeingültige Norm für die Beurteilung des Geistes- und Gemütszustandes gibt, sondern dass die psychische Verfassung nur vor dem individuellen Hintergrund betrachtet werden kann.

auf diese Weise zu dem Symptom „Ablehnung gegen den Ehemann" mutiert, hat man jede sichere Grundlage verlassen, indem man die eigenen Spekulationen und nicht die Symptome selbst für die Mittelwahl heranzieht.

9.2 Klassifikation der Symptome

Nicht alle Symptome eines Falles sind für die Arzneimittelwahl gleich wichtig. Deshalb werden die bei der Anamnese erfassten Symptome zunächst in unterschiedliche Gruppen oder Klassen eingeteilt und dann in ihrer Bedeutung bewertet. Man spricht auch von Klassifizierung und Gewichtung (➤ Kap. 9.3) der Symptome. Beides sind wichtige Schritte für eine praktikable und ökonomische Suche nach dem passenden Arzneimittel

9.2.1 Charakteristische (sonderliche) Symptome

Eine herausragende Rolle für die Bestimmung des Arzneimittels spielen die charakteristischen Symptome (➤ Tab. 9.1). Darunter versteht man Symptome, die ungewöhnlich und auffallend sind und damit einen Fall näher charakterisieren. Man bezeichnet sie deshalb als die charakteristischen oder sonderlichen Symptome eines Falles oder auch als **„153er Symptome"**, ein Ausdruck, der auf den folgenden „Organon"-Paragraphen zurückzuführen ist.

ORGANON

§ 153

„Bei dieser Aufsuchung eines homöopathisch specifischen Heilmittels, [...] sind die auffallenderen, sonderlichen, ungewöhnlichen und eigenheitlichen (charakteristischen) Zeichen und Symptome des Krankheitsfalles, besonders und fast einzig in's Auge zu fassen; denn vorzüglich diesen, müssen sehr ähnliche, in der Symptomenreihe der gesuchten Arzneien entsprechen, wenn sie die passendste zur Heilung seyn soll. Die allgemeinen und unbestimmten: Eßlustmangel, Kopfweh, Mattigkeit, unruhiger Schlaf, Unbehaglichkeit u. s. w. verdienen in dieser Allgemeinheit und wenn sie nicht näher bezeichnet sind, wenig Aufmerksamkeit, da man so etwas Allgemeines fast bei jeder Krankheit und jeder Arznei sieht."

Der „Organon"-Paragraph 153 im Überblick

- Es wird zwischen **charakteristischen** und **allgemeinen** Symptomen unterschieden.

Tab. 9.1 Charakteristische Merkmale eines Symptoms

Merkmal	Beschreibung	Beispiele
Modalitäten	Umstände, unter denen sich ein Symptom bessert oder verschlechtert	Besserung durch Bewegung, Verschlechterung durch Kälte, schlechter in der Schwangerschaft
Verlauf	Beginn und Ende eines Symptoms	Wehe beginnt und endet plötzlich, Kopfschmerz beginnt allmählich und endet plötzlich
Periodizität	Nicht weiter erklärbare Regelmäßigkeit, mit der ein Symptom auftritt	Kopfschmerz alle 7 Tage
Empfindung	Gefühl, das nicht durch die Umstände zu erklären ist	Harn- und Stuhldrang bei jeder Wehe schon zu Beginn der Eröffnungsphase
Lokalisation	Ort, an dem die Beschwerde auftritt	Wehen werden nur im Rücken gespürt
Erstreckung	Verlauf eines Phänomens	Schmerz in der Brustwarze erstreckt sich zum Rücken, Wehen erstrecken sich vom Rücken in die Gesäßmuskulatur
Vorausgehendes Ereignis (Causa)	Symptome, die infolge eines Ereignisses auftreten	Vorzeitige Wehen nach einem großen Schreck, Mastitis nach Auskühlung durch kalten, trockenen Wind
Abwesenheit	Symptome fehlen, die man aufgrund der Situation erwarten würde	Keine Schmerzempfindung, obwohl man Schmerz erwarten würde. Weint nicht trotz großer Traurigkeit

- Unter allgemeinen und unbestimmten Symptomen versteht man Erscheinungen wie z. B. Müdigkeit, Appetitlosigkeit, die viele gesundheitlichen Störungen begleiten und deshalb für die Mittelwahl wenig hilfreich sind, es sei denn, sie sind genauer beschrieben und damit näher bestimmt (z. B. große Müdigkeit immer nur morgens).
- Alle Symptome, die ungewöhnlich und in irgendeiner Weise auffällig sind, charakterisieren den Fall.
- Die charakteristischen Symptome sind für die Arzneimittelwahl die entscheidenden.

Auch **Symptome** und Phänomene, die **widersprüchlich** oder **paradox** sind, weil sie unseren normalen Erwartungen widersprechen (z. B. Lachen über schlechte Nachrichten, Kälteschauder, aber gleichzeitig Unverträglichkeit von Wärme) sind ebenso auffällig wie **regelmäßig einander abwechselnde Zustände** (z. B. Hitzewallungen abwechselnd mit Frösteln), ein ausgeprägtes **Verlangen nach bestimmten Nahrungsmitteln** oder eine starke **Abneigung gegen bestimmte Gerüche.**

Darüber hinaus können so genannte **Als-ob-Symptome** wichtige Hinweise auf das angezeigte Arzneimittel geben. Sie sind die bildhafte Beschreibung eines Umstandes oder einer Empfindung, die mit den realen anatomischen Gegebenheiten nichts zu tun hat. Z. B. Rückenschmerzen mit dem Gefühl, *als ob* der Rücken auseinanderbrechen würde *(Kalium carbonicum)*, Gefühl auf der Zunge, *als ob* ein Haar darauf läge *(Silicea)*.

Fallbeispiel (Teil g)

Die Emesis bei Frau Schmidt weist folgende beachtenswerte Merkmale auf, die als charakteristisch gemäß Paragraph 153 des „Organon" betrachtet werden können. Die Übelkeit

- ist gebessert während und nach dem Essen,
- wird verschlechtert durch Essensgerüche,
- wird von einem flauen Leerheitsgefühl im Magen begleitet.

Frau Schmidt

- hat eine starke Abneigung gegen Milch,
- beginnt zu weinen, als sie von ihren Symptomen erzählt.

9.2.2 Allgemeinsymptome

Einteilung

Symptome, die den Menschen als Ganzes betreffen, bezeichnet man als Allgemeinsymptome. Sie werden im Anamnesegespräch häufig mit „Ich bin …", „Mir ist …", eingeleitet (➢ Tab. 9.2).

Die Bedeutung der Allgemeinsymptome für die homöopathische Mittelwahl hängt von zwei Faktoren ab:

Handelt es sich um einen **chronischen oder einen akuten Krankheitsfall?** Im akuten Krankheitsfall steht bei der Mittelwahl das näher bestimmte Lokalsymptom (➢ Kap. 9.2.4) im Vordergrund. Bei chronischen Krankheiten spielen die Allgemeinsymptome – vor allem die näher bestimmten – eine bedeutende Rolle für die Arzneimittelwahl. Dies gilt auch

Tab. 9.2 Einteilung der Allgemeinsymptome

Merkmale	Beispiele
Geistes- und Gemütssymptome	Depression, Vergesslichkeit, Ungeduld, Nervosität
Schlafsymptome	Schlafstörungen, Träume
Allgemeine Modalitäten, die den ganzen Organismus betreffen	Temperaturempfinden, Wetter, Bewegung, Tages- oder Jahreszeit, Periodizität
Allgemeine Umstände und Empfindungen	Schwäche, Infektanfälligkeit, Krampfneigung, Gerinnungsstörungen, Seitenbezug, Lage, Missempfindungen
Abneigung und Verlangen bezüglich Essen und Trinken	Appetit, Ekel, Durst, Durstlosigkeit
Ausscheidungen	Schweiß, Urin, Sekrete bei generalisierten Hauterkrankungen
Hautstörungen	Schlechte Wundheilung, Ausschläge, Juckreiz
Symptome der Sexualorgane mit endokrinologischem Bezug	Menses, habitueller Abort

für akute Fälle, die sich vor einem chronischen Hintergrund entwickeln.

Ist eine **nähere Bestimmung des Allgemeinsymptoms** möglich? Tritt eine Mattigkeit und Abgeschlagenheit regelmäßig immer nur morgens auf oder zeigt sich eine allgemeine Infektanfälligkeit nur im Frühjahr bei bestimmten Witterungsbedingungen, dann wird ein unbestimmtes Allgemeinsymptom zu einem für den Fall charakteristischen Allgemeinsymptom.

Übertragung auf die Hebammenarbeit

Jede Hebamme kennt Fälle, in denen z. B. eine stillende Frau trotz fachgerechter Betreuung und konsequenter Therapie immer wieder einen fieberhaften Milchstau entwickelt. Solche akuten Episoden können mit homöopathischen Mitteln zwar immer wieder schnell gebessert werden, aber nach kurzer Zeit setzen die Beschwerden wieder ein.

Wir können dann davon ausgehen, dass es sich um eine akute **Störung auf chronischem Boden** handelt (➢ Kap. 6.2.3). In diesem Fall darf man nicht nur den im Akutfall auftretenden Lokalsymptomen (➢ Kap. 9.2.4) Beachtung schenken (beispielsweise streifenförmige Rötung der Brust, pulsierende Empfindung, Erschütterungsempfindlichkeit → *Belladonna*), sondern man muss vielmehr versuchen, die übergreifende Gesamtsymptomatik zu erfassen.

Man erweitert also den Blickwinkel bzw. die Anamnese und erfährt dabei, dass die Frau bei Anstrengung schnell schwitzt, vor allem im Gesicht und am Kopf. Sie ist ausgesprochen kälteempfindlich und zeigt generell eine große Erkältungsneigung. Die Füße sind kalt und oft feucht. Bei jeder Erkrankung schwellen die Lymphdrüsen an. Der Zyklus war verkürzt und die Regelblutung immer sehr stark. Sie bezeichnet sich selbst als ängstlich und schnell verzagt.

Dies sind alles deutliche Hinweise auf *Calcium carbonicum*, das als passendes Mittel angezeigt ist, auch wenn es die akute Symptomatik des rezidivierenden Milchstaus nicht abdeckt. Entscheidend ist in diesem Fall der **Bezug zum chronischen Hintergrund des Geschehens.**

Fallbeispiel (Teil h)

Bei Frau Schmidt hat die Anamnese folgende Allgemeinsymptome ergeben, von denen einige näher bestimmt sind.

Geistes- und Gemütssymptome
- Reizbarkeit, besonders verstärkt durch Lärm
- Weinen beim Erzählen der Symptome
- Nervosität und Empfindlichkeit

Schlaf
- Häufiges Erwachen

Allgemeine Modalitäten
- Wärme tut wohl

Allgemeine Umstände
- Erschöpfung und Kraftlosigkeit
- Verfrorenheit mit kalten Extremitäten

Nahrungsmittelverlangen und -abneigungen
- Verlangen nach sauren Speisen
- Abneigung gegen Milch

Sekretionen
- Vermehrte Schweißbildung am Oberkörper und unter den Achseln
- Unangenehmer Geruch des Schweißes
- Vermehrtes nächtliches Wasserlassen

Sexualorgane
- Brustspannen
- Weißlicher Fluor

9.2.3 Gewöhnliche („pathognomonische") Symptome

Symptome, die bei einem bestimmten Krankheitsbild normalerweise auftreten, bezeichnet man als pathognomonische Symptome (von griech. páthos: „Krankheit" und gnome: „Kenntnis"). Schmerzen in der Brust sind z. B. ein gewöhnliches, also pathognomonisches Begleitsymptom eines Milchstaus. Ein hämmernder Kopfschmerz mit Lichtscheu hingegen ist nicht bei jedem Milchstau anzutreffen, er wäre vielmehr ein charakteristisches Symptom im Sinne des „Organon"-Paragraphen 153 (➢ Kap. 9.2.1).

Gewöhnlich oder charakteristisch?

„Übelkeit und Erbrechen" sind zwei typische und damit gewöhnliche Symptome einer Emesis gravidarum. Wir rechnen damit, diese Symptome bei dieser Störung vorzufinden, sie machen das Beschwerdebild geradezu aus. Für eine differenzierte homöopathische Arzneimittelwahl sind sie nicht sehr hilfreich, solange sie nicht durch bestimmte Modalitäten oder Empfindungen näher bestimmt sind und damit zu einem charakteristischen Symptom des Falls werden.[12] Ganz anders sieht es aus, wenn „Übelkeit und Erbrechen" als heftige und anhaltende Symptome während einer Geburt auftreten. Jede Hebamme weiß, dass dies zwar immer wieder vorkommt, trotzdem sind starke Übelkeit und Erbrechen nicht der Normalfall. Vielmehr sind diese Symptome in diesem Fall charakteristisch für den Geburtsverlauf einer bestimmten Frau und sind damit ein wichtiger Hinweis für die homöopathische Mittelwahl.

Merke

Ein Symptom ist nicht an und für sich charakteristisch oder gewöhnlich, sondern wird dies erst im Hinblick auf
- eine besondere physiologische Situation (z. B. Geburt),
- eine bestimmte Krankheit oder Beschwerde (z. B. Emesis gravidarum).

Voraussetzung, um diesen Unterschied erkennen zu können, sind Kenntnisse bezüglich
- der Physiologie eines Vorganges in allen seinen Abläufen,
- der Pathologie mit ihren unterschiedlichen Krankheitsbildern.

9.2.4 Lokalsymptome

Wie der Name bereits sagt, versteht man unter einem Lokalsymptom eine Störung, die einen bestimmten Ort (Körperteil, Gewebe, Organ) des Menschen betrifft bzw. von diesem ausgeht. Lokalsymptome stehen vor allem bei akuten Beschwerden im Vordergrund und sind gleichzeitig meist das **Hauptsymptom**, weswegen eine Frau z. B. die Hebamme aufsucht.

Lokalsymptome werden etwa so geäußert: „Mein Bauch tut weh", „mein Rücken schmerzt", „meine Brust spannt unerträglich". Für die homöopathische Mittelwahl reicht diese knappe Information natürlich nicht aus. Deshalb muss versucht werden, eine genauere Bestimmung des Symptoms in den Blick zu bekommen.

Im Idealfall ergibt dies ein **vollständiges Symptom**, das aus fünf Komponenten zusammengesetzt ist (➤ Tab. 9.3).

9.3 Symptomengewichtung

Bei der weiteren Bearbeitung eines Falles werden die Symptome entsprechend ihrer Bedeutung sortiert und geordnet. Die Gewichtung eines Symptoms für die Mittelwahl hängt davon ab, ob eine **chronische** oder **akute Störung** vorliegt und um welche **Art von Symptom** es sich handelt:
- charakteristisches Symptom,
- Allgemeinsymptom inklusive der Geistes- und Gemütssymptome,
- Lokalsymptom,
- Gewöhnliches (pathognomonisches) Symptom?

Des Weiteren sind **Sicherheit, Intensität** und **Zeitbezug** Faktoren (➤ Kap. 9.3.4), die ebenfalls eine Rolle bei der Gewichtung eines Symptoms spielen.

9.3.1 Charakteristische Symptome

Charakteristische Symptome werden immer an erster Stelle berücksichtigt. Bei der passenden Arznei sollten sich vor allem diese im Mittelbild (Symptomenreihe der Arznei) möglichst genau wiederfinden (➤ Kap. 11.1.3).

9.3.2 Geistes- und Gemütssymptome

In den Paragraphen 210 bis 213 des „Organon" erläutert Hahnemann die Bedeutung der Geistes- und Gemütssymptome: Dem Gemütszustand eines Kranken ist stets besondere Beachtung zu schenken (§ 210). Er gibt oft den Ausschlag für die Wahl der Arznei (§ 211).

[12] Die Zahl der potenziellen Mittel wird jedoch insofern durch die „gewöhnlichen Symptome" eingeschränkt, als nur Mittel infrage kommen, die in ihrer Symptomensammlung einen Bezug zu Übelkeit und Erbrechen aufweisen.

9

Tab. 9.3 Das vollständige Lokalsymptom

Ort (Lokalisation)	Körperteil, Organ oder Gewebe, das betroffen ist Ausstrahlung der Beschwerden in andere Regionen (z. B. Wehenschmerz erstreckt sich über das Gesäß bis in die Oberschenkel)
Empfindung	Art der Schmerzempfindung (stechend, reißend, brennend) oder schmerzlose Empfindungen (Taubheit, Hitze, Kälte) Im weiteren Sinn objektiv wahrnehmbare Symptome wie Schwellung oder Rötung
Modalitäten	Umstände, welche die Beschwerde verbessern oder verschlimmern (z. B. besser durch Bewegung, schlechter durch Wärme)
Begleitsymptome	Symptome, die in einem anderen Bereich als dem des Lokalsymptoms auftreten und in einem unmittelbaren zeitlichen Zusammenhang mit der akuten Störung stehen, z. B. Allgemeinsymptome (Gemütssymptom: große Reizbarkeit mit Beginn der Nachwehen, allgemeiner Umstand: Durstlosigkeit bei Fieber) oder ein weiteres begleitendes Lokalsymptom (z. B. Kopfschmerz)
Causa	Ein bestimmter Umstand, der die Beschwerden ausgelöst hat (z. B. Milchstau nach großem Ärger)

Damit wird den Gemütssymptomen eine herausragende Bedeutung für die Arzneimittelwahl eingeräumt, wobei aber nicht übersehen werden darf, dass der Paragraph 213 ausdrücklich von dem „Symptom der Geistes- und Gemüts-**Veränderungen**" spricht. Es ist also eindeutig von dem seit Auftreten der Erkrankung **veränderten** Gemütszustand die Rede.

Nicht jeder Kranke hat automatisch auch charakteristische Gemütssymptome und nicht jeder Gemütszustand ist ein Symptom.

Merke

Der Gemütszustand wird vor allem dann bei der Mittelwahl berücksichtigt, wenn
- bestimmte Gemütssymptome erst mit Beginn der Krankheit aufgetreten sind oder sich seither auffällig verändert oder verstärkt haben,
- wenn die Gemütssymptome auffällig und sonderlich oder näher bestimmt werden und damit charakteristisch im Sinne des „Organon"-Paragraphen 153 sind.

Hahnemann gibt in Paragraph 213 des „Organon" außerdem den Rat, keine Arzneiverordnung zu treffen, die mit dem seit der Erkrankung bestehendem Gemütszustand in Widerspruch steht, also z. B. nicht *Nux vomica* zu verordnen, wenn ein Mensch **mit Beginn der Krankheit** ein ungewöhnlich mildes, phlegmatisches Gemüt entwickelt. (Der Gemütszustand von *Nux vomica* ist durch Reizbarkeit und Überempfindlichkeit gekennzeichnet.)

Fallbeispiel (Teil i)

Die bereits bei den Allgemeinsymptomen (➤ Kap. 9.2.2) aufgeführten Gemütssymptome von Frau Schmidt, „Weinen beim Erzählen der Symptome" und „Reizbarkeit mit Empfindlichkeit auf Lärm", sind mit Beginn der Schwangerschaft aufgetreten oder haben sich seither merklich verstärkt. Daher werden sie bei der Wahl des Arzneimittels besonders berücksichtigt.

9.3.3 Akute oder chronische Störung

Für die weitere Gewichtung der Symptome müssen die Symptome der akut bestehenden Störung von den seit langem bestehenden Symptomen einer ebenfalls vorhandenen chronischen Erkrankung abgegrenzt werden. Dies ist wichtig für das weitere Vorgehen, da eine unkritische Vermengung chronischer und akuter Symptome Verwirrung bei der Mittelwahl stiften kann.

Akute Störung

- Im Mittelpunkt akuter Beschwerden stehen das **Lokalsymptom** und dessen nähere Bestimmung (➤ Kap. 9.2.4).
- Die Lokalisation des Symptoms ist vor allem dann bedeutsam, wenn sie sich durch eine besondere Erstreckung, einen auffälligen Seitenbezug oder den Seitenwechsel der Beschwerden aus-

zeichnet (bei einer Verletzung spielt der Seitenbezug dagegen für die Mittelwahl meist keine Rolle).

- Besonders zu beachten sind die **Modalitäten** oder die **auslösende Ursache** (Causa). Hier finden sich häufig die charakteristischen Merkmale eines Falles.
- **Empfindungen**, die spontan und eindeutig, vielleicht sogar in Form eines **Als-ob-Symptoms** (➢ Kap. 9.2.1) geäußert werden, können ebenfalls charakteristisch für den Fall sein. Häufig werden Empfindungen jedoch nur sehr vage und unsicher beschrieben und sind damit unzuverlässig.
- **Begleitsymptome** sollten vor allem dann in die Mittelwahl einbezogen werden, wenn sie einen engen zeitlichen Bezug zum Hauptsymptom haben. Es kann sich dabei sowohl um ein begleitendes Allgemeinsymptom (z. B. Frieren während der Wehen) als auch ein begleitendes Lokalsymptom (Wadenkrampf während der Wehe) handeln.

Chronische Störung

- Liegt eine chronische Störung vor, erhalten die näher bestimmten und damit charakteristischen Allgemeinsymptome (➢ Kap. 9.2.2) häufig das größere Gewicht gegenüber den charakteristischen Lokalsymptomen (➢ Kap. 9.2.1).
- Die gewöhnlichen, nicht näher charakterisierten Allgemein- oder Lokalsymptome sind von geringerer Bedeutung für die Arzneimittelwahl.

9

9.3.4 Sicherheit, Intensität, Zeitbezug

Sicherheit

Symptome, die spontan und zweifelsfrei berichtet wurden oder objektiv wahrnehmbar sind, bieten eine sichere Grundlage für die Bestimmung des Arzneimittels.

Wurden während der Anamnese einzelne Symptome nur ungenau erinnert, erst auf intensives Nachfragen berichtet oder auch mehrfach während der Anamnese korrigiert, sind diese als unsicher einzustufen.

Intensität

Wird ein Symptom mit großem Nachdruck und eindrücklich geschildert, erfährt es durch seine Intensität mehr Beachtung als ein nur gelegentlich, schwach und ungenau empfundenes Symptom

Zeitbezug

Die aktuellen Symptome werden für die Mittelwahl zunächst höher gewertet als die in der Vergangenheit aufgetretenen Symptome.

Hinweis

Die Klassifikation und Gewichtung von Symptomen hängt immer auch von der subjektiven Einschätzung des Falls ab. Deshalb gibt es kein „Richtig oder falsch", sondern lediglich ein „Für und wider" und damit ein Abwägen unterschiedlicher Gesichtspunkte gegeneinander. Bei der Fallanalyse sollte nicht eine mechanistische Vorgehensweise, sondern Offenheit für die Besonderheiten eines Falls im Vordergrund stehen.

KAPITEL

10 Repertorien und Repertorisieren

10.1 Das Repertorium von Kent ... 54
10.1.1 Einteilung ... 54
10.1.2 Gradierung ... 54
10.1.3 Tipps für den Umgang mit dem Repertorium ... 56

10.2 Das Repertorium „Synthesis" von Schroyens ... 58

10.3 Repertorien für die Hebammenarbeit ... 58

10.4 Hierarchisieren ... 59
10.4.1 Methode nach Kent ... 59
10.4.2 Methode nach Bönninghausen ... 59

10.5 Repertorisation ... 60
10.5.1 Erstellen einer Repertorisation ... 60
10.5.2 Handrepertorisation ... 62
10.5.3 Computerrepertorisation ... 62

10.6 Auswertung ... 62

Das Repertorisieren ist eine Methode, die helfen soll, die Arznei zu finden, deren Symptome die größte Ähnlichkeit zu den Symptomen der bestehenden Beschwerden haben.

Auf der Suche nach einem bestimmen Symptom und den infrage kommenden Arzneimitteln kann man nicht jedes Mal alle Arzneimittellehren durchforsten. Deshalb wurden Verzeichnisse erstellt, in denen die Symptome systematisch geordnet sind. Auf diese Weise lassen sich ein bestimmtes Symptom und die entsprechenden Arzneimittel rasch auffinden. Solche Nachschlagewerke nennt man **„Repertorien"** (von lat: „reperio": (auf)finden, ermitteln), die Symptome bzw. Symptomüberschriften in einem Repertorium werden als **„Rubriken"** bezeichnet.

Im Laufe der Geschichte der Homöopathie wurden viele solcher Repertorien erstellt. Sie unterscheiden sich zum Teil beträchtlich hinsichtlich Umfang und Aufbau.

Im Folgenden wird exemplarisch der Aufbau des Repertoriums von **J.T. Kent** (➢ Kap. 10.1) gezeigt, das sich in der Praxis seit langem bewährt hat. Mehrere der neueren Repertorien bauen auf das Kent'sche Repertorium auf und versuchen, es weiterzuentwickeln und zu verbessern. Von den neueren hat das **„Synthesis"** von Frederik Schroyens eine weite Verbreitung gefunden und ist auch bei vielen Hebammen in Gebrauch (➢ Kap. 10.2).

10.1 Das Repertorium von Kent

Die erste Auflage von Kents „Repertorium der homöopathischen Arzneimittel" erschien im Jahr 1897. Seither sind immer wieder erweiterte und bearbeitete Ausgaben erschienen. Der folgenden Darstellung liegt die 14. Auflage der von Künzli und Keller herausgegebenen Übersetzung von 1998 zugrunde.[13]

[13] G. von Keller, J. Künzli von Fimmelsberg (Hrsg.), „Kents Repertorium der homöopathischen Arzneimittel", Heidelberg 1998.

10.1.1 Einteilung

Abschnitte und Rubriken

Die Systematik des Kent'schen Repertoriums erschließt sich nicht unmittelbar. Der folgende kurze Überblick soll die Orientierung erleichtern (➢ Tab. 10.1).

Der Abschnitt eines Kapitels, der die Schmerzen beschreibt (z. B. „Brustschmerz" im Kapitel „Brust") wird in der Regel in Modalitäten, Orte und Empfindung unterteilt.

Die in Tabelle 10.1 aufgeführten Kapitel (z. B. „Extremitäten", „Weibliche Genitalien") werden durch die alphabetische Anordnung der dazugehörigen Symptome (**A**phthen bis **W**undheit) weiter unterteilt. Diese Rubriken werden nach einem bestimmten Schema in weitere **Unterrubriken** eingeteilt (➢ Tab. 10.2).

Die Unterrubriken werden wiederum alphabetisch und in der Reihenfolge vom Allgemeinen zum Spezielleren geordnet.

Anzahl der Arzneien

Es ist einleuchtend, dass die Anzahl der Mittel, die in einer Rubrik aufgeführt sind, immer kleiner wird, je weiter eine Rubrik in Unterrubriken aufgeteilt ist, d. h. je weiter ein Symptom differenziert wird.

Beispiel
Die Rubrik „Weibliche Genitalien – Menses – reichlich" ist mit 163 aufgeführten Mitteln noch recht groß, in der Unterrubrik „... – Bewegung, durch" finden wir nur noch sechs Mittel verzeichnet. Die noch weiter differenzierte Unterrubrik „... – nur bei Bewegung" enthält schließlich als einziges Mittel nur noch *Lilium tigrinum.*

10.1.2 Gradierung

Mit diesem Begriff bezeichnet man die **Wertigkeit**, die ein Arzneimittel in Bezug auf ein bestimmtes Symptoms erhält. Maßgeblich für die Gradeinteilung sind die **Häufigkeit**, mit der ein Symptom bei der Arzneimittelprüfung (➢ Kap. 4) aufgetreten ist,

Tab. 10.1 Aufbau des Kent'schen Repertoriums

Kapitel	Inhalt
Geist und Gemüt	Symptome des Intellekts (z. B. Konzentration, Gedächtnis) der Emotionen und Gefühle (z. B. Reizbarkeit, Schwermut)
Schwindel	Umstände und Begleitsymptome
Kopf	Einschl. Haare und Haut sowie Kopfschmerzen (Gesicht und Hals werden in einem gesonderten Kapitel abgehandelt)
Schlaf	Einschl. Schlaflosigkeit und Träume
Frost	Zeiten und Modalitäten
Fieber	Fieberverläufe und Modalitäten
Schweiß	Zeiten und Modalitäten
Gesicht	Einschl. Lippen sowie Gesichtsschmerz
Haut	Und generalisierte Hautausschläge (Hautausschläge einzelner Körperteile findet man unter dem Kapitel des Körperteils)
Brust	Und Brustschmerzen einschl. Achselhöhle, Brustbein, Herz, Lungen, Mammae, Schlüsselbein, Zwerchfell
Rücken	Und Rückenschmerzen, vom Nacken bis zum Steißbein
Extremitäten	Und Gliederschmerzen, von der Schulter bis zu den Fingern und von der Hüfte bis zu den Zehen; des Weiteren Knochen, Gelenke, Muskeln und Sehnen
Augen	Und Augenschmerzen sowie Sehen
Ohren	Und Ohrenschmerzen sowie Hören
Nase	Und Nasenschmerzen sowie Schnupfen und Sekret
Mund	Einschl. Schleimhäute, Speichel, Geschmack, Sprache und Zahnfleisch
Zähne	Und Zahnschmerzen
Zunge und Gaumen	Empfindungen, Aussehen und Schmerzen
Hals	Und Halsschmerzen. Innerer Hals einschl. Ösophagus, Pharynx, Tonsillen und Uvula. Äußerer Hals
Kehlkopf und Trachea	Einschl. Stimme. Empfindungen und Schmerzen
Atmung	Asthma, Atemnot
Husten	Zeiten, Modalitäten sowie Auswurf
Magen	Und Magenschmerzen einschl. Übelkeit und Erbrechen sowie Nahrungsmittelverlangen und -abneigungen
Abdomen	Und Bauchschmerzen einschl. Leisten, Seiten, Leber Milz und Nabel (der Begriff „Hypochondrium" bezeichnet den Bereich unterhalb der Rippen bis zum Nabel, der Begriff „Hypogastrium" den Bereich unterhalb des Nabels)
Rektum	Einschl. Diarrhoe, Obstipation und Blähungen
Anus	Und Afterschmerzen einschl. Perineum
Stuhl	Art und Konsistenz des Stuhls
Harnorgane	Nieren und Harnleiter, Prostata, Harnblase und Harnröhre. Urin. Schmerzen der Harnorgane
Urin	Art und Beimengungen
Männliche Genitalien	Sexualtrieb, Impotenz
Weibliche Genita ien	Fluor, Menses, Schwangerschaft, Abort, Sexualtrieb
Schmerzen der Genitalien	Dysmenorrhoe, Wehen

Tab. 10.1 Aufbau des Kent'schen Repertoriums *(Fortsetzung)*

Kapitel	Inhalt
Allgemeines	Krankheitsbezeichnungen, allgemeine Zustände
Empfindungen	Generalisierte Empfindungen. Schmerzqualitäten
Modalitäten	Allgemeine Umstände (auch: Krankheiten bei Kindern, Säuglingen, Schwangerschaft etc.)

Tab. 10.2 Beispiele für Unterrubriken im Kent'schen Repertorium

Art der Unterrubrik	Erklärung	Beispiel
Seitenbezug eines Symptoms	V. a. symmetrische bzw. paarige Organbereiche betroffen	Mammae – Verhärtung – **links bzw. rechts**
Zeitpunkt/Dauer des Auftretens eines Symptoms	Unterteilt in Tageszeiten oder nach Uhrzeiten	Weibliche Genitalien – Menses – **nur nachts**
Nähere Bestimmung eines Symptoms	Durch Modalität oder Begleitsymptom	Weibliche Genitalien – Menses – **Ärger, nach**
Erstreckung des Symptoms	–	Schmerzen der Genitalien – Uterus – **erstreckt sich nach oben**
Lokalisation des Symptoms	–	Mammae – Verhärtung – **Brustwarzen**
Empfindung	–	**Stechen, Brennen**

und die **Bestätigung durch Heilungen** bei der Anwendung in der Praxis[14].

In Kents Repertorium sind die Arzneimittel in drei Graden aufgeführt[15] (➢ Tab. 10.3).

[14] Mit der Veröffentlichung von Fallbeispielen (Kasuistiken), in denen Heilungen und deren Verläufe dokumentiert sind, werden die Erkenntnisse über die Heilwirkung von Arzneien der Allgemeinheit zugänglich gemacht.

[15] Kent selbst bezeichnete den höchsten, fettgedruckten Grad als 1.Grad und den niedrigsten, in Normalschrift gedruckten, als 3. Grad. Inzwischen haben sich die Begriffe jedoch, wie in Tabelle 10.3 beschrieben, eingebürgert.

[16] Hahnemann unterschied in der „Reinen Arzneimittellehre" (Erstausgabe Dresden 1811–1821) zwei Grade, mit denen er die unterschiedliche Häufigkeit des Auftretens eines Symptoms in der Prüfung kennzeichnete. In Bönninghausens „Therapeutischem Taschenbuch" (Erstausgabe Münster 1846) werden die Arzneimittel dagegen in fünf Grade unterteilt. Den 1. Grad erhalten die zweifelhaften Mittel, den 2. Grad Mittel, die gelegentlich in Nachprüfungen gesichert wurden, den 3. Grad Mittel, die häufig gesichert wurden, den 4. Grad Mittel, die durch Heilung bestätigt wurden, den 5. Grad Mittel, die wiederholt durch Heilung bestätigt wurden. Im Vorwort weist Bönninghausen ausdrücklich darauf hin, dass eine Gradierung nicht mit mathematischer Genauigkeit erfolgen kann, sondern immer einen ungefähren Wert darstellt.

Merke

Der Grad, in dem ein Arzneimittel abgedruckt ist, bezieht sich nicht auf die Intensität oder Heftigkeit, mit der ein Symptom beim Patienten auftritt, sondern immer auf die Häufigkeit des Auftretens bei der Prüfung oder die Bestätigung durch Heilung in der Anwendung.
Die Gradierung ist in den unterschiedlichen Repertorien nicht einheitlich. Manche unterteilen die Wertigkeit nur in zwei Grade, andere in vier oder fünf Grade, wobei die Grade in den verschiedenen Repertorien jeweils unterschiedlich definiert sind.[16]

10.1.3 Tipps für den Umgang mit dem Repertorium

Ein Repertorium kann lediglich Hinweise auf infrage kommende Mittel geben, aber nicht die alleinige Grundlage für die Mittelwahl sein. Die Symptome müssen immer anhand der Arzneimittellehren auf ihre Ähnlichkeit zum vorliegenden Fall überprüft werden (➢ Kap. 11.2).

Tab. 10.3 Arzneimitte -Wertigkeiten im Kent'schen Repertorium

Grad	Auszeichnung im Schriftbild	Bedeutung
3. Grad (höchster Grad)	**Fett ausgezeichnet**	Kennzeichnet eine Arznei, die dieses Symptom in der Arzneimittelprüfung bei der Mehrzahl der Prüfer hervorgebracht hat und mehrfach durch Heilung bestätigt wurde.
2. Grad	*Kursiv ausgezeichnet*	Kennzeichnet eine Arznei, die dieses Symptom bei einigen Prüfern hervorgebracht hat und durch Nachprüfungen oder gelegentlich durch Heilungen in der Praxis bestätigt wurde.
1. Grad (niedrigster Grad)	Normalschrift	Kennzeichnet eine Arznei, die dieses Symptom in der Prüfung nur selten, aber intensiv hervorgebracht hat und vereinzelt durch Heilungen in der Praxis bestätigt wurde.

Grundsätzliche Überlegungen

Die Repertorien wurden auf der Grundlage der Symptomensammlungen in den Arzneimittellehren erstellt. Bei der Übertragung eines ausführlichen Symptoms von der Arzneimittellehre in ein Repertorium war es manchmal nötig, den **ursprünglichen Wortlaut zu kürzen** oder das Symptom in **verschiedene Komponenten** aufzuteilen. Gegebenenfalls werden einzelne Teile eines Symptoms auch in unterschiedlichen Kapiteln aufgeführt, damit es leichter zu finden ist. Deshalb liegen Symptome in einem Repertorium manchmal zerstückelt und in gekürztem Wortlaut vor.

Bei der Erarbeitung der heute verwendeten Repertorien kam es im Laufe der Zeit immer wieder zu Übertragungs-, Schreibfehlern oder Verwechslungen. Solche Irrtümer bleiben oft lange unentdeckt und werden von Ausgabe zu Ausgabe „weitertradiert".

Da beim Übertragen immer wieder Mittel vergessen wurden oder bestimmte Arzneimittel zum Zeitpunkt der Erstellung des Repertoriums noch nicht geprüft bzw. ausreichend gesichert waren, kann man nicht davon ausgehen, dass alle Rubriken eines Repertoriums vollständig sind. **Vollständig** bedeutet, dass unter einem bestimmten Symptom tatsächlich alle Arzneimittel aufgeführt sind, bei denen dieses Symptom auftritt. Das Fehlen eines Arzneimittels in einer bestimmten Rubrik schließt dieses Arzneimittel also nicht automatisch von der Mittelwahl aus. Maßgeblich ist, ob und wie das Symptom in den Arzneimittellehren (Materiae medicae, ➢ Kap. 11.1) beschrieben wird, nicht der Eintrag im Repertorium.

Besonderheiten bei der Arbeit mit dem Kent'schen Repertorium

In den großen, übergeordneten Rubriken, die am Anfang eines Stichwortes stehen, sind nicht immer alle infrage kommenden Mittel genannt, sondern nur die, bei denen keine weitere Differenzierung (z. B. eine besondere Modalität) bekannt ist. Es kommt also vor, dass in einer Unterrubrik Mittel genannt werden, die in der übergeordneten Rubrik nicht auftauchen, obwohl sie eigentlich auch dort mit Recht vertreten wären. Deshalb sollte man bei Verwendung einer bestimmten Rubrik immer auch **alle Unterrubriken ins Auge fassen** und gegebenenfalls mit hinzuziehen.

Beispiel

Das Beispiel von weiter oben (➢ Kap. 10.1.1) kann diesen Umstand verdeutlichen: *Lilium tigrinum*, einziges Mittel unter der Rubrik „Weibliche Genitalien – Menses – reichlich – Bewegung, durch – nur bei Bewegung" taucht in der übergeordneten Rubrik „Weibliche Genitalien – Menses – reichlich" nicht auf, obwohl es natürlich ebenfalls unter diese übergeordnete Rubrik fällt.

Gelegentlich kann man synonyme Rubriken (also Rubriken, die inhaltlich das Gleiche bezeichnen, aber unterschiedlich formuliert sind) an verschiedenen Orten im Repertorium finden. Vergleicht man die Rubriken dann miteinander, findet man manchmal unterschiedliche Mittel, obwohl die Rubriken inhaltlich gleichbedeutend sind. In einem solchen Fall wird man alle synonymen Rubriken zusammenfassen, um alle infrage kommenden Mittel zu berücksichtigen.

Beispiel

- „Mund – Modalitäten – Finger – Kinder stecken den F. in den Mund“ (Arzneimittel: *Calc.*, *Cham.*, **Ip.**)

und

- „Mund – Modalitäten – greift in den Mund“ (Arzneimittel: Sil.)

gibt zusammen

- „Mund – Modalitäten – Finger – Kinder stecken den F. in den Mund/greift in den Mund“ (Arzneimittel: *Calc.*, *Cham.*, **Ip.**, Sil.).

Für das Kent-Repertorium gilt generell, dass bei den Modalitäten die Besserung immer explizit angegeben ist („Besserung durch …“). Ist keine Angabe gemacht, ist immer eine Verschlechterung oder die Auslösung der Beschwerde durch den angegebenen Umstand gemeint.

Beispiel

Nur so wird z. B. die Rubrik „Gemüt – Gesellschaft – Schwangerschaft, während“ verständlich. Gemeint ist eine Verschlechterung des Gemütszustandes in Gesellschaft anderer Menschen während der Schwangerschaft.

Hinweis

Um das manchmal schwierige Auffinden der Rubriken zu erleichtern, wurde ein Leitfaden erstellt, der die wichtigsten Rubriken alphabetisch ordnet und auf die Stelle im Repertorium verweist. [17]

10.2 Das Repertorium „Synthesis“ von Schroyens

Frederik Schroyens will als Herausgeber des „Synthesis“ (in erster Auflage 1993 erschienen) auf der Grundlage von Kent (➢ Kap. 10.1) das Repertorium weiterentwickeln und vervollständigen. Das „Synthesis“ enthält eine große Zahl von Nachträgen zusätzlicher Symptome und Arzneimittel und stützt sich dabei auf zahlreiche Autoren.

[17] T Ensinger, „Leitfaden zu Kents Repertorium“, Stuttgart 1998.

Die Erweiterung des Repertoriums von Kent bietet folgende **Vorteile:**

- Arzneimittel, die zu Lebzeiten Kents noch nicht oder unzureichend geprüft waren und deshalb nicht erwähnt wurden, sind im „Synthesis“ aufgeführt.
- Neuere Kenntnisse aus Prüfungen und Heilungen finden Berücksichtigung, indem Arzneimittel in Rubriken nachgetragen und damit eine angemessenere Gewichtung im Repertorium erhalten.
- Andere Repertorien wurden eingearbeitet und erweitern das Spektrum.
- Die Nennung oder Gradierung der Arzneien in den Rubriken wird entsprechend der inzwischen in der Praxis gewonnenen Erfahrung oder unter Berücksichtigung anderer Repertorien korrigiert.

Dabei können jedoch auch **Probleme** auftreten:

- Die Rubriken werden aufgrund der vielen Nachträge immer größer. Dies macht sie zum einen immer unüberschaubarer und „unhandlich“ in der Anwendung (z. B. für die Handrepertorisation, ➢ Kap. 10.5.2). Zum anderen werden die Rubriken dadurch weniger prägnant und aussagekräftig.
- Da die Zuverlässigkeit der Nachträge sehr unterschiedlich einzustufen und manchmal in Zweifel zu ziehen ist, werden die Rubriken insgesamt unzuverlässiger.

Um diesen Problemen zu begegnen, werden im „Synthesis“ hinter jedem Arzneimitteleintrag die Quellen und Autoren der Nachträge genannt. Dies schafft eine hohe Transparenz, die es möglich macht, die zusätzliche Informationsfülle differenziert und gewinnbringend zu nutzen. Für Anfänger ist es jedoch oft schwer zu entscheiden, welche Quellen und Autoren als zuverlässig einzustufen sind und welche nicht. Dies kann schnell zu einer Überforderung angesichts der gewaltigen Informationsdichte führen.

10.3 Repertorien für die Hebammenarbeit

Es gibt neben den umfassenden Repertorien auch solche, die nur einen bestimmten Themenbereich abbilden (beispielsweise Hautkrankheiten, pädiatrische Erkrankungen, Bewegungsapparat). Dabei handelt es sich um Auszüge und Zusammenfassungen aus anderen Repertorien oder um Symptomenverzeichnisse, die vom Autor nach eigenen Erfahrungen selbst zusammengestellt wurden. Solche Teilrepertorien existieren auch für die Geburtshilfe. Manchmal findet man sie im Anhang von Lehrbüchern. Mithilfe dieser **themenbezogenen Repertorien** kann man sich rasch einen Überblick über die für die Hebammenarbeit besonders relevanten Symptombereiche (Brust, Milchbildung, Uterus, Wehen, Neugeborenes etc.) verschaffen und in manchen Fällen damit eine schnelle und sichere Mittelwahl treffen. Als alleinige Grundlage der Mittelwahl sind sie jedoch meist nicht ausreichend, und häufig wird es nötig sein, zusätzlich auf die Rubriken in den ausführlichen Repertorien zurückzugreifen.

Beispiele für Repertorien mit einem geburtshilflichen Schwerpunkt

- „Homöopathie für Hebammen und Geburtshelfer", 8. Teil: „Repertorium und Hausapotheke" von Friedrich Graf
- „Homöopathie in Gynäkologie und Geburtshilfe" und „Homöopathische Behandlung bei Säuglingen und Kindern" von Henry N. Guernsey
- „Synthethic bedside repertory for gestation, childbirth and childbed" von Jan Willem Jansen
- „Homöopathie in der kinderärztlichen Praxis" von Horst Hauptmann

10.4 Hierarchisieren

Hierarchisieren bedeutet, die Symptome in eine Rangordnung zu bringen, die ihrer Bedeutung für die Mittelwahl entspricht. Es gibt verschiedene Methoden der Hierarchisierung, die je nach den Besonderheiten des vorliegenden Falls variieren können.

Merke

Die charakteristischen Symptome im Sinne des „Organon"-Paragraphen 153 (➤ Kap. 9.2.1) werden beim Hierarchisieren immer in erster Linie berücksichtigt.

10.4.1 Methode nach Kent

Diese Vorgehensweise eignet sich besonders für symptomenreiche Fälle mit hervorstechenden **Allgemeinsymptomen** (➤ Kap. 9.2.2), worunter man Symptome versteht, die den Menschen als Ganzes betreffen („Mir ist immer zu kalt", „Ich fühle mich schwach", „Ich bin ängstlich" etc.). Diese sind nach Kent für die Mittelwahl von zentraler Bedeutung, allen voran die **Geistes- und Gemütssymptome** als besonderer Teilbereich der Allgemeinsymptome (➤ Kap. 9.3.2). Den **Lokalsymptomen** (➤ Kap. 9.2.4) weist Kent eine untergeordnete Rolle zu. Die Kent-Methode bewährt sich häufiger bei chronischen als bei akuten Fällen.

Die auffallenden und charakteristischen Symptome können aus jeder der in Tabelle 10.4 unter 2. bis 5. aufgeführten Symptomgruppen stammen. Ein Geistes- und Gemütssymptom wird z. B. normalerweise unter 2. aufgeführt. Wenn es den Fall jedoch in besonderer Weise charakterisiert, rückt es nach oben zu den charakteristischen Symptomen auf (➤ Tab. 10.4). Dasselbe gilt für alle anderen Symptomgruppen.

10.4.2 Methode nach Bönninghausen

In Fällen, bei denen sich eine Störung vor allem in einem **Lokalsymptom** zeigt (häufig bei akuten Störungen wie z. B. Harnverhalt, Milchstau) und sonst nur wenige oder keine weiteren Symptome vorhanden sind (einseitige Krankheit, ➤ Kap. 14), empfiehlt sich das Vorgehen, das Clemens von Bönninghausen im „Therapeutischen Taschenbuch" entwickelt hat. Bönninghausen geht davon aus, dass die einzelnen Teile von Symptomen untereinander

Tab. 10.4 Hierarchisierung von Symptomen nach der Kent-Methode

1.	Auffallende und charakteristische Symptome (§-153-Symptome)
2.	Geistes- und Gemütssymptome
3.	Allgemeinsymptome
4.	Lokalsymptome
5.	Causa

kombinierbar sind. Treten bei der Prüfung eines Arzneimittels z. B. stechende Schmerzen in Kopf, Knie und Brust auf, ist davon auszugehen, dass dieses Arzneimittel generell in der Lage ist, stechende Schmerzen auch an anderer Stelle zu erzeugen. Daher kommt es auch infrage, wenn die stechenden Schmerzen z. B. am Uterus auftauchen, selbst wenn bei der Prüfung dieses Arzneimittels bisher an diesem Organ keine stechenden Schmerzen aufgetreten sind.

Mithilfe dieser Kombinationsmethode kann man auch in **symptomarmen Fällen** eine zuverlässige Arzneimittelwahl treffen, sofern das Lokalsymptom genau genug beschrieben wird. Am meisten Erfolg hat man mit der Bönninghausen-Methode, wenn es gelingt, ein **vollständiges Lokalsymptom** zu erhalten, das sich aus den Bestandteilen Ort, Empfindung, Modalität, Begleitsymptom und Causa zusammensetzt (➢ Tab. 9.3).

10.5 Repertorisation

Bei der Repertorisation werden die vorhandenen Symptome des vorliegenden Falls systematisch ausgewertet. Natürlich ist nicht jedes Symptom, das wir in einer Anamnese aufzeichnen, auch im Repertorium aufgeführt. Ebenso ist der Wortlaut eines im Gespräch geäußerten Symptoms nur sehr selten als gleichlautender Eintrag im Repertorium zu finden. Es gilt daher, das geschilderte Symptom in die **„Repertoriumssprache"** zu übersetzten und eine Rubrik zu finden, die dem Symptom möglichst genau entspricht.

10.5.1 Erstellen einer Repertorisation

Die Repertorisation erfolgt in vier Schritten:

Alle Symptome werden entsprechend ihrer Rangordnung (➢ Kap. 10.4) und **im Wortlaut der Repertoriumssprache** untereinander aufgereiht.

Hinter jedem Symptom werden die im Repertorium aufgeführten Arzneimittel und der **Grad** (➢ Tab. 10.3), in dem sie dort aufgeführt sind, notiert.

Alle Grade eines Arzneimittels werden am Ende der Spalte addiert. Die Summe der Grade bezeichnet die **Wertigkeit** eines Arzneimittels in der Auswertung.

Außerdem wird die Häufigkeit gezählt, mit der ein Arzneimittel (unabhängig vom Grad) auftritt. Die höchstmögliche **Trefferquote** hat ein Arzneimittel dann erzielt, wenn es in allen repertorisierten Rubriken auftaucht.

Die Arzneimittel, die eine hohe Wertigkeit und/oder hohe Trefferquote erzielt haben, kommen für die Arzneimittelwahl in die engere Auswahl, wobei die Trefferquote und die Wertigkeit der **charakteristischen Symptome** (Organon, § 153) besonders beachtet werden.

Fallbeispiel (Teil j)

Die Symptome der Emesis gravidarum bei Frau Schmidt, die im vorangegangenen Kapitel klassifiziert wurden (➢ Kap. 9.2.2), sollen nun mithilfe des Kent'schen Repertoriums und nach der Kent-Methode hierarchisiert werden.

1. Auffallende und charakteristische Symptome

Magen – Übelkeit – Speisen – Geruch von
Magen – Empfindung – Leere – Übelkeit, bei
Magen – Übelkeit – nach Essen – besser
Magen – Abneigung gegen – Milch
Gemüt – Weinen – erzählt, wenn sie von ihrer Krankheit

2. Geistes- und Gemütssymptome

Gemüt – Reizbarkeit
Gemüt – empfindlich –Geräusche – gegen

3. Allgemeinsymptome

Magen – Übelkeit – Schwangerschaft, während
Magen – Verlangen – nach Saurem
Schlaf – Erwachen – häufig
Empfindungen – Lebenswärme – Mangel an
Allgemeines – Müdigkeit

4. Lokalsymptome

Mund – Speichel – salzig
Mund – Geschmack – sauer
Weibliche Genitalien – Fluor – weiß
Harnblase – Entleerung – unwillkürlich – Schwangerschaft, in der
Brust – Schweiß – Achselhöhle

10

Repertorisationsbogen

Name: Schmidt

Vorname: –

geb.: –

Symptome:

1 Magen – Übelkeit – Speisen – Geruch – von

2 Magen – Empfindung – Leere – Übelkeit – bei

3 Magen – Übelkeit – nach – Essen – besser

4 Magen – Abneigung – gegen – Milch

5 Gemut – Weinen – erzählt – wenn....

6

7

Bemerkungen:

AM	1	2	3	4	5	6	7		AM	1	2	3	4	5	6	7		AM	1	2	3	4	5	6	7	
Acon			1						Ferr									Nux-m								
Aesc									Ferr-p				1					Nux-v				1				
Apis																		Nat-c			2	3				
Arg-n		1	1																							
Am				2					Gels									Op								
Ars	2								Graph																	
Aur																		Phos		3	1	2				
Agar		1																Ph-ac								
Arg-m		2							Ham									Phyt			1					
									Hell		2							Plat								
Bell				1					Hep									Puls				2	3			
Borax									Hyos									Podo	1							
Bry		1	1	2					Hyper									Phel		1						
Brom			1						Hydr		1															
																		Rhus-t		2						
Calc				2					Ign		2		2					Ruta								
Calc-p		1							Ip	2							4	Rheum		1		1				
Camph									Jod			1														
Canth																		Sabin								
Carb-a									Kali-bi		1	1						Samb								
Carb-v				2					Kali-c		1			2				Sep	2	2	3	2	3			
Caul									Kreos									Sil		2		2				
Caust		1							Kali-p		1							Staph								
Cham			1															Stram								
Chel		1	1						Lac-c									Sulf				2				
Chin									Lach		1							Stann	1			1				
Cimic		1							Led																	
Cina				2					Lil-t									Tab		1						
Cocc	2	1							Lyc		1							Thuj	2							
Coff									Lac-ac			2						Tub								
Colch	3								Lob			2														
Coloc																		Verat		1						
Con									Mag-c			1	1					Valer		2						
Cupr									Mag-p																	
Cycl		2							Med									Zinc								
									Merc																	
Dulc									Mag-m		1															
Dig	2																									
									Nat-m																	
Euph									Nit-ac																	
Eup-per	1																									

Abb. 10.1 Repertorisation mit den Symptomen des Beispielfalls „Emesis gravidarum" von Frau Schmidt

10.5.2 Handrepertorisation

Die in einer Repertoriumsrubrik aufgeführten Arzneimittel werden von Hand in die vorgesehenen Spalten vorgefertigter Repertorisationsbögen eingetragen (Vorlage ➢ Kap. 19.1) und später ausgewertet. Diesen Vorgang nennt man **Repertorisieren.** Das Durchführen einer Handrepertorisation hat folgende Vorteile:

- Da der Zeitaufwand groß ist, bedenkt man die Auswahl der Symptome sehr genau, um die Mühe nicht auf unsichere, unwichtige oder wenig aussagekräftige Symptome zu verschwenden. Der Fall wird gründlich durchdacht.
- Das Eintragen der Mittel unter einem bestimmten Symptom hat einen Lerneffekt, da man einen Überblick über alle für das Symptom relevanten Mittel erhält.
- Das Aufsuchen der Symptome verschafft einen guten Einblick in die Repertoriumsstruktur und macht den Umgang mit dem Repertorium mit der Zeit schneller und sicherer.

Um den Aufwand für die Handrepertorisation in Grenzen zu halten, sind vor allem zwei Dinge zu beachten:

1. Man sollte sich auf eine überschaubare Symptomenzahl beschränken, d. h., es werden nur die Symptome/Rubriken repertorisiert, die den Fall in besonderer Weise charakterisieren (➢ Kap. 8.3).
2. Will man eine größere Zahl von Symptomen/Rubriken bei der Repertorisation berücksichtigen, kann man eine **„Ausschlussrepertorisation"** durchführen: Man überträgt bei den wichtigsten und deshalb zuerst repertorisierten Symptomen/Rubriken **alle** aufgeführten Arzneimittel in den Repertorisationsbogen. Von den folgenden Rubriken übernimmt man dann nur noch solche Arzneien in den Repertorisationsbogen, die in den vorausgegangenen Rubriken bereits einmal genannt wurden. Je nach Umfang der verwendeten Rubriken kann dieses Vorgehen viel Zeit ersparen.

10.5.3 Computerrepertorisation

Es gibt eine ganze Reihe von Programmen, die das Repertorisieren mit dem Computer ermöglichen.

Dank der Möglichkeit der Computerrepertorisation kann man einerseits viel Zeit sparen, andererseits besteht die Gefahr des „Drauflos-Repertorisierens", was unter Umständen dazu führt, dass man in unkritischer Weise zu viele und wenig aussagekräftige Symptome verwendet, ohne sich vorher ausreichend Gedanken über den Fall und seine Besonderheiten gemacht zu haben. Dieses unreflektierte und mechanistische Vorgehen kann das Ergebnis der Repertorisation unter Umständen verzerren und die Mittelwahl erschweren.

10.6 Auswertung

Fallbeispiel (Teil k)

Betrachtet man die Repertorisation des Falls von Frau Schmidt, steht *Sepia* an der Spitze der Auswertung mit der höchsten Trefferquote und der größten Wertigkeit. Es ist das einzige Mittel, das in allen Rubriken vorhanden ist und dabei auch die charakteristischen Symptome vollkommen abdeckt. Bezüglich der Wertigkeit hat *Sepia* einen großen Vorsprung vor allen anderen Mitteln.

Auch wenn in unserem Beispielfall das Repertorisationsergebnis sehr deutlich auf ein bestimmtes Mittel hinweist, darf die Repertorisation allein niemals den Ausschlag für die Mittelwahl geben. Sie ist lediglich ein Hinweis auf infrage kommende Mittel, die in einer Arzneimittellehre genauer nachgelesen und auf Übereinstimmung mit dem Fall geprüft werden müssen.

KAPITEL

11 Bestimmung der Arznei

11.1	Arzneimittellehren	64
11.1.1	Ursprüngliche (primäre) Materia medica	64
11.1.2	Bearbeitete (sekundäre) Materia medica	64
11.1.3	Leitsymptom	65
11.2	Arzneimittelwahl mithilfe der Materia medica	65
11.3	Anwendung von Einzelmitteln	66

Nachdem wir durch die Repertorisation Hinweise auf die infrage kommenden Arzneimittel erhalten haben (➢ Kap. 10), überprüfen wir nun im Anschluss anhand einer oder mehrerer Arzneimittellehren, welches Mittel tatsächlich die größte Ähnlichkeit zum vorliegenden Fall aufweist.

11.1 Arzneimittellehren

Die Auflistung der Symptome (Symptomensammlung) der Arzneien bezeichnet man als „Arzneimittellehre“ oder **Materia medica**. Grundlage der Materia medica sind Symptome, die

- bei der Prüfung am Gesunden aufgetreten sind,
- durch Heilungen in der Praxis neu gefunden oder bestätigt wurden,
- sich bei Vergiftungsfällen gezeigt haben.

Mittlerweile gibt es eine große Zahl unterschiedlicher Arzneimittellehren, die sich in Struktur und Zielsetzung zum Teil erheblich unterscheiden: Für alle sollte aber derselbe phänomenologische Anspruch gelten, den Hahnemann im „Organon“ formuliert hat.

ORGANON

§ 144

„Von einer [...] Arzneimittellehre sey alles Vermuthete, bloß Behauptete, oder gar Erdichtete gänzlich ausgeschlossen; es sey alles reine Sprache der sorgfältig und redlich befragten Natur.“

Die Forderung Hahnemanns, dass nur eindeutig belegte Symptome und keine spekulativen Überlegungen Eingang in die Materia medica finden dürfen, kann nicht genug unterstützt werden. Die Materia medica ist die Basis der homöopathischen Heilmethode. Deshalb müssen Symptome zuverlässig wiedergegeben und dürfen weder ausgeschmückt noch uminterpretiert werden.

11.1.1 Ursprüngliche (primäre) Materia medica

Unter einer primären Materia medica versteht man die **Sammlung aller bei einer Arzneimittelprüfung aufgetretenen Symptome**, möglichst im genauen Wortlaut, wie sie von den Prüfern beschrieben wurden. Damit man die Symptome besser finden kann, werden sie nach ihrer Lokalisation im Kopf-zu-Fuß-Schema geordnet.[18] Die wortgetreue Wiedergabe macht es möglich, die Krankheitssymptome, die der Patient schildert, direkt mit den Symptomen der Arznei zu vergleichen. Als Hilfsmittel zur Arzneimittelbestimmung in der Praxis ist die primäre Materia medica daher wertvoll. Als Einstieg in das Arzneimittelstudium ist diese Art der Darstellung jedoch weniger gut geeignet. Die große Menge von aufgezählten Einzelsymptomen, die alle gleichrangig nebeneinander stehen, macht es schwierig, sich ein Gesamtbild von der Arznei mit ihren Hauptwirkungen zu machen. Im 5. Band der „Chronischen Krankheiten“ findet man z. B. bei *Silicea* mehr als 1190 eingetragene Symptome.[19]

11.1.2 Bearbeitete (sekundäre) Materia medica

Wenn eine primäre Materia medica bearbeitet wurde – in der Regel unter dem Gesichtspunkt der **Straffung** und besseren **Übersichtlichkeit** –, spricht man von einer sekundären Materia medica. Manche Autoren beschränken sich darauf, den Text sprachlich zu überarbeiten, zu straffen und zusammenzufassen, wobei die Vollständigkeit der Symptomensammlung möglichst erhalten bleiben soll[20].

Bei der Anwendung in der Praxis zeigen sich oft neue Aspekte oder Wirkungsschwerpunkte einer Arznei. Auf diese Weise schält sich mit der Zeit ein „Arzneimittelbild“ heraus. Vor dem Hintergrund dieser persönlichen und durch andere Homöopathen mitgeteilten Erfahrungen versuchen die Autoren, die Symptomenzahl zu reduzieren, dabei Schwerpunkte zu setzten und den Text in eine gut lesbare und einprägsame Form zu bringen. Dabei können auch didaktische Überlegungen im Vorder-

[18] Beispielsweise S. Hahnemann, „Reine Arzneimittellehre“, Heidelberg 1991.

[19] S. Hahnemann, „Die chronischen Krankheiten“, Bd. 5, Stuttgart 1991.

[20] Vgl. G.H.C. Jahr, „Ausführlicher Symptomen-Kodex der homöopathischen Arzneimittellehre“, Hamburg 1997.

grund stehen. Oft fließen persönliche Kommentare sowie Erfahrungen und Ansichten des Autors mit ein.[21]

11.1.3 Leitsymptom

Der Begriff „Leitsymptom" bezieht sich immer auf die **Symptome einer Arznei** und nicht auf die Symptome einer Person. Er bezeichnet Symptome oder auch Symptomenkombinationen, die für eine bestimmte Arznei **typisch** und damit **charakteristisch** sind (➢ Kap. 9.2.1)

Tritt ein Symptom oder eine durchgehende Modalität bereits in der Arzneimittelprüfung bei vielen Prüfern auf, ist dies ein erster wichtiger Hinweis, dass es sich um ein potenzielles Leitsymptom einer Arznei handelt. Bestätigt werden muss dies jedoch immer durch die wiederholte Heilung des Symptoms in der Praxis (Verifikation)[22]. Erst dann ist ein Symptom charakteristisch für eine Arznei und damit ein Leitsymptom.

Manchmal treten bei einer homöopathischen Arzneimittelprüfung (HAMP) Symptome auf, die sehr speziell und für kein anderes oder nur wenige Arzneimittel bekannt sind. Werden diese Symptome durch Heilungen bestätigt, gelten sie als charakteristisch und werden zu einem Leitsymptom, und zwar unabhängig davon, wie häufig sie bei der Prüfung vorgekommen sind. Die homöopathische Materia medica ist also nie abgeschlossen, sondern immer in einem Prozess der Entwicklung und Erweiterung begriffen, zu dem man mit der Veröffentlichung von interessanten Beobachtungen in der eigenen Praxis und bemerkenswerten Fallverläufen (Kasuistik) beitragen kann.

[21] Beispielsweise J. Mezger, „Gesichtete Homöopathische Arzneimittellehre", Heidelberg 1987; S.R. Phatak, „Homöopathische Arzneimittellehre", München 2006.

[22] Von Keller zeigt in einem Vortrag beispielhaft auf, dass viele Symptome, die in der Prüfung häufig und deutlich auftraten, in der Praxis später ohne Bedeutung bleiben, während andere, in der Prüfung kaum oder gar nicht aufgetretenen Symptome durch wiederholte Heilungen zu Leitsymptomen der Arznei avancierten (G. von Keller „Gesammelte Aufsätze und Vorträge zur Homöopathie", Greifenberg 2002 S. 26–32).

Es gibt eine Reihe von Arzneimittellehren, die sich auf die Leitsymptome beschränken. Sie eignen sich besonders gut für den Einstieg in das Arzneimittelstudium[23]. Für die Ausübung der Homöopathie reichen sie aber nicht aus.

11.2 Arzneimittelwahl mithilfe der Materia medica

Die Arzneimittelehren (Materiae medicae) sollen helfen, eine Entscheidung zwischen mehreren infrage kommenden Mitteln zu treffen und/oder eine bereits getroffene Wahl abzusichern.

Dabei kann man folgendermaßen vorgehen:

- Die Symptome bzw. Rubriken aus der Repertorisation (➢ Kap. 10.5) werden in der Arzneimittellehre nachgeschlagen um zu prüfen, in welchem Wortlaut das Symptom in der Materia medica niedergeschrieben ist und ob es mit dem in der Anamnese geschilderten Symptom übereinstimmt.
- Man versucht, in der Materia medica weitere Symptome des Falls in der Symptomensammlung des infrage kommenden Mittels zu finden, die bei der Repertorisation nicht verwendet werden konnten, entweder weil im Repertorium keine entsprechende Rubrik existiert oder weil eine aufwändige Handrepertorisation (➢ Kap. 10.5.2) es nötig macht, sich auf wenige prägnante Symptome zu beschränken.
- Es wird überprüft, ob ein repertorisiertes Arzneimittel generell einen besonderen Bezug zur Lokalisation oder der Art der Beschwerden aufweist.

Fallbeispiel (Teil I)

Viele Symptome von Frau Schmid finden sich in der Materia medica unter dem Arzneimittel *Sepia*, z. B. in der „Homöopathischen Arzneimittellehre" von Phatak:
Allgemeines: Sepia wirkt [...] insbesondere im Bereich des **weiblichen Beckens**, im *Pfortaderkreislauf* und im

[23] Beispielsweise E.B. Nash, „Leitsymptome in der homöopathischen Therapie", Heidelberg 1995, A. Clarke (Hrsg.), „Decachords mit Pentachords. Homöopathische Leitsymptome, Kirchzarten 2001

11

Verdauungstrakt. [...] Beschwerden von Schwangeren. [...] *Schwäche- und Leeregefühl,* auch wie hohl, im Oberbauch, in der Brust, in den Muskeln, in der Lendenwirbelsäule, in den Hüften, den Knien usw.
Schlimmer: *Schwangerschaft.* [...]
Besser: *Wärme.* [...]
Geist und Gemüt: Empfindlich; reizbar; [...] Traurig über ihren Gesundheitszustand, auch über ihr häusliches Leben. Ständig besorgt und bekümmert, mit Weinen über ihre wirklichen oder eingebildeten Leiden. Weint beim Erzählen ihrer Symptome.
Nase: Große *Empfindlichkeit gegen Gerüche, die Ekel erregen,* insbesondere Kochgerüche.
Magen: *Übelkeit:* schon beim Gedanken an Essen oder bei *Essensgerüchen;* morgens [...].
[...] während der Schwangerschaft; [...].
Verlangen: nach Essig, Saurem, Eingelegtem, [...].
Ohnmachtartiges flaues Gefühl in der Magengegend [...].
Harnwege: Unwillkürlicher Harnabgang: im ersten Schlaf; beim Husten, Niesen, Lachen, bei plötzlichen Geräuschen, Schreck oder Unaufmerksamkeit, besonders bei Frauen [...].
Schlaf: Häufiges Erwachen [...].
Fieber: Friert leicht [...].

11.3 Anwendung von Einzelmitteln

Am Ende fällt unsere Wahl auf das Arzneimittel, dessen Symptome die größte Ähnlichkeit zu den vorliegenden Symptomen der Beschwerde hat. Aufgrund des Ähnlichkeitsprinzips (➢ Kap. 3.2) wird diese Arznei am besten und sichersten in der Lage sein, die Beschwerde zu heilen und zwar *„auf dem kürzesten, zuverlässigsten, unnachteiligsten Wege"* (Organon, § 2).

Die klassische Homöopathie setzt ausschließlich Einzelmittel ein (vgl. Organon §§ 273, 274). Das ist eines ihrer wesentlichen methodischen Merkmale.

Dadurch unterscheidet sie sich grundsätzlich von der **Komplexhomöopathie** (Verabreichung von Arzneimittel-Mischungen). Die Anwendung von Arzneimittelgemischen ist problematisch, da wir nicht wissen können, ob und wie sich mehrere, gleichzeitig gegebene Mittel in ihrer Wirkung beeinflussen oder gegenseitig aufheben. Prüfungen für Komplexmittel gibt es so gut wie keine, wodurch eine Verordnung nach dem Ähnlichkeitsprinzip unmöglich wird. Sofern das Arzneimittelgemisch Reaktionen bewirkt, ist nicht nachvollziehbar, welches der Mittel für welche Reaktion verantwortlich ist. Damit ist eine differenzierte Fortführung der Therapie nicht möglich.

Beispiel

Die Arznei *Sepia* wird aus dem Sekret der Tintendrüse des Tintenfischs gewonnen. Hauptinhaltstoffe der Tinte sind: Magnesium carbonicum, Calcium carbonicum, Natrium muriaticum und Natrium sulfuricum. Die arzneiliche Wirkung jeder einzelnen dieser Mineralstoffverbindungen ist in der Homöopathie durch Arzneimittelprüfungen und ihre Anwendung in der Praxis gut bekannt. Bemerkenswerterweise ergab sich bei der Prüfung und Anwendung von *Sepia* kein Arzneibild, das man als eine „Symptomenmischung" aus diesen bekannten Arzneien und ihren Wirkungen betrachten könnte. Vielmehr entstand ein völlig eigenes und charakteristisches Bild der Arznei *Sepia*. Dies ist ein Beleg, dass sich bei der Anwendung von Stoffgemischen die Wirkungen der einzelnen Bestandteile nicht einfach addieren. Vielmehr scheint eine Interaktion der verschiedenen Stoffe stattzufinden, die neue Aspekte erschließt und damit eine neue Arzneiwirkung ergibt.

Anhand dieses Beispiels wird die Problematik deutlich, die sich bei einer gleichzeitigen Anwendung verschiedener Arzneien z. B. in Form von Komplexmitteln ergibt. Solange das charakteristische Bild des Zusammenwirkens der verschiedenen Inhaltsstoffe nicht geprüft ist, bleibt die genaue Wirkung unklar, denn eine Mischung verschiedener Arzneien ist immer mehr als nur die Summe aller Teile.

KAPITEL

12 Arzneigabe

12.1 Applikationsart . . . 68
12.1.1 Orale Einnahme . . . 68
12.1.2 Einnahme über die Muttermilch . . . 68
12.1.3 Äußerliche Anwendung . . . 68
12.1.4 Inhalation . . . 69

12.2 Potenz und Gabengröße . . . 69
12.2.1 D-Potenzen . . . 69
12.2.2 C-Potenzen . . . 70
12.2.3 Q-Potenzen . . . 70
12.2.4 Gabenwiederholung . . . 71

Nach der Wahl des Arzneimittels (➤ Kap. 11) stellt sich nun die Frage nach der passenden Gabe der Arznei (Dosierung).

- Auf welche Art soll die Arznei verabreicht werden (Applikationsart)?
- Welche Potenzart soll verwendet werden (D-, C-, Q-Potenz)?
- Wie hoch soll die Potenz sein (Potenzgrad)?
- Wie groß soll die Arzneigabe sein (Anzahl der Globuli/Tropfen)?
- Wie oft und in welchen Abständen soll die Einnahme erfolgen?

ORGANON

§ 275

„Die Angemessenheit einer Arznei für einen gegebnen Krankheitsfall, beruht nicht allein auf ihrer treffenden homöopathischen Wahl, sondern eben so wohl auf der erforderlichen, richtigen Größe oder vielmehr Kleinheit ihrer Gabe. Gibt man eine allzu starke Gabe von einer, auch für den gegenwärtigen Krankheitszustand völlig homöopathisch gewählte Arznei, so muß sie, ungeachtet der Wohltätigkeit ihrer Natur an sich, dennoch schon durch ihre Größe und den hier unnöthigen, überstarken Eindruck schaden, welchen sie auf die Lebenskraft und durch diese gerade auf die empfindlichsten und von der natürlichen Krankheit schon am meisten angegriffenen Theile, im Organism, vermöge ihrer homöopathischen Aehnlichkeits-Wirkung macht."

Nicht nur die passende Arznei, sondern auch die passende Arzneigabe ist also eine wichtige Voraussetzung für den Behandlungserfolg.

12.1 Applikationsart

Eine Arznei kann oral, äußerlich oder nasal verabreicht werden (➤ Kap. 5.4).

12.1.1 Orale Einnahme

Die gebräuchlichste Form ist die Einnahme eines **Globulus** oder mehrerer **Globuli**. Globuli entfalten ihre Wirkung bereits auf der Schleimhaut von Zunge und Mund und sollen daher nicht geschluckt werden, sondern im Mund zergehen. Es ist ideal, wenn eine halbe Stunde vorher und nachher weder gegessen noch getrunken wird. In dieser Zeit sollten auch nicht die Zähne geputzt werden. Dasselbe gilt für die Einnahme einer Arznei in Tropfenform **(Dilution).**

Bei **Tabletten** ist zu berücksichtigen, dass sie eine Reihe von Hilfsstoffen enthalten, deren Einfluss auf die homöopathischen Substanzen nicht geklärt ist. Darüber hinaus kann man sie aufgrund ihrer Größe weniger fein dosieren.

Globuli, Tabletten und Tropfen können auch in Wasser aufgelöst verabreicht werden. Auf die Vorteile von wässrigen Auflösungen homöopathischer Arzneien wird im nächsten Kapitel noch genauer eingegangen (➤ Kap. 13.8).

12.1.2 Einnahme über die Muttermilch

Eine Sonderform der oralen Einnahme ist bei Säuglingen die Gabe über die Muttermilch: *„Säugenden Kindern selbst wird nie Arznei eingegeben; bloß die Mutter oder die Amme nimmt das Mittel an ihrer Stelle ein; durch ihre Milch wirkt es sehr schnell auf's Kind, mild und heilkräftig"* (CK, Bd. I. S. 173).

Die Arzneigabe über die Muttermilch ist vor allem dann eine elegante und effektive Applikationsart, wenn die Mutter und der Säugling dieselbe Arznei benötigen (z. B. aufgrund von Geburtsverletzungen). Ist dies nicht der Fall oder wird das Kind nicht gestillt, kann die Arznei dem Kind natürlich auch direkt verabreicht werden. Dies gilt besonders für alle akuten kindlichen Notsituationen, wenn es darauf ankommt, dass die Wirkung schnell eintritt.

12.1.3 Äußerliche Anwendung

Diese Applikationsart ist eher unüblich und wird nur angewendet, wenn es Gründe gibt, die gegen eine orale Einnahme sprechen, oder wenn in Ausnahmefällen die **innerliche Wirkung der Arznei äußerlich unterstützt** werden soll. Zu diesem Zweck kann eine wässrige oder alkoholische Lösung der gleichen Potenz wie die innerlich gegebene in die Haut eingerieben werden. Hahnemann sah die äußerliche Anwendung vor allem in zwei Fällen vor: bei der

Behandlung von lange bestehenden Feigwarzen und bei größeren Verletzungen. In der „Reinen Arzneimittellehre“ empfiehlt er die Gabe von *Arnica* bei großen Quetschungsverletzungen.[24] Gemäß diesem Beispiel kann man unter Umständen bei schwereren Geburtsverletzungen auch die äußerliche Anwendung der entsprechenden, homöopathisch gewählten Arznei in Betracht ziehen – jedoch immer unter der Voraussetzung, dass die Reaktionen genau beobachtet werden (➢ Kap. 13), da die äußere Anwendung eine relativ große Arzneigabe bedeutet.

12.1.4 Inhalation

Hahnemann praktizierte das „Riechenlassen“ an einer Arznei (Organon, §§ 248, 283) ursprünglich deshalb, weil er sich davon eine Verringerung des Arzneireizes versprach. Es stellte sich jedoch heraus, dass die Wirkung kräftig und eine echte Alternative zur oralen Einnahme (➢ Kap. 12.1.1) ist. Es genügt, einen Globulus in ein Glasfläschchen zu geben und dieses während eines Atemzugs an ein Nasenloch zu halten. Will man die Gabe vergrößern, wird derselbe Vorgang am anderen Nasenloch wiederholt. Man geht davon aus, dass die Globuli ihren Arzneireiz auch an die umgebende Luft abgeben. Damit lässt sich auch die Anweisung erklären, Arzneien immer fest verschlossen zu halten.

12.2 Potenz und Gabengröße

Im Kapitel über die Arzneimittelherstellung wurde bereits auf die verschiedenen Potenzarten, ihre Geschichte und Herstellung eingegangen (➢ Kap. 5). Was die spezielle Wirkungsweise homöopathischer Arzneien angeht, werden unterschiedliche Standpunkte vertreten. Deshalb lassen sich nur schwer allgemeingültige Regeln zur Dosierung aufstellen. Im Folgenden werden die wichtigsten Anhaltspunkte und einige Hinweise kurz zusammengefasst.

Die **Potenz** gibt Auskunft über die Dynamisierungsschritte, d. h. wie oft eine Arznei im Laufe ihrer Herstellung verschüttelt (bzw. verrieben) und in welchem Verhältnis sie verdünnt wurde (➢ Kap. 5.3). Dies wird im Zusammenhang mit Wirkradius und Wirktiefe der Arzneigabe gesehen.

Die **Gabengröße** (Dosis) bezieht sich auf die Quantität einer Arzneimittelgabe, d.h. auf die Menge der verabreichten Globuli und deren Größe, die Tropfenzahl bei einer Auflösung etc.[25]

12.2.1 D-Potenzen

Häufig wird die Auffassung vertreten, dass D-Potenzen besonders gut für **organotrope Verordnungen** geeignet seien, worunter man die Wahl eines Arzneimittels aufgrund seines besonderen Bezuges zum betroffenen Körperbereich versteht. Das Arzneimittel *Castor equi* beispielsweise ist für seinen besonderen Bezug zu Brust und Brustwarzen bekannt. Seine Anwendung bei rissigen, sehr empfindlichen Brustwarzen ohne Beachtung weiterer Ähnlichkeitsbezüge der Arznei zur Gesamtsymptomatik wäre eine organotrope Verordnung. Einige Autoren geben vor allem Anfängern und Laien den Rat, lieber zu den niedrigen D-Potenzen zu greifen, da sie weniger lang und weniger tief zu wirken scheinen. Dabei wird oft vergessen, dass auch bei D-Potenzen heftige **Erstreaktionen** auftreten können. Auch die immer verbreitete Auffassung, dass D-Potenzen nur auf den körperlichen Bereich wirken, während Hochpotenzen auf das Gemüt Einfluss nehmen, ist in dieser Ausschließlichkeit erfahrungsgemäß nicht haltbar.

D-Potenzen kommen meist in den Potenzhöhen D 2, D 4, D 6 und D 12 zum Einsatz (➢ Tab. 12.1). Bei den sehr niedrigen D-Potenzen sollte man immer daran denken, dass der Wirkstoff noch in materieller Form vorliegt und deshalb auch mit einer substanziellen Wirkung und den sich daraus eventu-

[24] S. Hahnemann, „Reine Arzneimittellehre“, Bd. 1, Heidelberg 1991, S. 470.

[25] Hahnemann („Organon der Heilkunst“, § 272 ff.) und viele andere Homöopathen messen aufgrund ihrer Erfahrung der Dosis eine wichtige Bedeutung bei, was sich in der täglichen Praxis immer wieder bestätigt und deutlich zu erkennen ist, wenn man die Reaktionen nach einer Arzneimittelgabe aufmerksam und differenziert beobachtet (➢ Kap. 13).

Tab. 12.1 Dosierungsvorschlag für D-Potenzen

D2, D4	3–8 × tgl.	2–5 Glob./Trp.
D 6	1–3 × tgl.	2–5 Glob./Trp.
D 12	1–2 × tgl.	2–3 Glob./Trp.

ell ergebenden Nebenwirkungen gerechnet werden muss (Vorsicht bei giftigen Arzneisubstanzen).

Die Dosierungsvorschläge in Tabelle 12.1 können als Richtwert gelten.

Die höheren D-Potenzen (z. B. D 30, D 200) können wie die korrespondierenden C-Potenzen eingesetzt werden (➤ Kap. 12.2.2).

Wie bei den anderen Potenzarten muss auch während der Einnahme der D-Potenzen auf die Reaktionen geachtet und die Dosierung entsprechend angepasst werden (➤ Kap. 13).

Merke

Bei zu langer und zu häufiger Gabe besteht auch bei D-Potenzen die Möglichkeit einer unfreiwilligen Arzneimittelprüfung. Diese kann für den Betroffenen zum einen unangenehm sein, zum anderen die weitere homöopathische Behandlung erschweren.

12.2.2 C-Potenzen

Über die Wirkung der C-Potenzen wurden bisher die meisten Erfahrungen gesammelt. Daher gibt es für ihre Anwendung die zuverlässigsten Hinweise. Dies ist einer der Gründe dafür, warum C-Potenzen sowohl in akuten als auch chronischen Fällen von vielen Homöopathen als Standard angewendet und den D-Potenzen vorgezogen werden.

Es hat sich bewährt, die Behandlung mit einer **einmaligen Gabe** von ein bis zwei Globuli in der Potenz C 30 (C 12 oder C 200) zu beginnen. Diese erste Gabe sollte langsam im Mund zergehen. Entweder reicht diese einmalige Gabe zur Heilung der Beschwerden aus oder es wird, entsprechend der Reaktion auf die erste Dosis (➤ Kap. 13), eine Wiederholung der Arzneigabe nötig. In **chronischen Fällen** kann dies erst nach Wochen oder Monaten der Fall sein. In **akuten Fällen** schon nach wenigen Stunden bis hin zu Minuten. Wird die Arzneigabe bereits nach kurzer Zeit wiederholt, sollte sie immer in Wasser aufgelöst und mehrmals kräftig verrührt eingenommen werden (Modifizierung, ➤ Kap. 12.2.3).

Fallbeispiel (Teil m)

Frau Schmidt erhält zwei Globuli der Arznei *Sepia* in der Potenz C 30. Sie lässt diese im Mund zergehen. Dabei hatte sie darauf geachtet, eine halbe Stunde davor und danach nichts zu essen oder zu trinken, um die Aufnahme des Arzneiimpulses über die Schleimhäute nicht zu stören.

12.2.3 Q-Potenzen

Hahnemann betrachtete die Q-Potenzen als entscheidende Weiterentwicklung seiner homöopathischen Therapie. Die Besonderheiten ihrer Anwendung werden in den Paragraphen 246–249 sowie 280–282 in der 6. Auflage des „Organon der Heilkunst" beschrieben (➤ Kap. 5.3.2). Durch die regelmäßige, kontinuierliche Einnahme kann die Dosierung mit Q-Potenzen sehr **fein und individuell abgestimmt** werden. Man geht von einer tiefen, aber sanften Wirkung aus. Daher eignen sie sich gut für Fälle, in denen eine Erstreaktion (➤ Kap. 13.3) vermieden werden soll oder eine flexible Dosisanpassung wichtig ist. Die besonderen Hinweise für die Anwendung der Q-Potenzen müssen unbedingt beachtet werden, wenn die Behandlung erfolgreich sein soll.

Anwendung der Q-Potenzen

Die Einnahme wird gewöhnlich mit einer Potenz Q 3 oder Q 6 begonnen.

- Erster Schritt: Ein Globulus wird in einem 20-Milliliter-Fläschchen mit 20%igem Alkohol aufgelöst. Das Fläschchen sollte nicht ganz gefüllt sein und nur etwa 18 ml Alkohol enthalten, damit für das spätere Verschütteln der Arznei ausreichend Raum zur Verfügung steht.
- Zweiter Schritt: In ein Glas mit 200 ml Wasser gibt man drei Tropfen der Lösung aus dem Fläschchen (mit Tropfenzähler), rührt um und nimmt aus dem Wasserglas einen halben Teelöffel ein. Der Rest des Wasserglases wird weggeschüttet. Wird diese „Testdosis" gut vertragen, kann die Dosierung bei Bedarf langsam gesteigert werden (➤ Kap. 13.8).

- Bei der nächsten Einnahme geht man genauso vor. Allerdings muss das 20-Milliliter-Fläschchen vor jeder weiteren Arzneientnahme **zehn kräftige Schüttelschläge** erhalten, indem man es gegen den Handballen oder gegen einen gepolsterten Gegenstand stößt (Hahnemann schlägt ein Buch mit Ledereinband vor). Dieses Verschütteln ist wichtig, da auf diese Weise die Potenz vor jeder Einnahme modifiziert wird.

Unter **Modifizierung** einer Arznei versteht man eine geringfügige Veränderung des Potenzgrades der Arznei, gemessen an der jeweils vorhergehenden Arzneigabe. Gabenwiederholungen ohne vorherige Modifizierung werden vom Organismus nicht gut vertragen. Es kommt schneller zu unerwünschten Arzneisymptomen, die den Heilungsverlauf empfindlich stören können (vgl. Organon, § 246).

ORGANON

§ 246

„[…] wenn [die Arznei] *hoch potenzirt, in Wasser aufgelöst und in gehörig kleiner Gabe in, von der Erfahrung als die schicklichsten, ausgesprochenen Zeiträumen zur möglichsten Beschleunigung der Cur gereicht wird doch mit der Vorsicht, daß der Potenz-Grad jeder Gabe von dem der vorgängigen und nachgängigen Gabe um Etwas abweiche, damit das, zur ähnlichen Arzneikrankheit umzustimmende Lebensprinzip, nie zu widrigen Gegenwirkungen sich aufregt und empört fühlen könne, wie bei unmodificiert erneuten Gaben, vorzüglich schnell nacheinander wiederholt, stets geschieht."*

Q-Potenzen werden in der Regel **täglich** eingenommen. Aus einem Fläschchen sollten nicht mehr als 30 Einnahmen erfolgen, denn danach hat eine Lösung insgesamt 300 Schüttelschläge erhalten, und es empfiehlt sich, auf die nächsthöhere Potenzebene zu wechseln. Man sollte z. B. auf eine Q 3 nach 30 Einnahmen (und 300 Schüttelschlägen) eine Q 6 folgen lassen und dann in derselben Weise fortfahren.

Die Vorteile der Modifizierung bei den Q-Potenzen gelten ebenso für C-Potenzen, vor allem wenn sie bei akuten Fällen in kurzen Abständen wiederholt werden: Man gibt ein bis zwei Globuli der Arznei in Glas Wasser, verrührt die Lösung vor jeder weiteren Einnahme 10-mal kräftig mit einem Löffel und nimmt von der Lösung einen halben bis einen Teelöffel ein.

12.2.4 Gabenwiederholung

Von den bewährten, allgemeingültigen Empfehlungen zu Potenzhöhe und Gabengröße (➢ Kap. 5.3, ➢ Kap. 12.2) sind in begründeten Fällen natürlich immer Abweichungen möglich. Die Häufigkeit und der Abstand der Arzneiwiederholung orientieren sich an den Reaktionen des Organismus auf die erste Arzneigabe (➢ Kap. 13). Es ist daher nicht möglich, nach einem Schema zu verfahren.

12

KAPITEL

13 Reaktionen auf eine Arzneigabe

13.1 Beurteilung von Fallverläufen ... 74

13.2 Besserung der Beschwerden ... 74
13.2.1 Kontinuierliche Besserung ... 74
13.2.2 Teilweise Besserung ... 75
13.2.3 Kurzzeitige Besserung ... 76

13.3 Verschlimmerung der Beschwerden ... 76
13.3.1 Kurzzeitige Erstverschlimmerung ... 76
13.3.2 Lang anhaltende oder heftige Verschlimmerung ... 77

13.4 Auftreten neuer Symptome ... 77
13.4.1 Neue Symptome ohne Besserung der Beschwerden ... 77
13.4.2 Neue Symptome und teilweise Besserung der Beschwerden ... 78

13.5 Auftreten alter Symptome ... 78

13.6 Fehlende Reaktion ... 78

13.7 Hering'sche Regel ... 80

13.8 Reaktionen bei der Anwendung von Q-Potenzen ... 80
13.8.1 Besserung ... 80
13.8.2 Verschlechterung ... 80

Die erste Gabe einer gut gewählten Arznei ist noch keine Garantie für den Behandlungserfolg. Es gibt Fälle, in denen eine einmalige Arzneigabe ausreicht, um die Beschwerden zu heilen. Viel häufiger aber bedeutet die erste Gabe eines Arzneimittels den Beginn eines vielschichtigen **Dialogs zwischen Organismus und Arznei**. Das Arzneimittel eröffnet sozusagen das „Gespräch", indem es dem Organismus einen „Vorschlag" zur Selbstregulation unterbreitet. Der Organismus antwortet, indem er entweder ganz oder teilweise auf den Vorschlag eingeht, ihn ignoriert oder sogar vehement ablehnt. Diese Reaktionen wahrzunehmen, zu interpretieren und angemessen darauf zu reagieren, ist die Grundvoraussetzung für eine erfolgreiche homöopathische Behandlung (➤ Kap. 13.1).

Nur mit Blick auf die **individuellen Reaktionen** des Organismus kann entschieden werden,
- ob eine weitere Arzneimittelgabe erfolgen soll,
- zu welchem Zeitpunkt eine weitere Gabe gegeben wird,
- welche Arznei in welcher Potenz und Gabengröße als nächstes verabreicht wird.

Gibt man dagegen homöopathische Mittel nach einem festen Schema und ignoriert die Reaktionen des Organismus, läuft man Gefahr, den lebendigen Dialog durch einen einseitigen Monolog zu ersetzen, der einen möglicherweise vielversprechenden Heilungsbeginn wieder zunichte machen kann. In der Homöopathie ist es dann wie im richtigen Leben: Lange Monologe provozieren heftigen Widerspruch, oder es hört einfach keiner mehr zu.

13.1 Beurteilung von Fallverläufen

Für die **Verlaufsbeurteilung** ist die detaillierte Beobachtung und Aufzeichnung der Reaktionen auf eine Arzneigabe wichtig (➤ Tab. 13.1). Daher muss nach jeder Arzneigabe in angemessenem Abstand eine Rücksprache stattfinden und der Verlauf dokumentiert werden **(Follow-up).**

Die Reaktionen auf eine Arzneigabe lassen Rückschlüsse auf den **Heilungsverlauf** und die **Prognose** zu, jedoch immer mit der Einschränkung, dass Regelschemata nie die ganze Vielfalt und die unterschiedlichen Nuancen individueller Verläufe abbilden können. Sie sind ein hilfreiches Gerüst, das auf Erfahrung gründet und eine wichtige Orientierung für das weitere Vorgehen bietet. Begreift man sie als starre Regeln, kann dies den Blick für die realen Abläufe versperren. Dies gilt ganz allgemein und nicht nur für die Anwendung der Homöopathie. Welche Probleme durch den Versuch entstehen, lebendige Prozesse ausschließlich anhand normierter Verlaufsmuster zu bewerten, ohne dabei individuellen Ausprägungen Raum zu geben, können Hebammen in der gegenwärtigen Geburtshilfe vielerorts beobachten.

Tab. 13.1 Mögliche Reaktionen auf eine Arzneigabe
- Besserung der Beschwerden (➤ Kap. 13.2)
- Verschlimmerung der Beschwerden (➤ Kap. 13.3)
- Neue Symptome treten auf (➤ Kap. 13.4)
- Alte Symptome treten wieder auf (➤ Kap. 13.5)
- Keine Reaktion (➤ Kap. 13.6)

Zunächst werden die unterschiedlichen Reaktionen auf die Anwendung von **C-Potenzen** dargestellt. Die Anwendung der **Q-Potenzen** wird separat erläutert (➤ Kap. 13.8).

13.2 Besserung der Beschwerden

Empfehlung

Als Empfehlung für die erste Arzneigabe gilt die Einmalgabe von ein bis zwei Globuli eines homöopathischen Arzneimittels in der Potenz **C 30** oder **C 12** trocken auf die Zunge (➤ Kap. 12.2.2).

13.2.1 Kontinuierliche Besserung

Bessern sich nach der Mitteleinnahme alle Symptome kontinuierlich, ist dies ein idealer Verlauf. Man kann davon ausgehen, sowohl die Arznei als auch die Gabengröße und Potenz passend gewählt zu haben.

Weiteres Vorgehen: Solange die Wirkung der Arzneigabe anhält, wird abgewartet. Ein neuer homöopathischer Impuls in die fortschreitende Besse-

Tab. 13.2 Arzneimittelreaktionen im Sinne einer Besserung der Beschwerden

Art der Besserung	Deutung/Erklärung
Kontinuierliche Besserung	Idealer Verlauf
Teilweise Besserung	• Besserung der Allgemeinsymptome bei unveränderter Lokalsymptomatik • Besserung der Lokalsymptome bei gleichzeitiger Verschlechterung der Allgemeinsymptome • Teilweise Besserung bei gleichzeitigem Auftreten neuer Symptome
Kurzzeitige Besserung	• Akutsituation • Unterbrechung der Arzneiwirkung

rung würde keine Vorteile bringen, sondern den Heilungsverlauf stören (➢ Kap. 15.4.1).

Wenn nach gutem Heilungsfortschritt die Besserung bei gleichbleibender Symptomatik längere Zeit stagniert oder sogar rückläufig ist, kann dieselbe Arznei aufgelöst und modifiziert (➢ Kap. 12.2.3) erneut gegeben werden.

13.2.2 Teilweise Besserung

Eine nur teilweise Besserung der Symptome muss differenziert betrachtet werden.

A) Besserung der Allgemeinsymptome bei unveränderter Lokalsymptomatik

Eine Besserung der Allgemeinsymptome ist prognostisch positiv zu bewerten, selbst wenn die lokalen Beschwerden (z. B. Schmerz an der Brust bei Mastitis) vorläufig noch unverändert fortbestehen. Der Heilungsfortschritt kann sich im Sinken des Fiebers, in einem tiefen, erholsamen Schlaf oder in der Besserung des Gemütszustands und der Lebenskraft zeigen. Verläuft der Heilungsprozess in dieser Art von innen nach außen, entspricht er der **Hering'schen Regel** (➢ Kap. 13.7).

Weiteres Vorgehen: Abwarten und den Heilungsprozess nicht durch eine erneute Arzneigabe stören. Es ist davon auszugehen, dass sich bald auch die Lokalsymptomatik bessern wird. Folgt keine Verbesserung des Lokalbefundes, wird eine Arznei entsprechend der Restsymptomatik gewählt (Wiederholung des bereits gegebenen Mittels oder Mittelwechsel).

B) Besserung der Lokalsymptome bei gleichzeitiger Verschlechterung der Allgemeinsymptome

Bessert sich nach der Mittelgabe die Lokalsymptomatik deutlich, während sich die Allgemeinsymptome und die Gemütsverfassung eindeutig verschlechtern, haben wir es mit einem **unerwünschten Verlauf** zu tun. Die Entwicklung verläuft von außen nach innen und damit in entgegengesetzter Richtung der Hering'schen Regel (➢ Kap. 13.7). Damit hat sich die **Gesamtsituation verschlechtert.**

Weiteres Vorgehen: Im Follow-up-Gespräch muss geklärt werden, ob äußere Faktoren als Ursache für die Verschlechterung der Allgemeinsymptome verantwortlich sind (z. B. akuter Stress, Kummer oder Ärger, ungewohnte körperliche Anstrengung, Ernährungsumstellung). Können äußere Einflüsse ausgeschlossen werden und ist die Verschlechterung der Allgemeinsymptome oder der Gemütsverfassung tatsächlich auf das eingenommene Arzneimittel zurückzuführen und überdies schwerwiegend, wird ein **Diadot** oder **Homöodot** gegeben (➢ Kap. 15.1). Dies ist erfahrungsgemäß jedoch nur selten nötig und sollte nie voreilig geschehen, da es den Fall immer verkompliziert.

C) Teilweise Besserung bei gleichzeitigem Auftreten neuer Symptome

Die Arznei war nur zum Teil passend, bessert daher einen Teil der Beschwerden, bringt aber zum Teil auch neue Beschwerden hervor. Dieser Fall wird in Abschnitt 13.4.2 besprochen.

13.2.3 Kurzzeitige Besserung

Hält die Besserung nur für kurze Zeit an, kann es dafür unterschiedliche Gründe geben.

A) Akutsituation

Die Arznei war schnell „verbraucht". Dies ist vor allem bei akuten Beschwerden mit heftiger Symptomatik der Fall. Die Verschlechterung besteht dann in der Rückkehr oder erneuten Intensivierung der ursprünglichen Symptome.

Weiteres Vorgehen: Entweder ist die Wiederholung der Arznei in modifizierter Form oder der Wechsel auf eine andere Potenzstufe angezeigt (➢ Kap. 12.2) – jedoch erst dann, wenn Zeichen einer erneuten Verschlechterung sichtbar werden. Solange die Wirkung der vorhergehenden Gabe noch deutlich anhält, wird abgewartet.

B) Unterbrechung der Arzneiwirkung

Eine weitere mögliche Ursache für eine nur vorübergehende Besserung ist die Störung der Arzneiwirkung durch äußere Einflüsse wie z. B. übermäßiger Kaffeekonsum, Anwendung starker ätherischer Öle, Einfluss chemischer Stoffe. Aber auch emotionale Erschütterungen wie Schreck oder Kummer sowie körperliche Verletzungen oder Zahnbehandlungen können die Wirkung einer Arznei unterbrechen (Antidotierung, ➢ Kap. 13.6).

Weiteres Vorgehen: Zunächst wird der störende Faktor identifiziert und möglichst ausgeschaltet. Dann wird die Arznei noch einmal gegeben. Eine akute physische oder psychische Störung kann zunächst mit einer homöopathischen Arznei behandelt werden, die auf das akute Geschehen Bezug nimmt.

13.3 Verschlimmerung der Beschwerden

13.3.1 Kurzzeitige Erstverschlimmerung

Beim Gebrauch des Begriffs „Erstverschlimmerung" gibt es immer wieder Missverständnisse und Ungenauigkeiten. In Paragraph 157 des „Organon" äußert sich Hahnemann zu diesem Thema.

ORGANON

§ 157

„So gewiß es aber auch ist, daß ein homöopathisch gewähltes Heilmittel, seiner Angemessenheit und Kleinheit der Gabe wegen ohne Lautwerdung seiner übrigen, unhomöopathischen Symptome, das ist, ohne Erregung neuer, bedeutender Beschwerden, die ihm analoge, acute, Krankheit ruhig aufhebt und vernichtet, so pflegt es doch (aber ebenfalls nur bei nicht gehörig verkleinerter Gabe) gleich nach der Einnahme – in der ersten, oder den ersten Stunden – eine Art kleiner Verschlimmerung zu bewirken (bei etwas zu großen Gaben aber, eine mehre Stunden dauernde), welche so viel Ähnlichkeit mit der ursprünglichen Krankheit hat, daß sie dem Kranken eine Verschlimmerung des eigenen Uebels zu seyn scheint. Sie ist aber in der That nichts anderes, als eine, das ursprüngliche Uebel etwas an Stärke übersteigende, höchst ähnliche Arzneikrankheit."

Die zentralen Aussagen des „Organon"-Paragraphen im Überblick

- Die Erstverschlimmerung fällt im günstigsten Fall so gering aus, dass sie gar nicht wahrgenommen wird.
- Sie ist als **Arzneikrankheit** zu verstehen, die aufgrund ihrer Ähnlichkeit zum vorliegenden Krankheitsbild irrtümlich als Verschlimmerung der ursprünglichen Krankheit wahrgenommen wird.

Weiteres Vorgehen: Tritt eine kurze Erstverschlimmerung auf, hat man die passende Arznei gewählt, und der Arzneireiz (Gabengröße und Potenz) sowie die dadurch provozierte „Kunstkrankheit" waren stärker als die zu heilende Krankheit. Wahrscheinlich wird daher auch keine weitere Arzneigabe für die Heilung mehr notwendig sein, da die Erstverschlimmerung bereits die Überstimmung der Krankheit durch die Arzneigabe anzeigt.

13.3.2 Lang anhaltende oder heftige Verschlimmerung

Hin und wieder stößt man auf die Behauptung, eine heftige Erstverschlimmerung sei ein besonders gutes Zeichen und gewährleiste eine zuverlässige Heilung. Der daraus resultierende Leidensdruck wird als unvermeidlich für die Heilung betrachtet. Aus dem folgenden „Organon"-Paragraphen 276 wird deutlich, dass dies ein weitverbreitetes Missverständnis ist.

Tab. 13.3 Arzneimittelreaktionen im Sinne einer Verschlimmerung der Beschwerden

Art der Verschlimmerung	Deutung/Erklärung
Kurzzeitige Erstverschlimmerung	Überstimmung der Krankheit durch die passende Arznei (positiver Verlauf)
Lang anhaltende oder heftige Verschlimmerung	Unangemessen große Gabe der passenden Arznei. Natürliches Fortschreiten der Krankheit bei wirkungsloser Arznei

ORGANON

§ 276

„Aus diesem Grund schadet eine Arznei, wenn sie dem Krankheitsfalle auch homöopathisch angemessen war, in jeder all zu großen Gabe und in starken Dosen um so mehr, je homöopathischer und in je höherer Potenz sie gewählt war [...]. Allzu große Gaben einer treffend homöopathisch gewählten Arznei und vorzüglich eine öftere Wiederholung derselben richten in der Regel großes Unglück an [...]. [...] der Kranke leidet nicht mehr an der ursprünglichen Krankheit von dem Augenblicke an, wo die allzu starke Gabe der homöopathischen Arznei auf ihn wirkt, aber er ist alsdann stärker krank von der ganz ähnlichen, nur weit heftigeren Arzneikrankheit, welche höchst schwierig wieder zu tilgen ist."

Eine heftige oder lang anhaltende Verschlimmerung tritt dann auf, wenn die Arzneigabe zu groß gewählt war.[26] Ursache der **Überdosierung** können eine unpassende Potenz, eine zu große Gabe oder eine zu häufige Einnahme sein. Im Fall eines zu kurzen Einnahmeintervalls bedeutet dies, dass der Arzneireiz immer wieder gesetzt wurde, ohne dem Organismus ausreichend Zeit für die erwünschte Heilreaktion zu lassen. Eine belastende oder lang anhaltende Erstverschlimmerung ist also keineswegs ein notwendiges und unvermeidbares Übel, durch das die von uns behandelte Frau notgedrungen „durch muss", wenn sie ihre Beschwerden loswerden möchte, sondern in den meisten Fällen die Folge einer zu großen und damit unangemessenen Arzneigabe.

Weiteres Vorgehen: Häufig wird die Verschlimmerung nach einiger Zeit von selbst wieder abklingen. Fällt sie sehr heftig aus oder hält sie zu lange an, sollte man den Einsatz eines Diadots oder eines Homöodots (➢ Kap. 15.1) erwägen.[27]

Eine Verschlechterung der Symptome kann auch bedeuten, dass die gegebene Arznei unpassend war und die Krankheit deshalb ungehindert fortschreitet.

13.4 Auftreten neuer Symptome

13.4.1 Neue Symptome ohne Besserung der Beschwerden

A) Die neuen Symptome stammen von der Arznei

Treten bisher nicht vorhandene Symptome auf, und findet man sie im Arzneimittelbild der verabreichten Arznei, muss man davon ausgehen, dass sie von der Arznei hervorgerufen werden. Das Mittel war nicht passend gewählt und provoziert nun einerseits Symptome im Sinne einer **unfreiwilligen Arzneimittelprüfung** (meist aufgrund einer zu großen Gabe). Andererseits ist es aufgrund seiner Unähnlichkeit zum Beschwerdebild nicht in der Lage, eine Heilwirkung zu entfalten.

[26] *„Zeigen sich aber diese erhöheten, ursprünglichen Symptome an den spätern Tagen noch von gleicher Stärke als Anfangs, oder wohl gar in den spätern noch stärker, so ist es ein Zeichen, daß die Gabe dieses, obschon passend homöopathisch gewählten, antipsorischen Mittels allzu groß war [...]"* (S. Hahnemann, „Die chronischen Krankheiten", Bd.1, S.14).

[27] Kent interpretiert eine lang anhaltende Verschlimmerung als Hinweis darauf, dass die Arznei den gewünschten Reiz zwar produziert hat, der Organismus aber durch die Krankheit bereits zu sehr geschwächt ist, um in der Nachwirkung die Heilung hervorzubringen. Dies ist nach Kent prognostisch als ungünstig zu werten, und weitere Arzneigaben müssen in diesem Fall selbstverständlich sehr sorgfältig überdacht und dann ausgesprochen vorsichtig dosiert werden. Solche Verläufe fallen eindeutig nicht mehr in den Tätigkeitsbereich der Hebamme und müssen weiterverwiesen werden.

Tab. 13.4 Arzneimittelreaktionen im Sinne neu auftretender Beschwerden

Art der Veränderung	Deutung/Erklärung
Neue Symptome ohne Besserung der bisherigen Beschwerden	• Die neuen Symptome stammen von der Arznei • Fortschreiten der Krankheit • Neue Umstände sind eingetreten
Neue Symptome und teilweise Besserung der Beschwerden	Nur teilweise passende Arznei

Weiteres Vorgehen: Keinesfalls das Mittel wiederholen. Häufig verschwinden die vom Arzneimittel provozierten Symptome wieder von selbst. Falls die Symptome der gegebenen Arznei schwerwiegend sind oder bestehen bleiben, müssen sie zusammen mit den Symptomen der ursprünglichen Krankheit aufgenommen und repertorisiert werden. Dann muss ein Mittel gefunden werden, das dieser veränderten, „kombinierten" Symptomenlage entspricht.

B) Fortschreiten der Krankheit

Handelt es sich bei den neuen Beschwerden um Symptome, die typischerweise zum bestehenden Krankheitsbild gehören, zeigen sie meist an, dass die Krankheit fortschreitet und die eingenommene **Arznei wirkungslos** ist.

Weiteres Vorgehen: Das bestehende Symptombild, einschließlich der neu aufgetretenen Symptome, wird aufgenommen und ein neues, besser passendes Arzneimittel bestimmt.

13.4.2 Neue Symptome und teilweise Besserung der Beschwerden

Die Arznei passt nur teilweise und kann einen Teil der Beschwerden heilen, gleichzeitig bringt sie zusätzliche Symptome hervor, die zu ihrem Arzneimittelbild gehören **(Nebensymptome)**. Bei „einseitigen Krankheiten" kann dies sogar ein beabsichtigter Effekt sein, der hilft, auf das besser passende Mittel hinzuweisen.

Weiteres Vorgehen: Die verbliebenen Symptome der Krankheit und die durch die Arznei hervorgetretenen Symptome werden zusammengenommen. Dann wird eine Arznei gemäß der nun bestehenden Symptomatik bestimmt.

13.5 Auftreten alter Symptome

Die Rückkehr früherer Symptome wird als positives Zeichen gewertet, da sie eine Art **„Rückentwicklung" der Krankheit** und damit die fortschreitende Heilung anzeigen (➢ Kap. 13.7). Dieses Phänomen wird meist nur bei der Behandlung chronischer Krankheiten wahrgenommen und erfordert selten eine Intervention.

Weiteres Vorgehen: Zunächst kann die weitere Entwicklung abgewartet werden, da die alten Symptome in der Regel von selbst wieder abklingen.

13.6 Fehlende Reaktion

Tritt nach Einnahme des Mittels in angemessener Zeit keine Veränderung auf, kommen mehrere Ursachen infrage (➢ Tab. 13.5).

Unpassende Arznei

War die Arznei unpassend, muss die Arzneimittelwahl noch einmal neu überdacht werden. Unter Umständen sollte die Anamnese ergänzt werden mit

Tab. 13.5 Gründe für eine fehlende Arzneimittelreaktion

• Unpassende Arznei • Unpassende Potenzwahl • Antidotierung • Unwirksame Arznei • Unterhaltende Ursache • Später Wirkungseintritt

dem Ziel, neue Hinweise zu erhalten, Missverständnisse aufzuklären oder Unklarheiten zu beseitigen.

Unpassende Potenzwahl

In seltenen Fällen kommt es vor, dass die Wahl der Potenz unpassend war. Man kann versuchen, auf eine höhere oder niedrigere C-Potenz oder von den C-Potenzen zu den Q- oder D-Potenzen zu wechseln (➤ Kap. 12.2), bevor man ein Mittel aufgibt, von dessen Ähnlichkeitsbezug man überzeugt ist.

Antidotierung

Es kommen viele Ursachen für eine mögliche Antidotierung der Arzneigabe infrage, z. B. übermäßiger Konsum von Genussmitteln wie Kaffee oder Alkohol, Anwendung chemischer Substanzen oder arzneilich wirksame Stoffe wie Tees oder ätherische Öle, emotionale Erschütterungen wie Kummer oder Schreck oder chirurgische Eingriffe wie etwa Zahnbehandlungen.

In diesen Fällen sollte das Arzneimittel nach Ausschalten der Störquelle nochmals wiederholt werden.

Unwirksame Arznei

Zeigt die Arznei keine Wirkung, wurde sie entweder fehlerhaft hergestellt oder falsch gelagert. Bei entsprechendem Verdacht sollte das Mittel aus einer anderen Quelle bezogen und erneut eingenommen werden.

Unterhaltende Ursache

Krankheitserhaltende Umstände verursachen die Beschwerden immer wieder erneut und verhindern die Besserung. In Betracht kommen z. B. bisher nicht erkannte Nahrungsmittelunverträglichkeiten, allergische Reaktionen auf Haustiere, Belastungen durch Umweltgifte zu Hause oder am Arbeitsplatz, anhaltende seelische Belastungen und Konflikte.

Später Wirkungseintritt

Es gibt Arzneien, deren Wirkung erfahrungsgemäß eher langsam und verzögert eintritt, z. B. *Silicea, Natrium muriaticum* und *Graphites.*

Hier ist es eine Frage der Geduld, die Reaktion des Organismus abzuwarten und das Mittel nicht voreilig als wirkungslos abzuschreiben.

Weiterführende Literatur

Für eine weitere Vertiefung der Kenntnisse zum Thema „Arzneimittelreaktion“ bieten das „Organon“[28] und die „Chronischen Krankheiten“[29] noch immer die wichtigste Grundlage. In beiden Werken geht Hahnemann ausführlich auf die unterschiedlichen Arzneimittelreaktionen und ihre Interpretation ein. Eng daran angelehnt, beschreibt Kent in seinen Vorlesungen zwölf verschiedene Beobachtungen nach einer Arzneimittelgabe und deren prognostische Bedeutung[30], wobei er in einigen Punkten von Hahnemanns Vorgaben abweicht. Vithoulkas hat in unseren Tagen versucht, die Arzneimittelreaktionen weiter zu differenzieren und 22 mögliche Antworten des Organismus auf eine Arzneimittelgabe beschrieben[31].

Fallbeispiel (Teil n)

Nachdem Frau Schmidt zwei Globuli *Sepia* C 30 eingenommen hat, berichtet sie von einer beginnenden Besserung am darauffolgenden Tag: Die Übelkeit sei besser und die Empfindlichkeit auf Essensgerüche weniger ausgeprägt. Sie könne am Morgen ohne größere Probleme das Frühstück für Ihre Kinder zubereiten und fühle sich etwas stabiler, was ihre nervliche und seelische Verfassung angeht. In den beiden darauf folgenden Tagen empfindet Frau Schmidt eine weitere Besserung der Situation. Es handelt sich um eine kontinuierlich fortschreitende Besserung der Beschwerden. Deshalb wird zunächst der Verlauf ohne weitere Arzneigabe abgewartet.

---

[28] S. Hahnemann, „Organon der Heilkunst“, Heidelberg 1999, §§ 245–251.

[29] S. Hahnemann, „Die chronischen Krankheiten“, Bd.1, Stuttgart 1991, Heidelberg 2001.

[30] J.T. Kent, „Zur Theorie der Homöopathie“, S. 372–387, Heidelberg 2001.

[31] G. Vithoulkas, „Die Praxis homöopathischen Heilens“, München 2005, S. 222–256.

13.7 Hering'sche Regel

Das Fortschreiten von Heilungsprozessen zeigt immer wieder ähnliche Muster, die schon von Hahnemann und später von Constantin Hering beobachtet und schließlich von Kent in prägnanter Weise als Regel formuliert wurden.

Die nach Hering benannte Regel besagt, dass Symptome folgendermaßen abklingen:

- **in der umgekehrten Reihenfolge ihres Auftretens,**
- **von innen nach außen,**
- **von oben nach unten.**

Dies bedeutet,

- dass die im Krankheitsverlauf zuletzt aufgetretenen Symptome als erste wieder verschwinden,
- die Heilung von den zentralen Funktionen (Atmung, Kreislauf, Gemüt) zur Peripherie (Haut, Extremitäten) hin voranschreitet,
- Symptome der oberen Körperpartien sich früher als die der unteren Körperhälfte bessern.

Die eingangs gemachte Einschränkung der individuellen Reaktion des Organismus gilt auch hier: Nicht alle Heilungsprozesse müssen erkennbar nach der Hering'schen Regel ablaufen. Man darf sich jedoch zu einer **guten Prognose** ermutigt fühlen, wenn sie es tun. Im Gegenzug hat man Anlass, den Verlauf als problematisch zu beurteilen, wenn sich der Fall entgegengesetzt der Hering'schen Regel entwickelt, wenn sich z. B. äußere Symptome bessern, während sich gleichzeitig zentrale Symptome deutlich verschlechtern, z. B. verschwindet das Ekzem auf der Haut, aber dafür treten große Unruhe, Ängste und Schlafstörungen auf.

13.8 Reaktionen bei der Anwendung von Q-Potenzen

Durch die regelmäßige Einnahme von Q-Potenzen wird der Organismus kontinuierlich stimuliert. Die Arznei wird durch das **Verschütteln vor jeder Einnahme** ständig leicht **modifiziert** (➤ Kap. 12.2.3). Gleichzeitig ist die Wirkung der Q-Potenzen durch ihren höheren Verdünnungsgrad sanfter, als dies bei den C-Potenzen normalerweise beobachtet werden kann. Während man mit der Einmalgabe einer C-Potenz unter Umständen bereits einen ausreichend starken Arzneireiz setzt, um die Krankheit zu überstimmen, tastet man sich mit den Q-Potenzen eher sachte an die erforderliche Reizstärke heran. Dieses Vorgehen macht es möglich, die Therapie schonend und differenziert zu führen und unerwünschte Belastungen durch eine heftige Erstreaktion zu vermeiden (➤ Kap. 13.3).

Als Einstiegsdosis werden drei Tropfen einer Arzneilösung der Potenz Q 3 empfohlen, aufgelöst in 200 ml Wasser. Davon wird als „Testdosis" ein halber Teelöffel eingenommen. Nach drei bis fünf Einnahmen sollte die bis dahin eingetretene Wirkung kontrolliert und die Dosierung entsprechend der eingetretenen Reaktion angepasst werden.

13.8.1 Besserung

Bei fortschreitender, zufriedenstellender Besserung wird die Dosierung zunächst beibehalten.

Verläuft die Besserung ungewöhnlich und auffallend schnell, sollte die Gabengröße verringert und/oder das Einnahmeintervall vergrößert werden.

Bei nur zögerlicher oder fehlender Besserung sollte die Dosierung schrittweise erhöht werden, bis deutliche Besserungszeichen eintreten. Diese Dosierung wird dann zunächst beibehalten, auftretende Reaktionen werden weiter beobachtet.

13.8.2 Verschlechterung

Erstverschlimmerung

Eine Erstverschlimmerung ist bei Anwendung von Q-Potenzen **nicht erwünscht**. Tritt sie dennoch auf, ist sie ein Hinweis auf eine **zu starke Dosierung.**

Weiteres Vorgehen: Man wechselt auf einen niedrigeren Potenzgrad, oder das Einnahmeintervall muss vergrößert und/oder die Gabengröße verringert werden. Man kann auch zu einer Einnahme aus dem zweiten oder dritten Glas übergehen (➤ Kap. 12.2.3): Man gibt einen Teelöffel der Arzneiauflösung in ein zweites Glas mit 200 ml Wasser und nimmt die Arznei dann aus diesem zweiten Glas ein.

Bei Bedarf kann man dieses Vorgehen noch mit weiteren Gläsern fortsetzten. Bei heftigen Erstreaktionen sollte die Arznei für einige Zeit abgesetzt und dann vorsichtig mit einer geringeren Dosierung als zuvor wieder begonnen werden.

Spätverschlimmerung

Eine Spätverschlimmerung ist bei Q-Potenzen ein **erwünschtes Ereignis** und tritt dann auf, wenn nach kontinuierlicher Einnahme der Q-Potenz der Punkt erreicht ist, wo der Arzneireiz groß genug ist, um die Krankheit schließlich zu überstimmen. Fährt man über diesen Punkt hinaus mit der Einnahme fort, wird die Arznei allmählich Symptome im Sinne einer Arzneimittelprüfung provozieren, die den Symptomen der behandelten Beschwerde ähnlich sind. Es scheint dann so, als ob die vorher gebesserten Symptome plötzlich wieder verstärkt auftreten.

Weiteres Vorgehen: Die Arznei muss abgesetzt und es muss abgewartet werden. Verschwinden die Symptome nach kurzer Zeit wieder, stammten sie mit großer Wahrscheinlichkeit tatsächlich von der Arznei, die damit anzeigt, dass sie die Überstimmung herbeigeführt und damit ausgewirkt hat.

KAPITEL

14 Behandlung symptomarmer Fälle (einseitige Krankheiten)

14.1	Äußere einseitige Krankheiten	84
14.1.1	Lokalübel	85
14.1.2	Geburtsverletzung	86
14.1.3	Konsequenzen	87
14.2	Geistes- und Gemütskrankheiten	87
14.2.1	Hahnemanns Konzept der psychischen Krankheiten	87
14.2.2	„Baby-Blues" und Wochenbettdepression	87

14.1 Äußere einseitige Krankheiten

Begriffserklärung

Es kommt vor, dass trotz Nachfragens und aufmerksamer Beobachtung außer der Hauptbeschwerde nur sehr wenige oder gar keine weiteren Symptome zu finden sind, die den Fall näher charakterisieren. Hahnemann bezeichnete solche Fälle, bei denen eine verlässliche Grundlage fehlt, um die infrage kommenden Arzneimittel gegeneinander abzugrenzen und das passende Mittel auszuwählen, als **„einseitige Krankheiten“.**

ORGANON

§ 173

„Bloß diejenigen Krankheiten scheinen nur wenige Symptome zu haben, und deßhalb Heilung schwieriger anzunehmen, welche man einseitige nennen kann, weil nur ein oder ein Paar Hauptsymptome hervorstechen, welche fast den ganzen Rest der übrigen Zufälle verdunkeln. Sie gehören größtenteils zu den chronischen.“

Merkmale einseitiger Krankheiten

- Es sind keine oder nur sehr wenige wahlanzeigende Symptome vorhanden.
- Eventuell ist das hervorstechende Hauptsymptom so dominierend, dass andere Symptome nicht mehr wahrgenommen werden.
- Es handelt sich meist um eine chronische Krankheit.

Es kann auch vorkommen, dass eine Krankheit nur einseitig erscheint, weil

- der Fall nicht sorgfältig genug aufgenommen ist und daher wichtige Symptome übersehen wurden (vgl. Organon, § 175),
- die Hauptbeschwerde so im Vordergrund steht, dass andere Symptome nicht berichtet werden,
- weitere Symptome nicht beschrieben werden können (aufgrund sprachlicher Defizite oder weil die Eigenwahrnehmung schwerfällt).

Einteilung

Hahnemann unterscheidet drei Fälle von einseitigen Krankheiten:

Innere einseitige Krankheiten (in der Hebammenpraxis kann dies z. B. bei Schwangerschaftsübelkeit oder Milchmangel der Fall sein).

Äußere einseitige Krankheiten. Sie werden auch als **Lokalübel** bezeichnet und treten an äußeren Teilen des Körpers auf (z. B. Wundsein der Säuglinge oder Dammverletzungen).

Geistes- und Gemütskrankheiten (z. B. Wochenbettdepression).

Behandlung

Wenn die wenigen vorhandenen Symptome für eine sichere Mittelwahl nicht ausreichen, empfiehlt es sich, **schrittweise** vorzugehen. Im ersten Schritt wird die Arznei gegeben, für die unter den gegebenen Umständen die meisten Gründe sprechen: Entweder weisen die wenigen Symptome in diese Richtung oder diese Arznei hat sich in vergleichbaren Fällen schon häufig bewährt.

Darauf können sich folgende Reaktionen einstellen:

- Die Situation bleibt unverändert. Zu möglichen Ursachen und Vorgehensweisen ➢ Kap. 13.6 („fehlende Reaktion“).
- Die wenigen vorhandenen Symptome waren so charakteristisch (➢ Kap. 9.2.1), dass mit ihrer Hilfe auf Anhieb die passende Arznei gefunden werden konnte (Organon, § 178). Es tritt eine allgemeine Besserung oder die Heilung ein.
- Die Arznei war nur teilweise passend, sodass sich die Beschwerden nur teilweise bessern, während eine Restsymptomatik weiter bestehen bleibt. Zusätzlich können neue Symptome auftreten, die man mit dem Begriff „Nebensymptome“ bezeichnet (Organon, §§ 179–180).

Das Auftreten von **Nebensymptomen** ist bei der Behandlung symptomarmer Fälle ein durchaus erwünschter Effekt, da sie den Weg für die weitere Behandlung weisen können. Hahnemann ging davon aus, dass die neuen Symptome zum einen von der gegebenen Arznei stammen, zum anderen Symptome der behandelten Person sind, da der Organismus unter einer Arzneigabe immer nur solche Symptome hervorbringt, zu deren Entwicklung er bereits vorher eine Disposition hatte (Organon, § 181). Die Symptome „schlummerten“ sozusagen unsichtbar unter der Oberfläche und die teilweise passende Arznei hat sie hervorgelockt und sichtbar gemacht – ähnlich wie während einer systematischen Arzneimittelprüfung (➤ Kap. 4). Da die aufgetretenen Nebensymptome sowohl von der Arznei als auch von der behandelten Person stammen, ist es legitim, die aktuelle Symptomatik (Restsymptomatik der ursprünglichen Beschwerde und die neuen Symptome der Arznei) in einem weiteren Schritt als Grundlage für eine neue, jetzt passendere Arzneimittelwahl heranzuziehen (Organon, § 183). Auf diese Weise nähert man sich schrittweise der passenden Arznei, die aufgrund der anfänglichen Symptomenarmut nicht auf Anhieb zu finden war.

14.1.1 Lokalübel

Begriffserklärung

Eine besondere Form der äußeren einseitigen Krankheiten ist das so genannte Lokalübel.

ORGANON

§185

„Unter den einseitigen Krankheiten nehmen die sogenannten Local-Uebel eine wichtige Stelle ein, worunter man, an den äußern Theilen des Körpers erscheinende Veränderungen und Beschwerden begreift, woran man bisher lehrte, diese Theile allein erkrankt seyn sollten, ohne dass der übrige Körper daran Theil nehme – eine theoretische, ungereimte Satzung, die zu der verderblichsten arzneilichen Behandlung verführt hat.“

Lokalübel sind zwar scheinbar begrenzt auf äußere Körperregionen (z. B. Hautausschlag), müssen aber immer im **Zusammenhang mit inneren Körpervorgängen** und der **Gesamtheit des Organismus** betrachtet werden.

Behandlung

Dieser ganzheitliche Zusammenhang muss bei der Behandlung der Beschwerden unbedingt berücksichtigt werden. Bleibt z. B. ein Säugling trotz aller pflegerischen und diätetischen Maßnahmen der Mutter hartnäckig wund, ist es wahrscheinlich, dass es sich dabei nicht um ein Problem handelt, das nur auf die betroffenen Hautstellen begrenzt ist. Vielmehr zeigt das äußere Symptom eine **innere Disposition** an (➤ Kap. 6.2.2). Das Lokalübel ist sozusagen die Spitze des Eisbergs, die über den Meeresspiegel hinausragt und auf das Vorhandensein weit größerer Eismassen unter der Wasseroberfläche hinweist. Lokalübel können deshalb als eine Art **„äußerer Marker“** der inneren Störung des Organismus verstanden werden.

Bei der Behandlung lokaler Beschwerden sind vor allem drei Punkte zu beachten.

Nicht nur die Lokalsymptome, auch alle anderen vorhandenen Symptome müssen zur Mittelwahl herangezogen werden. Nur so entsteht das **vollständige Bild, das zum Heilmittel führt**. Im oben genannten Fall des wunden Säuglings wird man daher für die Mittelwahl außer der Wundheit auch Umstände berücksichtigen wie z. B. Art und Geruch des Stuhls, Trinkverhalten und Verdauung (Erbrechen, Blähungen), Wärmehaushalt und Schweißbildung sowie Gemütszustand und körperliche Aktivität.

Die rein **äußerliche Behandlung** eines äußerlichen Lokalsymptoms ist vom homöopathischen Standpunkt aus gesehen problematisch. Dies hat vor allem zwei Gründe:

a) Ein äußeres Lokalübel kann die im Innern schlummernde chronische Krankheit „beschwichtigen“. Hinter dieser Annahme steckt die Vorstellung, dass durch das Lokalübel ein Teil der Gesamtkrankheit nach außen und damit in eine unwichtigere Region des Körpers verschoben wird (Organon, § 201). Wird dieses „Ventil“ verschlossen, steigt der Druck im Innern, was zum Auflodern der chronischen Krankheit und damit zu einer allgemeinen Verschlechterung der Situation führt (Organon, § 194).
b) Das sichtbare Lokalübel dient als Marker für den Behandlungserfolg. Wird es durch äußere Maßnahmen beseitigt (chirurgisch oder medikamentös), sind Therapiefortschritt und Heilungserfolg nicht mehr daran ablesbar.

Die **gleichzeitige innere und äußere homöopathischer Behandlung** des Lokalübels ist ebenfalls problematisch, da dadurch das äußere Zeichen der Krankheit (z. B. Wundsein) schneller verschwinden kann, als die innere Heilung fortschreitet. Die innerliche Behandlung wird dann unter Umständen zu früh abgebrochen, sodass es zu Rezidiven kommen kann (Organon, § 197). Wird die zusätzliche äußere Behandlung mit der bereits innerlich gegebenen Arznei durchgeführt, kann dies darüber hinaus zu einer schwer einschätzbaren und damit zu hohen Dosierung der Arznei führen, mit allen in ➢ Kapitel 12.1.3 beschriebenen Folgen.

14.1.2 Geburtsverletzung

Da wir als Hebammen regelmäßig mit Geburtsverletzungen bei Müttern oder Kindern konfrontiert sind, ist die Frage, wie man mit einem Lokalsymptom verfahren soll, das durch ein **Trauma** hervorgerufen wurde. Müssen auch äußere Verletzungen immer im Zusammenhang mit dem Gesamtorganismus betrachtet und behandelt werden oder ist in diesen Fällen eine rein äußerliche Behandlung sinnvoll? In Paragraph 186 des „Organon" gibt Hahnemann Hinweise zum Umgang mit äußeren Verletzungen.

ORGANON

§ 186

„Diejenigen so genannten Local-Uebel, welche erst ganz kürzlich bloß von einer äußern Beschädigung entstanden sind, scheinen noch am ersten den Namen örtlicher Übel zu verdienen. Dann müßte aber auch die Beschädigung sehr geringfügig seyn, und wäre sonach ohne besondre Bedeutung. Denn, von außenher dem Körper zugefügte Uebel, von nur irgendeiner Beträchtlichkeit, ziehen schon den ganzen lebenden Organism in Mitleidenheit; es entstehen Fieber u. s. w. Es beschäftigt sich mit dergleichen die Chirurgie, jedoch mit Recht nur in so fern, als an den leidenden Theilen eine mechanische Hilfe anzubringen ist wodurch die äußern Hindernisse der, durch die Lebenskraft einzig zu erwartenden Heilung, mechanisch vertilgt werden können, z. B. durch Einrenkungen, Wundlippen vereinigende Heft-Nadeln und Binden, mechanische Hemmung und Stillung der Blutflüsse aus geöffneten Arterien […]. Aber wo bei solchen Beschädigungen der ganze lebende Organism, wie stets, thätige dynamische Hülfe verlangt, um in den Stand gesetzt zu werden, das Werk der Heilung zu vollführen, […] da tritt das Geschäft des dynamischen Arztes und seine homöopathische Hülfe ein."

Die zentralen Aussagen des Organon-Paragraphen im Überblick

- Nur kleine Verletzungen werden als ausschließlich auf den Ort der Beschädigung beschränkt betrachtet.
- Bei allen größeren Verletzungen ist immer der ganze Organismus des Menschen durch das Trauma in Mitleidenschaft gezogen.
- Äußere mechanische bzw. chirurgische Maßnahmen zur Beseitigung von Heilungshindernissen sind hilfreich und notwendig.
- Die vollständige Heilung muss jedoch durch die Lebenskraft des in seiner Ganzheit betroffenen Organismus erfolgen.
- Die Lebenskraft kann dabei nicht durch äußere Maßnahmen, sondern nur durch die „dynamische" Wirkung der homöopathischen Arznei unterstützt werden.

Übertragung auf die Hebammenarbeit

Es besteht wohl kein Zweifel, dass **Verletzungen der Geburtswege** den ganzen Organismus in Mitleidenschaft ziehen. Eine innere Behandlung der Verletzungen mit der passenden homöopathischen Arznei ist daher immer angezeigt und unterstützt die problemlose Heilung. Auch äußere Maßnahmen, die Linderung verschaffen (Kühlen, Vorlagen mit Olivenöl etc.), können dabei hilfreich sein. Wenn bei der Heilung Komplikationen auftreten, die Beschwerden ungewohnt lange anhalten oder weit heftiger sind, als es dem Grad der Verletzung entspricht, muss dies als Ausdruck einer inneren chronischen Disposition verstanden werden (➢ Kap. 6.2.2). Die besondere Problematik einer rein äußerlichen Behandlung in diesen Fällen wurde im vorhergehenden Abschnitt (➢ Kap. 14.1.1) beschrieben.

Ähnlich verhält es sich bei der Behandlung von **wunden Brustwarzen**. Es versteht sich von selbst, dass zunächst äußere Ursachen wie Fehler beim Anlegen und bei der Pflege der Brustwarzen beseitigt werden müssen. Danach kann eine passend gewählte homöopathische Arznei die eintretende Heilung unterstützen. In auffallend hartnäckigen Fällen sollte ein chronischer Hintergrund für die Mittelwahl bedacht werden.

In dieser sensiblen Phase der Anpassung nach der Geburt sollte man bei der **Wahl und der Dosierung des Arzneimittels** mit besonderer Sorgfalt vorgehen und bedenken, dass eine homöopathische Behandlung der Mutter auch nach der Geburt über die Muttermilch immer das Kind mitbetrifft.

14.1.3 Konsequenzen

- Kleine und unerhebliche Verletzungen müssen meist nicht homöopathisch behandelt werden.
- Die Heilung größerer Verletzungen sollte durch eine innerliche homöopathische Behandlung unterstützt werden.
- Entsteht ein Lokalübel durch äußere Einwirkung (Trauma), sind angemessene äußerliche Maßnahmen (s. o.) hilfreich und sinnvoll.
- Ist ein Lokalübel endogen bedingt, können dauerhafte und massive äußerliche Anwendungen von Arzneistoffen mit unterdrückendem Charakter die Gesamtsituation des Organismus verschlechtern.

14.2 Geistes- und Gemütskrankheiten

14.2.1 Hahnemanns Konzept der psychischen Krankheiten

Hahnemann ging davon aus, dass sich psychische Erkrankungen nicht grundsätzlich von Körperkrankheiten unterscheiden und gibt für ihre Entstehung sowohl exogene als auch endogene Ursachen an.

In Paragraph 210 des „Organon" führt er aus, dass körperliche Krankheiten immer auch Auswirkungen auf den Geistes- und Gemütsbereich haben und in unterschiedlichem Ausmaß dort Symptome hervorbringen können. Diese in der Krankheit neu aufgetretenen oder veränderten Geistes- und Gemütssymptomen spielen bei der Arzneimittelwahl eine entscheidende Rolle (Organon, §§ 210–213).

Wenn in einigen Fällen die körperlichen Symptome der Krankheit so weit in den Hintergrund treten, dass nur noch die Gemütssymptome zu beobachten sind, hat sich die Krankheit „einseitig" in den Geist bzw. das Gemüt verlagert. Bei psychischen Krankheiten handelt es sich nach Ansicht Hahnemanns häufig **primär um Körperkrankheiten**, deren Symptomatik sich einseitig im Geistes- und Gemütsbereich zeigt.

Davon zu unterscheiden sind nach Hahnemann **Krankheiten, die „vom Gemüt aus ihren Anfang" nehmen**. Ursachen können z. B. anhaltender Kummer, Kränkung, Angst oder Schreck oder eben auch ein Geburtstrauma sein. Sie manifestieren sich zunächst auf der psychischen Ebene, aber „verderben dann oft mit der Zeit, auch den körperlichen Gesundheits-Zustand in hohem Grade" (Organon, § 225). Hahnemann betrachtete diese psychogenen Krankheiten als die seltenere Variante der Geistes- und Gemütskrankheiten.

14.2.2 „Baby-Blues" und Wochenbettdepression

Das Frühwochenbett ist der Zeitraum, wo Hebammen am häufigsten mit Beschwerden konfrontiert werden, die sich vorwiegend auf der psychischen Ebene manifestieren. Eine erhöhte seelische Empfindsamkeit im Frühwochenbett ist normal, erfüllt eine wichtige Funktion zur Anpassung an die neue Situation und ist nicht behandlungsbedürftig. Gehen die Symptome aber über ein bestimmtes Maß hinaus oder dauern sie länger an als gewöhnlich, ist die Situation mit einem passend gewählten Arzneimittel oft gut zu stabilisieren. Andere bewährte Maßnahmen (Zuwendung, Beratung, Entlastung etc.) werden dadurch natürlich nicht überflüssig.

Ein ausgeprägter „Baby-Blues" stellt sich erfahrungsgemäß nur selten einseitig dar. In den meisten Fällen findet man in dieser Phase eine ganze Reihe aktueller oder kürzlich aufgetretener körperlicher Symptome und manchmal eine Causa, die eine sichere Mittelwahl möglich machen. Das Vorgehen unterscheidet sich von der Behandlung körperlicher Beschwerden lediglich dadurch, dass sich das Hauptsymptom in diesem Fall nicht auf der körperlichen, sondern auf der Geistes- und Gemütsebene findet.

Davon abzugrenzen ist eine manifeste Wochenbettdepression als (oft einseitige) psychische Erkrankung, die wir als Hebammen zur Therapie weiterverweisen müssen.

KAPITEL

15 Arzneibeziehungen und Folgegabe

15.1 Regulierung der Arzneiwirkung ... 90
15.1.1 Antidot ... 90
15.1.2 Homöodot ... 90
15.1.3 Diadot ... 90

15.2 Wechsel der Arznei ... 91
15.2.1 Folgemittel ... 91
15.2.2 Feindliche Mittel ... 91

15.3 Bedeutung der Arzneiverwandtschaften für die Praxis ... 91

15.4 Regeln für die Bestimmung einer Folgegabe ... 92
15.4.1 Wiederholung der gewählten Arznei ... 92
15.4.2 Veränderung der Potenz ... 92
15.4.3 Wechsel der Arznei ... 93

Die Erfahrung in der Anwendung homöopathischer Arzneien hat gezeigt, dass sie untereinander in Beziehung stehen. Arzneien können bezüglich ihrer Herkunft oder ihrer Symptome einander ähnlich oder unähnlich sein und sich gegenseitig günstig oder ungünstig beeinflussen. Diese Wechselbeziehungen bezeichnet man auch als **„Arzneiverwandtschaft“**.[32] Kenntnisse über Arzneiverwandtschaften können vor allem hilfreich sein,

- wenn unerwünschte Wirkungen nach einer Arzneigabe reguliert werden müssen (➢ Kap. 15.1),
- wenn im Therapieverlauf ein Mittelwechsel notwendig wird (➢ Kap. 15.2).

15.1 Regulierung der Arzneiwirkung

Wenn nach einer Arzneigabe **unerwünschte Wirkungen** auftreten, die auf die gegebene Arznei zurückzuführen und **schwerwiegend** sind, kann dies eine Intervention notwendig machen.

15.1.1 Antidot

Mit dem Begriff **„Antidotieren“** bezeichnete man ursprünglich die Anwendung eines Gegenmittels bei Vergiftungen. Auch in der Homöopathie wird der Begriff in diesem Sinn gebraucht, wenn z. B. vor Beginn einer homöopathischen Therapie zunächst die Folgen vorausgegangener Therapien oder Umstände gelindert oder beseitigt werden sollen (z. B. Quecksilbervergiftung, Arzneimittelmissbrauch).

Außerdem gibt es den Fall, dass Beschwerden reguliert werden sollen, die nach der Einnahme einer homöopathischen Arznei aufgetreten sind, d. h. wenn die Arznei unpassend oder die Dosierung zu hoch war (➢ Kap. 13.3.2). Die zur Regulierung verabreichte Arznei wird dabei immer nach Symptomenähnlichkeit bestimmt und ist damit kein „Gegen“-Mittel im eigentlichen Sinn. Dieser zweite Fall ist deshalb mit dem Begriff **„Homöodotierung“** treffender bezeichnet (➢ Kap. 15.1.2).

15.1.2 Homöodot

Homöodote[33] sind Arzneien, deren Symptome Ähnlichkeit untereinander haben und als verwandt gelten. Deshalb ist ein Homöodot einerseits geeignet, Symptome zu heilen, die durch eine verwandte, also ähnliche Arznei hervorgerufen wurden (bei einer Arzneimittelprüfung oder unbeabsichtigt durch einen Behandlungsfehler). Andererseits können Homöodote sich gegenseitig aufgrund ihrer Verwandtschaftsbeziehungen im Verlauf einer Therapie ergänzen und folgen deshalb oft gut aufeinander. Homöodote sind damit auch immer potenzielle **Folgemittel** (➢ Kap. 15.2.1).

Setzt man ein Homöodot zur Regulierung unerwünschter Arzneiwirkungen ein, ist es schwierig, im Voraus genau abzuschätzen, wie die Wirkung im individuellen Verlauf ausfallen wird. Es besteht durchaus die Möglichkeit, den Fall durch den Versuch einer Homöodotierung zu komplizieren. Daher wird bei unklarer Sachlage häufig die Anwendung eines Diadots vorgezogen (➢ Kap. 15.1.3).

15.1.3 Diadot

Als Diadot bezeichnet man eine **unpotenzierte Substanz**, die erfahrungsgemäß generell in der Lage ist, die Wirkung homöopathischer Mittel zu stören bzw. zu **neutralisieren**. Als wirkungsvolle Diadote gelten z. B. **Kaffee, Kampfer**, starke **ätherische Öle** und **Säuren** wie Essig oder Zitronensaft. Diadote haben keinen Bezug zum aktuellen Symptombild und müssen deshalb nicht wie ein Homöodot der bestehenden Symptomatik entsprechen. Einige Arzneien scheinen besonders empfindlich auf bestimmte Diadote zu reagieren. So gelten vegetabile Säuren (z. B. Essig, Zitronensaft) als wirkungsvolles Diadot

[32] Die Bezeichnung „Verwandtschaft“ geht auf Constantin Hering zurück, der vermutete, dass verwandte Arzneien in der Therapie gut aufeinander folgen, vgl. K.-H. Gypser, „Herings Medizinische Schriften“, Göttingen 1988, S. 34.

[33] Der Begriff „Homöodot“ geht auf den französischen Homöopathen Michel Granier (1817–1898) zurück.

von *Sepia*, während *Nux vomica* und *Chamomilla* scheinbar zuverlässiger durch Kaffee diadotiert werden.

Hinweis

Allgemein gilt, dass eine Intervention aufgrund unerwünschter Arzneiwirkungen immer Unruhe in den Fallverlauf bringt und die weitere Behandlung erschwert. Deshalb sollte man abwägen, ob ein Eingreifen wirklich notwendig ist, oder ob man abwarten kann, bis die störenden Symptome abklingen. Durch eine sorgfältige Arzneimittelwahl und eine angemessene Dosierung können solche Situationen meistens schon im Vorfeld vermieden werden.

15.2 Wechsel der Arznei

Gibt es im Lauf einer Behandlung Hinweise, dass ein bisher erfolgreich angewendetes Mittel ausgewirkt hat und keine weitere Besserung mehr zu erwarten ist, muss entschieden werden, wie die Therapie weitergeführt wird.

15.2.1 Folgemittel

Homöodote kommen aufgrund ihrer Ähnlichkeitsbeziehungen zueinander immer auch als Folgemittel infrage. Darüber hinaus haben sich im Laufe der Zeit spezielle **Mittelfolgen** herauskristallisiert, die besonders günstig zu wirken scheinen. Als bewährte Mittelfolge bei der Behandlung chronischer Krankheiten gilt z. B. die Reihe *Sulphur – Calcium carbonicum – Lycopodium – Sulphur.*

Eine besondere Gruppe innerhalb der Folgemittel sind die **Komplementärmittel**, die besonders geeignet sind, eine Behandlung zu einem erfolgreichen Ende zu führen, wenn das zuerst gegebene Mittel die Heilung zwar einleiten, aber nicht vollenden konnte. Komplementärmittel sind also besonders bewährte Folgemittel in Hinblick auf eine bestimmte vorausgegangene Arznei. Als Beispiel sei *Calcium carbonicum* genannt, das als Komplementärmittel zu *Belladonna* gilt.

15.2.2 Feindliche Mittel

Beobachtungen in der Praxis haben gezeigt, dass manche Mittel eine ungünstige Wirkung hervorbringen können, wenn sie in unmittelbarer Abfolge gegeben werden. Es wird z. B. davon abgeraten, *Phosphorus* und *Causticum* direkt aufeinander folgen zu lassen, dasselbe gilt für *Mercurius* und *Silicea* oder *Lachesis* und *Sepia*. Auf der anderen Seite wird immer wieder über erfolgreiche Therapieverläufe berichtet, obwohl angeblich feindliche Mittel aufeinander folgten – jedoch immer unter der Voraussetzung, dass sie durch ihren Ähnlichkeitsbezug zur bestehenden Symptomatik angezeigt waren. Diese Tatsache macht deutlich, dass die Beurteilung von bestimmten Arzneibeziehungen als „feindlich" weniger einer feststehenden Regel als vielmehr einem Erfahrungswert folgt.

15.3 Bedeutung der Arzneiverwandtschaften für die Praxis

Viele Erkenntnisse über Arzneiverwandtschaften wurden empirisch gefunden. Sie beruhen auf den individuellen Erfahrungen von Therapeuten, weshalb man bei verschiedenen Autoren manchmal voneinander abweichende Angaben über die Beziehungen der Arzneien untereinander findet.

Merke

Arzneiverwandtschaften sollten in ihrer Bedeutung für die Mittelwahl nicht überbewertet werden. Sie können wertvolle Hinweise auf ein Folgemittel geben oder die Mittelwahl zusätzlich bestätigen. Andererseits spricht es nicht gegen die Anwendung eines Arzneimittels, wenn es bisher nicht als Folgemittel der zuvor angewendeten Arznei bekannt ist.

Allgemein gilt, dass Arzneiverwandtschaften für die Bestimmung eines Folgemittels nur dann relevant sind, wenn das zuerst gegebene Mittel eine Wirkung gezeigt hat. War das erste Mittel falsch gewählt und blieb deshalb wirkungslos, spielt es für die folgende Arznei keine Rolle. Andererseits kann es hilfreich sein, nach einer erfolglosen Arzneigabe das besser passende Mittel in der Reihe der verwandten Arzneien (Homöodote, ➤ Kap. 15.1.2) zu suchen.

Hinweise auf besondere und bewährte Arzneibeziehungen findet man in den meisten Arzneimittellehren, oft am Ende der Darstellung eines Arzneimittelbildes. Darüber hinaus gibt es gesonderte Nachschlagewerke, die Arzneibeziehungen tabellarisch auflisten und dadurch einen raschen Überblick ermöglichen.[34]

15.4 Regeln für die Bestimmung einer Folgegabe

Wenn nach der Gabe einer Arznei eine weitere Mittelgabe nötig ist, wird die folgende Verordnung in der homöopathischen Literatur als „zweite Verordnung" oder „Folgeverordnung" bezeichnet. Darunter versteht man die nächste Verordnung nach einer Arzneigabe, die eine Reaktion hervorgerufen hat. Da Hebammen von Rechts wegen zwar keine Verordnungen treffen, homöopathische Arzneien aber **zur Anwendung** bringen dürfen, wird im Folgenden der Begriff „Folgegabe" anstelle von „Folgeverordnung" gebraucht.

Die Folgegabe ist von großer Bedeutung für den weiteren Verlauf und muss sich immer daran orientieren, wie der Organismus auf die vorangegangene Mittelgabe reagiert hat (➤ Kap. 13). Eine vorschnelle oder fehlerhafte Folgegabe kann die Erfolge einer gut gewählten ersten Arznei unter Umständen wieder zunichte machen und den Fall verkomplizieren. Es lohnt sich deshalb immer, geduldig abzuwarten, bis die Situation eindeutig genug ist, um das weitere Vorgehen festlegen zu können.

Den **richtigen Zeitpunkt für die nächste Gabe abzuwarten**, ist oft schwieriger, als das passende Folgemittel zu wählen. Hebammen ist aus der Geburtshilfe bestens vertraut, dass manchmal das aufmerksame Abwarten von laufenden Prozessen schwerer fällt und mehr Erfahrung und Können erfordert, als aktiv einzugreifen. Meistens macht ein voreiliger Aktionismus die Probleme nur größer, in der Homöopathie ebenso wie in der Geburtshilfe.

15.4.1 Wiederholung der gewählten Arznei

Das erste Mittel wird in derselben Potenz wiederholt, wenn die erste Gabe eine gute und angemessen lange Wirkung gezeigt hat und nun

- die **Besserung** eindeutig **stagniert** und/oder
- die eingetretene **Besserung** wieder deutlich **nachlässt**.

Solange die Besserung fortschreitet, wird die Arzneigabe nicht wiederholt. Es wäre ein Irrtum anzunehmen, dadurch die Besserung beschleunigen zu können. Der Organismus ist ja bereits damit beschäftigt, die Heilung zu erwirken, und zwar individuell entsprechend seiner Kräfte und der Schwere der Krankheit. Ein weiterer Arzneiimpuls stört diesen Prozess (➤ Kap. 13.2.1). Dies wäre ungefähr so, als ob man an einer Pflanze zieht, damit sie schneller wächst, weil man ihre natürliche Entfaltung nicht abwarten kann. Man wird das Wachstum der Pflanze auf diese Weise nicht beschleunigen können, aber es besteht die Gefahr, sie abzureißen.

Wird dieselbe Arznei (z. B. im Verlauf akuter Beschwerden) in kurzen Intervallen wiederholt, sollte dies immer in modifizierter Form geschehen (➤ Kap. 12.2.3).

15.4.2 Veränderung der Potenz

Den Wechsel zu einer höheren Potenzstufe wird man erwägen, wenn

- die **Besserung** nach der letzten Arzneigabe nur **schwach** war,
- die **Besserung kürzer angehalten** hat, als erwartet.

Den Wechsel zu einer niedrigeren Potenzstufe wird man erwägen, wenn eine zu **heftige Arzneimittelreaktion** aufgetreten ist.

Äußere störende Einflüsse als Ursache für einen Wirkungsabbruch oder die Verschlimmerung der Symptomatik sollte man zuvor ausschließen.

[34] Z. B. R.G. Miller, W. Klunker, „Arzneibeziehungen", Heidelberg 1998; A. Rehmann, „Handbuch der homöopathischen Arzneibeziehungen" Stuttgart 2000; T. Blasig-Jäger, „Arzneimittelbeziehungen", Greifenberg 1996.

15.4.3 Wechsel der Arznei

Die Wahl einer neuen Arznei kommt infrage, wenn
- sich mit der bisherigen Arznei trotz Wiederholung und Veränderung der Potenz **keine weiteren Fortschritte mehr** erzielen lassen,
- sich das Beschwerdebild verändert und **neue Symptome** auftreten.

Für die Bestimmung des neuen Mittels wird die aktuell bestehende Symptomatik aufgenommen. Auf keinen Fall sollte man automatisch das Mittel geben, das bei der ersten Überlegung/Fallaufnahme als zweitbeste Wahl erschien – es sein denn, es hat jetzt die größte Ähnlichkeit zur aktuellen Symptomatik.

Fallbeispiel (Teil o)

Die Besserung der Beschwerden von Frau Schmidt hält nach der Einnahme von *Sepia* C 30 vier Tage lang an. Danach stagniert die Besserung. Bald darauf verschlechtert sich die Übelkeit erneut, und die bereits bekannten Symptome treten wieder verstärkt auf. Nachfragen ergeben keine Hinweise auf eine zusätzliche Belastung oder die Störung der Arzneiwirkung durch äußere Faktoren.

Diskussion

Damit kehrt nach einer anfänglich guten und deutlichen Besserung das unveränderte Symptombild erneut zurück. Ein Mittelwechsel ist daher zunächst nicht angezeigt. Es besteht nun die Möglichkeit, die Potenz entweder in modifizierter Form nochmals zu wiederholen oder auf eine höhere Potenzstufe (z. B. C 200 entsprechend der Kent'schen Reihe, ➤ Kap. 5.3.1) zu wechseln.
Schwangerschaftsübelkeit und Erbrechen zeigen manchmal eine sehr heftige Symptomatik, weshalb die Wirkungsdauer einer Arzneigabe je nach Ausprägung der Beschwerden auch nur kurz sein kann. Als Faustregel kann gelten: Je akuter und heftiger die Symptome, desto schneller muss eine Arznei wiederholt werden. Am Beispiel von Frau Schmidt zeigt sich deutlich, dass es keine standardisierten Einnahmeempfehlungen für bestimmte Potenzen oder Krankheiten geben kann, sondern allein die Reaktion auf die Mittelgabe das weitere Vorgehen bestimmt (➤ Kap. 13).

Weiteres Vorgehen

Da die anfängliche Wirkung der Arznei sehr zufriedenstellend war, erhält Frau Schmidt den Rat, nochmals zwei Globuli *Sepia* C 30 in Wasser aufzulösen und nach kräftigem Umrühren einen Teelöffel von der Lösung einzunehmen (Modifizierung). Der darauf folgende Tag zeigt wieder eine Besserung der Symptome. Für den Fall einer erneuten Verschlechterung der bekannten Symptomatik wird eine Gabe *Sepia* C 200 in Aussicht gestellt. Sollte sich die Symptomatik verändern, muss überprüft werden, ob sie durch eine andere Arznei besser abgedeckt wird. Gegebenenfalls muss dann das Mittel gewechselt werden.

KAPITEL

16 Störungen während der homöopathischen Behandlung

16.1 Vorgehen ... 96
16.1.1 Vorüberlegungen ... 96
16.1.2 Keine Intervention ... 96
16.1.3 Zwischengabe eines Akutmittels ... 96
16.1.4 Weiterbehandlung mit der bisherigen Arznei ... 97

16.2 Mögliche Störfaktoren ... 97
16.2.1 Fehler in Diät und Lebensführung ... 97
16.2.2 Verletzung ... 98
16.2.3 Emotionales Trauma ... 98
16.2.4 Interkurrente Erkrankung ... 98

Wenn sich homöopathische Behandlungen über einen längeren Zeitraum erstrecken (z. B. bei Schwangerschaftsübelkeit oder anhaltenden Stillproblemen), kann es vorkommen, dass während dieser Zeit zusätzlich andere akute Beschwerden auftreten. Dann stellt sich die Frage, wie man auf diese neue Situation reagieren soll, ohne den bisher erreichten Erfolg zu gefährden.

16.1 Vorgehen

Tritt während einer Behandlung eine akute Störung auf (z. B. Unfall, Verletzung, akuter Infekt, emotionale Erschütterung), sollte man die Situation zunächst differenziert betrachten. Nicht immer ist es sinnvoll und notwendig, homöopathisch zu intervenieren.

16.1.1 Vorüberlegungen

Folgende Punkte sollte man abklären, bevor man handelt:

- Sind die aus der akuten Störung resultierenden Beschwerden so schwerwiegend, dass sie behandelt werden müssen?
- Sind die neu aufgetretenen Symptome tatsächlich durch eine akute Störung verursacht oder womöglich eine Reaktion auf die eingenommene Arznei?
- Besteht Grund zu der Annahme, dass die Wirkung des bisherigen Arzneimittels durch die akute Störung unterbrochen wurde?

Hinweis

Wenn ein Arzneimittel über längere Zeit eine gute Wirkung gezeigt und eine fortschreitende Besserung bewirkt hat, ist es ratsam, den bisherigen guten Verlauf nicht durch übereilte Maßnahmen zu stören, z. B. durch die unnötige Gabe eines anderen Arzneimittels oder die Wiederholung des zuletzt gegebenen Mittels. Beides kann die Gesamtsituation verschlechtern und den Fall verwirren, was die Weiterbehandlung erschwert.

16.1.2 Keine Intervention

Es hat sich bewährt, zunächst nicht einzugreifen und abzuwarten – vorausgesetzt, die Störung ist so geringfügig ist, dass

- die daraus resultierende Belastung zu tolerieren ist,
- die Beschwerden erwartungsgemäß in kurzer Zeit von selbst wieder abklingen werden,
- nicht von einer Beeinträchtigung der Wirkung der vorher verabreichten Arznei auszugehen ist und diese ihre Heilwirkung fortsetzen kann.

Beispiel

Eine Wöchnerin hat nicht ausreichend Milch. Nach einer ausführlichen Anamnese bekommt sie zwei Globuli *Calcium carbonicum* C 30. Daraufhin zeigt die Milchbildung eine deutlich zunehmende Tendenz. Wenig später meldet sie sich mit Völlegefühl und Unwohlsein, was sie auf das schwere Essen bei einer Geburtstagsfeier zurückführt. Sie fragt nach einer homöopathischen Behandlungsmöglichkeit. Da die Beschwerden weder besonders heftig noch zunehmend sind und die Milchbildung weiterhin erfreulich zunimmt, soll diese Entwicklung nicht gestört und kein neuer homöopathischer Impuls gesetzt werden. Die Wöchnerin erhält den Rat, zunächst abzuwarten und die Verdauungstätigkeit eventuell mit einem kleinen Spaziergang anzuregen. Die Beschwerden klingen rasch von selbst ab.

16.1.3 Zwischengabe eines Akutmittels

Die Gabe einer anderen Arznei, die einen Ähnlichkeitsbezug zu den neuen, akuten Symptomen aufweist, ist vor allem dann zu erwägen, wenn

- die neu aufgetretenen Symptome aufgrund der Heftigkeit oder der drohenden Folgen behandlungsbedürftig sind,
- die neu aufgetretenen Symptome für eine sichere Mittelwahl ausreichend sind.

Merke

Für die Wahl des neuen Mittels werden nur die neu aufgetretenen, akuten Symptome berücksichtigt und nicht mit den schon länger bestehenden, chronischen Symptomen vermischt.

Hahnemann gibt den Hinweis, dass in dieser Situation auch das **Riechenlassen** an einer Arznei (➤ Kap. 12.1.4, Inhalation) eine gute Option darstellt. Er hatte beobachtet, dass die Wirkung schnell eintritt und die bisherige Behandlung dadurch wenig gestört wird (CK, Bd. 1, S. 160). Mit der bisher verabreichten Arznei wird pausiert, solange die Akutarznei eingenommen wird. Man sollte danach jedoch nicht automatisch zum bisherigen Mittel zurückkehren, sondern erst abklären, ob sich die ursprüngliche Symptomatik nach der akuten Störung verändert hat und jetzt auf ein anderes Mittel hinweist (CK, Bd. 1, S. 165).

Beispiel

Nach einer protrahierten Geburt mit hohem Blutverlust leidet eine Wöchnerin an Schwäche mit Kollapsneigung und heftigen Nachtschweißen. Sie ist nervös und reagiert sehr empfindlich auf alle Reize. Immer wieder hat sie ein aufsteigendes Hitzegefühl zum Kopf mit pulsierenden Schmerzen in den Schläfen. Sie erhält zwei Globuli *China* C 30 mit gutem Erfolg. Kurz darauf tritt ihr das ältere Kind beim Toben aus Versehen mit dem Fuß heftig in die rechte Brust. Die Brust ist daraufhin sehr schmerzhaft und an der Seite etwas geschwollen. Da die Beschwerden an der Brust heftig sind und um unliebsame Folgen zu verhüten (z. B. Milchstau, Entzündung), erhält sie zwei Globuli *Bellis perennis* C 30. Die Arzneimittelgabe wird im Verlauf noch einmal in modifizierter Form wiederholt. Die Beschwerden gehen daraufhin rasch zurück, und es zeigen sich keine weiteren Folgen an der Brust.

16.1.4 Weiterbehandlung mit der bisherigen Arznei

Wenn die akuten Symptome nicht behandlungsbedürftig sind, aber frühere Beschwerden sich verschlechtern oder wieder auftreten, obwohl sie bereits verschwunden waren, ist die erneute oder weitere Gabe der bisherigen Arznei angezeigt. In diesem Fall muss man von der Unterbrechung der bisherigen Arzneimittelwirkung ausgehen, und die wiederholte Mittelgabe soll den Heilungsprozess erneut in Gang zu bringen.

Ebenso kann man eine **Wiederholung des Arzneimittels** in Erwägung ziehen, wenn die akuten Symptome zwar einerseits beschwerlich sind und deshalb behandlungsbedürftig wären, andererseits aber nicht ausreichend klar sind, um sichere Hinweise auf ein neues Mittel zu liefern. Hinter dieser Strategie steht die Überlegung, dass eine Person durch die Einnahme ihres chronischen Mittels immer eine allgemeine Stärkung erfährt. Diese kann ihr helfen, eine akute Störung oder Erkrankung besser zu verkraften, selbst wenn das chronische Mittel eigentlich keinen Bezug zu den akuten Symptomen hat. Für den Fall, dass die laufende Arznei als Q- oder D-Potenzen regelmäßig eingenommen wird, kann die **Dosierung** vorübergehend so lange **erhöht** werden, wie die akuten Beschwerden anhalten. Die generelle Anwendung dieser Vorgehensweise, etwa um sich die Mühe einer neuen Arzneimittelwahl zu ersparen, empfiehlt sich allerdings nicht. Ein auf die akute Störung abgestimmtes Arzneimittel bietet oft bessere und raschere Hilfe.

Beispiel

Eine Schwangere erhält nach ausführlicher Anamnese unter Berücksichtigung auch der chronischen Symptome *Phosphorus* wegen heftiger Schwangerschaftsübelkeit. Ihr Allgemeinzustand und die Übelkeit verbessern sich daraufhin kontinuierlich. Als ihr Mann an einem grippalen Infekt erkrankt, fühlt sie sich nach einiger Zeit ebenfalls unwohl und zeigt neben erneut verstärkter Übelkeit auch unspezifische Symptome einer drohenden Erkältung. Sie erhält daraufhin den Rat, noch einmal eine Gabe *Phosphorus* in modifizierter Form einzunehmen. Damit sollen zum einen die wieder verstärkt auftretende Übelkeit gebessert und zum andern die Widerstandkräfte gegen den drohenden Infekt gestärkt werden.

16.2 Mögliche Störfaktoren

Im Folgenden werden mögliche Störfaktoren der Behandlung näher benannt.

16.2.1 Fehler in Diät und Lebensführung

Eine typische Störung sind Verdauungsprobleme wie z. B. Magenschmerzen oder Durchfall, verursacht durch Überessen oder unverträgliche Nahrungsmittel (Fettes oder Blähendes). Genauso können Schlafentzug oder körperliche Überanstrengung Beschwerden verursachen, die den weiteren Heilungsverlauf beeinträchtigen. Hahnemann selbst hat großen Wert auf eine gesunde Lebensführung seiner Patienten gelegt und eine ganze Reihe von Anweisungen zu diesem Thema gegeben (Organon, §§ 259–261). In den „Chronischen Krankheiten" äußert er sich über die Bedeutung von Ernährung, körperlicher Betätigung und seelischem Wohlbefinden für eine erfolgreiche Behandlung (CK, Bd. 1, S.131–141). Darüber hinaus macht er Therapievorschläge für die häufigsten Beschwerden (ebd., S.163).

16.2.2 Verletzung

Dazu zählen Folgen von Unfällen wie Quetschungen, Zerrungen, Verheben oder Verrenken, offene Wunden und Verbrennungen. Wenn z. B. eine Schwangere, die wir wegen Übelkeit homöopathisch behandeln, einen Sturz erleidet, sind wir als Hebammen manchmal die erste Ansprechpartnerin.

Neben der Überweisung zum Facharzt ist es sinnvoll, die notwendigen Maßnahmen (Ultraschall, Beobachtung, Schonung etc.) durch die Gabe des angezeigten Akutmittels (z. B. *Arnica, Bellis perennis*) zu unterstützen, um etwa die Bildung eines retroplazentaren Hämatoms zu verhindern. Die Behandlung der Schwangerschaftsübelkeit tritt in solchen Fällen zunächst in den Hintergrund.

16.2.3 Emotionales Trauma

Zeiten des Umbruchs und des Übergangs sind meist begleitet von einer größeren emotionalen Verletzlichkeit. Die Auswirkungen einer seelischen Erschütterung treten oft unmittelbarer und deutlicher zutage als in stabileren Lebensphasen. Als Hebammen erleben wir täglich die erhöhte Sensibilität von Schwangeren, Wöchnerinnen und neugeborenen Kindern. Wir können regelmäßig beobachten, dass sich emotionale Erschütterungen in körperlichen Symptomen wie Milchstau, vorzeitigen Wehen oder sogar Blutungen Ausdruck verschaffen. Auch unter der Geburt treten diese Zusammenhänge oft eindrücklich zutage.

Schreck, Angst, kummervolle Ereignisse, Ärger, Demütigung oder Eifersucht sind nur einige Affekte, die in der Lage sind, bedeutende körperliche Reaktionen hervorzurufen und die Wirkung eines zuvor gegebenen Arzneimittels zu unterbrechen. Die Gabe eines gut gewählten akuten Mittels kann, neben der Beseitigung der Ursachen, in diesen Fällen viel zur erneuten Stabilisierung der Situation beitragen.

16.2.4 Interkurrente Erkrankung

Als „interkurrent" bezeichnet man akute Krankheiten wie z. B. Blasenentzündung, Grippe oder Mittelohrentzündung während einer laufenden (chronischen) Behandlung. Treten sie während Schwangerschaft oder Stillzeit auf, müssen Hebammen an den zuständigen Arzt weiter verweisen. Zusätzlich können wir Empfehlungen für Maßnahmen aussprechen, die wir für geeignet halten, um die Symptome zu lindern (z. B. kühle oder warme Anwendungen, Wickel, Bettruhe, heiße Tees). Dazu gehören auch Hinweise darauf, ob und wie das bisherige homöopathische Mittel weiter angewendet werden soll, oder ob aufgrund der veränderten Gesamtsituation ein Mittelwechsel notwendig wird, um beispielsweise weiterhin einer verminderten Milchbildung entgegenzuwirken.

KAPITEL

17 Arzneimittelstudium

17.1 Praktisches Vorgehen 100

17.2 Die Materia medica in diesem Lehrbuch 100
17.2.1 Zielsetzung 100
17.2.2 Aufbau 100
17.2.3 Zeichenerklärung 101

Das Arzneimittelstudium spielt eine zentrale Rolle in der Homöopathie. Jede noch so einfühlsam und gründlich erhobene Anamnese ist wertlos, solange ihr nicht eine ausreichende Arzneimittelkenntnis gegenübersteht. Nur so können die Symptome der Krankheit mit der Symptomensammlung der verschiedenen Arzneien verglichen werden. Die Arzneimittellehren haben inzwischen beträchtliche Ausmaße angenommen, und ständig kommen neue Erkenntnisse dazu. Um diese Fülle an Information nutzen zu können, musste das vorhandene Wissen notwendigerweise systematisiert werden. Zum einen, um es in Form von Nachschlagewerken schnell verfügbar zu machen, zum anderen, um Grundstrukturen herauszuarbeiten, die das Arzneimittelstudium erleichtern.

17.1 Praktisches Vorgehen

Einerseits sollte eine homöopathische Mittelwahl auf der Gesamtheit der vorhandenen Symptome gründen (➢ Kap. 10) und nicht nur einen beliebigen und speziellen Ausschnitt im Blick haben. Andererseits wenden Hebammen ihr homöopathisches Wissen in einem begrenzten Arbeitsbereich an. Es ist deshalb sinnvoll, beim Erlernen und Erarbeiten der verschiedenen Arzneimittel zwei Schwerpunkte zu berücksichtigen:

1. Die Erarbeitung der Grundzüge einer Arznei mit ihren Hauptwirkungen und Leitsymptomen (mit dem Ziel, die Kenntnisse immer weiter zu vertiefen).
2. Die möglichst genaue Kenntnis einer Arznei und ihrer Symptome im Hinblick auf die die Hebammenarbeit besonders betreffenden Organe (z. B. Uterus, Mammae) oder Lebensphasen mit ihren Funktionsabläufen (z. B. Schwangerschaft, Geburt, Neugeborenenperiode).

Der erste Punkt beschreibt generell den sinnvollen Einstieg in das Studium der Materia medica. Der zweite Punkt bedeutet die Etablierung von Expertinnenwissen in einem Fachbereich, den keine andere Berufsgruppe so umfassend und gleichzeitig spezifisch betreut und beobachtet wie die Hebammen. Das versetzt Hebammen darüber hinaus in die besondere Lage, alles in diesem Bereich bisher gesammelte Wissen gründlich überprüfen und zuverlässig zu erweitern.

17.2 Die Materia medica in diesem Lehrbuch

17.2.1 Zielsetzung

In der nachfolgenden Materia medica (➢ Kap. 18) werden die charakteristischen Hauptwirkungen einer Arznei und ihre „hebammenspezifischen" Aspekte gleichermaßen berücksichtigt. Ziel war es, die Arzneiwirkungen möglichst prägnant zusammenzufassen. Die Arzneimitteldarstellungen dienen zum einen als Einstieg in das Arzneimittelstudium und als „Lernhilfe", zum anderen geben sie ein Konzept an die Hand, nach welchem Hebammen sich weitere Arzneimittel selbstständig aus den verschiedenen Quellen der Materia medica erarbeiten und damit ihren spezifischen Bedürfnissen anpassen können.

Es wurde eine Auswahl an Arzneimitteln zusammengestellt, die in der Hebammenarbeit erfahrungsgemäß häufig Anwendung finden. Neben den ausgewählten Mitteln gibt es selbstverständlich noch eine ganze Reihe weiterer Arzneien, die im Rahmen der Hebammenarbeit wichtig sind und zur Anwendung kommen. Die nachfolgende Materia medica ist also keinesfalls als vollständig zu betrachten und kann weder den Gebrauch eines Repertoriums noch weitere Recherchen in ausführlicheren Arzneimittellehren ersetzten.

17.2.2 Aufbau

Neben dem **Namen der Arznei** und der gebräuchlichen Abkürzung (in Klammern) in der Hauptüberschrift werden in Kursivschrift die in der homöopathischen Literatur gebräuchlichen Synonyma, bei chemischen Verbindungen die Formel, der im Deutschen gebräuchliche Name sowie die Bezeichnung der Arznei im „Homöopathischen Arzneibuch" HAB (➢ Kap. 5.5) angegeben.

Unter der Überschrift **„Grundzüge"** sind die Hauptwirkungen der Arznei unter besonderer Berücksichtigung der Leit- und Allgemeinsymptome (inklusive der Gemütssymptome) zusammengestellt. Diese Symptome können in jeder Situation (Schwangerschaft, Geburt, Neugeborenenperiode etc.) begleitend auftreten. Werden sie beobachtet, sind sie grundsätzlich mittelweisend. In den weiteren Unterabschnitten werden diese Symptome deshalb nicht jedes Mal erneut aufgezählt.

Die **Modalitäten, Empfindungen** und die **Causa** („Folge von") werden gesondert aufgeführt. Es ist hilfreich, diese Aspekte immer rasch präsent zu haben, da sie in der Praxis oft entscheidende Hinweise auf die passende Arznei geben.

Der Abschnitt **„Hebammenarbeit"** ist in die Bereiche **„Schwangerschaft"**, **„Geburt"**, **„Wochenbett"**, **„Brust und Stillen"** und **„Das Neugeborene"** unterteilt. Die Zuordnung von spezifischen Symptomen einer Arznei zu einem bestimmten Bereich ist jedoch nicht als ausschließlich zu verstehen. So sind einige im Abschnitt „Schwangerschaft" näher beschriebene Symptome (z. B. Varizen) natürlich auch auf das Wochenbett übertragbar, wenn diese dort auftreten, und umgekehrt.

In den **„Anmerkungen"** finden sich Zusatzinformationen, die weitere interessante Aspekte der Arznei beleuchten oder Hinweise auf ihr Verhältnis zu anderen Arzneien geben.

Die **Skizzen** ermöglichen einen schnellen Überblick über die für Hebammen besonders relevanten körperlichen Symptome. Für die Darstellung des Neugeborenen wurde das männliche Geschlecht gewählt, um die Möglichkeit zu schaffen, auf Mittel hinzuweisen, die sich bei Hydrocele bewährt haben. Selbstverständlich gelten alle anderen Symptome gleichermaßen für beide Geschlechter.

17.2.3 Zeichenerklärung

Die **Modalitäten**, also die Umstände unter denen sich bestimmte Symptome bessern oder verschlechtern, sind mit den Symbolen < und > versehen:

< bedeutet **Verschlechterung** des Symptoms durch den angegebenen Umstand,

> bedeutet **Besserung** des Symptoms durch den angegebenen Umstand.

Beispiel: „Übelkeit > Bewegung" heißt: durch Bewegung wird die Übelkeit **besser.**

KAPITEL

18 Darstellung ausgewählter Arzneien

18.1 Aconitum (Acon.) ... 105

18.2 Apis (Apis) ... 108

18.3 Arnica (Arn.) ... 111

18.4 Arsenicum album (Ars.) ... 114

18.5 Belladonna (Bell.) ... 118

18.6 Bellis perennis (Bell-p.) ... 122

18.7 Bryonia (Bry.) ... 125

18.8 Calcium carbonicum (Calc.) ... 128

18.9 Calcium fluoratum (Calc-fl.) ... 132

18.10 Calcium phosphoricum (Calc-p.) ... 135

18.11 Caulophyllum (Caul.) ... 138

18.12 Chamomilla (Cham.) ... 141

18.13 China (Chin.) ... 145

18.14 Cimicifuga (Cimic.) ... 149

18.15 Gelsemium (Gels.) ... 152

18.16 Ignatia (Ign.) ... 155

18.17 Ipecacuanha (Ip.) ... 158

18.18 Kalium carbonicum (Kali-c.) ... 160

18.19 Lycopodium (Lyc.) ... 164

18.20 Magnesium carbonicum (Mag-c.) 168

18.21 Natrium muriaticum (Nat-m.) 171

18.22 Nux vomica (Nux-v.) 175

18.23 Opium (Op.) 179

18.24 Phosphorus (Phos.) 183

18.25 Phytolacca (Phyt.) 187

18.26 Pulsatilla (Puls.) 190

18.27 Rhus toxicodendron (Rhus-t.) 194

18.28 Sepia (Sep.) 197

18.29 Silicea (Sil.) 201

18.30 Staphisagria (Staph.) 205

18.31 Sulfur (Sulf.) 208

18.1 Aconitum (Acon.)

Sturmhut, Blauer Eisenhut, HAB: Aconitum napellus

Der Eisenhut wächst in europäischen Hoch- und Mittelgebirgen und ist eine der giftigsten Pflanzen Europas. Zur Arzneimittelherstellung wird die zur Blütezeit gesammelte Pflanze samt Wurzelknolle verwendet.

Grundzüge

Aconitum kommt infrage bei allen Folgen von **Schock** und **Panik** und wirkt vor allem auf das **Herz**, den **Kreislauf**, die **Atmung** und auf die **Nerven**. Die Beschwerden beginnen **plötzlich** und sind **akut** und **schmerzhaft** („wie ein Orkan").

- Auch unbedeutende Beschwerden sind von Angst bis hin zur **Todesangst** begleitet. Panikattacken (Angst in einer Menschenmenge oder davor, eine Straße zu überqueren).
- Ärgerlich ungeduldig und reizbar. Große **Ruhelosigkeit** mit ständigem Hin- und Herwerfen, Stöhnen und Schreien. < Nachts. Überempfindlichkeit der Sinne (v. a. Licht und Geräusche). Nervöse Erregung und Schlaflosigkeit.
- Intensive Schmerzen, die zur Verzweiflung treiben. Schreit, beißt auf die Fäuste.
- Erstes Stadium einer Entzündung. Plötzliches, hohes Fieber mit Durst und schnellem Puls. Trockene, heiße Haut ohne Schweiß. Frieren und Schüttelfrost.
- Blutdrang zu Kopf und Brust. Rote Wangen (auch nur einseitig). Rotes Gesicht, das beim Aufrichten vom Liegen blass wird.
- Heftiges, ängstliches **Herzklopfen**, voller, harter Puls. Schwere Atmung, Atemnot, Hyperventilation. Kollaps, Ohnmacht < beim Aufrichten.
- Brennender Durst nach großen Mengen kalten Wassers.

Modalitäten

Verschlechterung: Kälte, kalter, trockener Wind. Starke Emotionen (v. a. Schreck und Angst). Abends und nachts (Mitternacht). Im warmen Zimmer und im warmen Bett (wodurch Blutandrang zum Kopf entsteht), Geräusche, Licht, Druck und Berührung.

Besserung: an frischer Luft. Nach eingetretener Schweißsekretion. Ruhe.

Schmerzqualität und Empfindungen

Stechende und ziehende Schmerzen, unerträglich, zur Verzweiflung treibend.

Die Körperteile fühlen sich brennend, kribbelnd oder vergrößert an. Nach dem Schmerz bleibt ein Taubheitsgefühl zurück.

Folgen von

Schreck und Schock. Wenn nach einem Schreck die **Angst** bestehen bleibt.

Trockene, kalte Luft. Zugluft im verschwitzten Zustand. Unterdrückung von Sekretionen (v. a. Schweiß).

Aconitum in der Hebammenarbeit

Schwangerschaft

Erstes Mittel bei Beschwerden, die infolge eines Schreck- oder Angsterlebnisses auftreten. Angst, die Schwangerschaft oder Geburt nicht zu überleben. Die Gemütssymptome können begleitet sein von ständigem Harndrang. Nervöse Schlaflosigkeit, Aufschrecken aus dem Schlaf.

Drohender Abort mit Abgang einer hellen Blutung, ausgelöst durch Schreck und begleitet von Todesfurcht.

Zystitis mit heftiger Dysurie. Urin heiß, rötlich und spärlich. Hämorrhoidalbeschwerden mit schießendem Schmerz im After und einem Gefühl im Kreuz wie zerschlagen.

Geburt

Die Gebärende wirft sich ständig umher. Angst bis hin zur **Todesangst;** Verzweiflung; glaubt, die Geburt nicht zu überleben. Ruhelosigkeit, Stöhnen und Schreien.

Heiße trockene Haut und Schleimhäute. Heftiger Durst nach kaltem Wasser. Schneller, harter Puls,

Herzklopfen. Gesicht rot, manchmal schweißig. Beim Aufrichten plötzliche Blässe und Ohnmachtsgefühl. Atembeklemmung, Hyperventilation.

Heftige, quälende und hyperfrequente Wehen. Erfolglose Wehen durch Lageanomalie des Kindes. Die Scheide ist trocken, empfindlich, wie zusammengeschnürt. Scheide und Damm lassen sich nicht dehnen. Spasmodische Kontraktionen des Muttermunds.

Tachykardien und Bradykardien des Kindes intrauterin. Amnioninfektionssyndrom.

Harnverhalt während und nach der Geburt.

Wochenbett

Ängstlichkeit und Unruhe. Schmerzhafte Nachwehen. Spärliche, stinkende Lochien schon kurz nach der Entbindung mit Entzündungszeichen. Endometritis mit Fieber ohne Schweiß, trockener Zunge und mit großem Durst. Abdomen empfindlich gegen die leichteste Berührung. Gefühl von Blutandrang zum Bauch, zur Brust oder zum Kopf.

Brust und Stillen

Harte, heiße Brüste mit wenig Milch oder Milchüberschuss. Entzündung der Brust, ausgelöst durch eine Erkältung nach Aufenthalt in kalter, trockener Luft. Die Brust ist dann heiß, hart, geschwollen, und die Milchbildung geht zurück.

Das Neugeborene

Nach einer **traumatischen Geburt**. Amnioninfektionssyndrom, peri- und postnatale Hypoxie, Hirnblutung. Lähmungen (Plexuslähmung). Neugeborenenkrämpfe und Apnoen. Das Kind ist blass, hat einen schlaffen Tonus, Bradykardien, eine insuffizien-

18

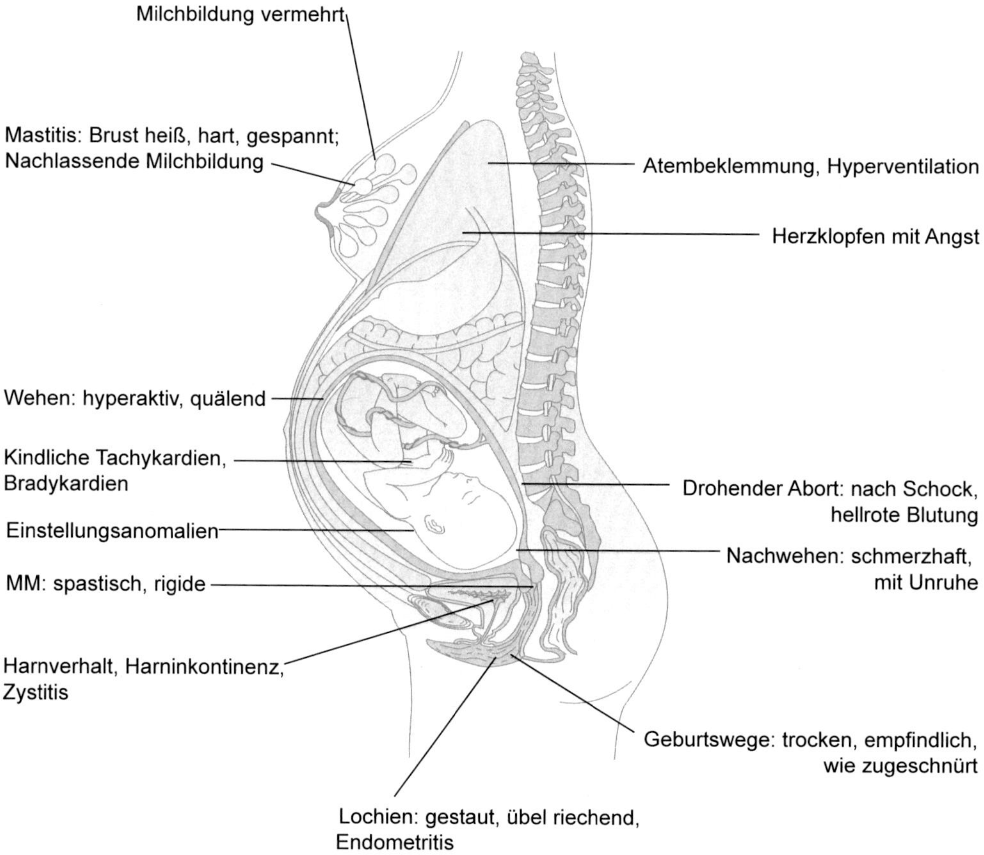

Abb. 18.1a

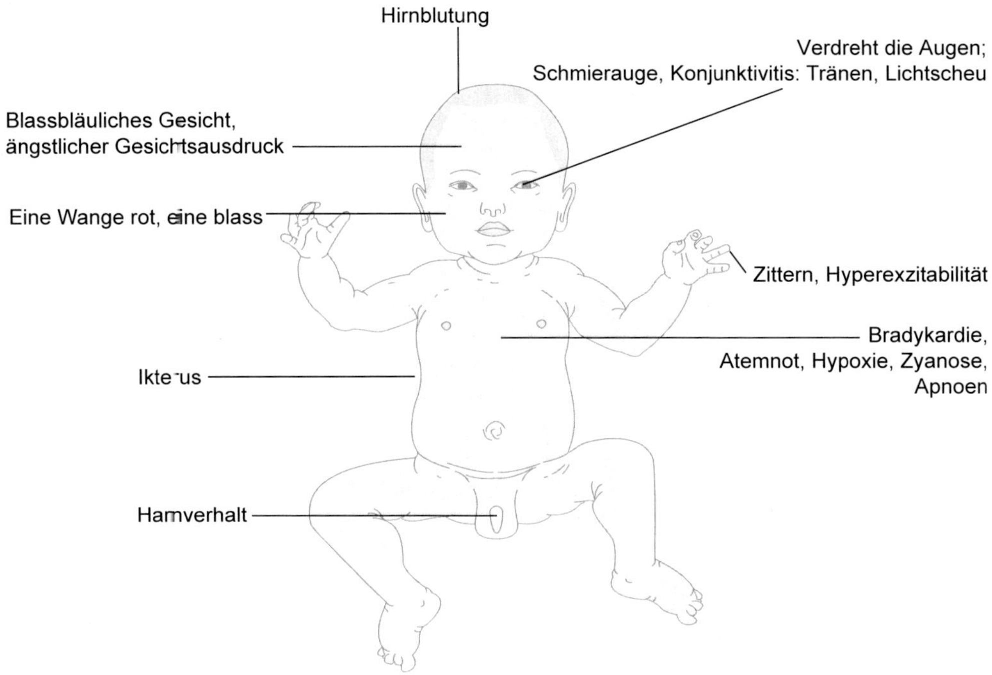

Abb. 18.1b

te Atmung und reagiert nicht auf Stimuli. Oder es ist hyperexzitabel, zittert, hat einem ängstlichen Gesichtsausdruck und scheint unter Schock zu stehen. Große Unruhe, das Kind wirft den Kopf hin und her, verdreht die Augen oder bewegt ständig die Zunge. Eine Wange rot, die andere blass. Es ist reizbar, schnell zornig und erschrickt und schreit bei jeder Berührung. Schnelles Herumtragen kann vorübergehend bessern.

Harnverhalt post partum, frühzeitig auftretender Icterus neonatorum. Akute Augenentzündungen mit Tränenfluss und Lichtscheu (durch kalten Wind). Alle Symptome begleitet von den für *Aconitum* typischen **Unruhezuständen**.

Später: wichtiges Mittel bei (Pseudo-)Krupp. Schmerzhafte Zahnung mit Fieber, Durchfall und Krämpfen.

Anmerkungen

Hauptwirkstoff ist das Alkaloid Aconitin, das vor allem auf das Herz- und Gefäßsystem sowie auf die Atmung einwirkt.

Die Gemütssymptome spielen für die Wahl von *Aconitum* oft eine besondere Rolle: „Bei jeder Wahl des Sturmhuts als homöopathisches Heilmittel ist vorzüglich auf die Gemütssymptome zu sehen, damit besonders diese recht ähnlich seien" (RAL, Bd. 1, S. 438).

Aconitum sollte nie allein auf die Indikation „Fieber" hin gegeben werden, ohne dass die weiteren Symptome auf das Mittel hinweisen. Viele Autoren berichten von nachteiligen Wirkungen in diesem Fall.

Wegen der Giftigkeit des Ausgangsstoffs sollte *Aconitum* nicht in tiefen Potenzen angewendet werden.

Nach Kent („Neue Arzneimittelbilder", S. 46) sollte *Aconitum* nicht mehr gegeben werden, wenn bereits ein Lochialstau vorliegt.

Bei Verletzungen ergänzt es die Wirkung von *Arnica*, bei Aufregung und Schlaflosigkeit ist es komplementär zu *Coffea*.

Aconitum gilt als das „akute *Sulphur*", weshalb *Sulphur* in vielen Fällen ein gutes Folgemittel ist.

18.2 Apis (Apis)

Apis mellifica, Honigbiene, HAB: Apis mellifica und Apisinum

Zur Gewinnung der Tinktur wird der ganze Körper der Honigbiene mit Alkohol versetzt und mit diesem zerrieben. Für die Herstellung der Arznei *Apisinum* wird nur das Bienengift verwendet.

Grundzüge

Apis wirkt vor allem auf die **Haut, die Schleimhäute, die serösen Häute, die Harnorgane** und **Ovarien** sowie das **Nervensystem**. Das Bild ist von **ödematöser Schwellung**, entzündlicher Röte und **brennenden** oder **stechenden Schmerzen** geprägt. Die Symptome entwickeln sich **plötzlich** und **heftig.**

- Nervöse Ruhelosigkeit, ziellose Aktivität. Reizbarkeit und Aggressivität. Eifersüchtig. Schwer zufriedenzustellen. Ungeschicklichkeit, lässt Dinge fallen, stolpert. Kann sich nicht konzentrieren.
- Kollapsartige Schwäche. Dumpfheit und Apathie. Delirien mit Schreien.
- Neigung zum Weinen, mutlos und verzagt. Ängstlich und sorgenvoll, Angst vor dem Tod. Will nicht allein sein.
- Generalisierte oder lokale odematöse, entzündliche Schwellungen von wächserner oder rötlicher Farbe mit brennenden und stechenden Schmerzen. Wirkt vor allem auf Gesicht, Augen, inneren Hals (Angina, Diphtherie) und auf die Ovarien.
- Aufgedunsenes rotes oder wächsernes Gesicht. Sackartige Schwellung unter den Augen.
- Entzündung und Erguss in den serösen Häuten (Gehirn, Pleura, Herz). Zysten und Entzündung des Ovars (< rechts).
- Akutes Exanthem, Urtikaria. Allergien (anaphylaktischer Schock). Panaritium.
- Durstlosigkeit oder häufiger Durst auf kleine Mengen.
- Entzündungen der Harnorgane, Zystitis, Glomerulonephritis.
- **Überempfindlichkeit auf Berührung** am ganzen Körper, besonders ausgeprägt am Unterbauch. Sogar die Haare sind berührungsempfindlich.

Modalitäten

Verschlechterung: Wärme (heißes Wetter, heiße Getränke, warmes Bett, heißes Bad, warme Anwendungen). Berührung, Druck. Nach Schlaf. Rechte Seite.

Besserung: Abkühlung (kaltes Wetter, kalt Baden und Waschen, kalte Anwendungen, Ausziehen). Bewegung.

Schmerzqualität und Empfindungen

Brennen und Stechen (wie Bienenstiche). Brennen wie von heißen Nadeln. Prickelnder, beißender, juckender Schmerz. Schmerz wie wund und zerschlagen. Schmerzen treten plötzlich auf.

Folge von

Schreck, Zorn, Eifersucht, Kränkung, schlimme Nachrichten. Unterdrückte Ausschläge. Exanthem.

Apis in der Hebammenarbeit

Schwangerschaft

Drohender Abort (v. a. im ersten Trimenon) mit stechenden und brennenden Schmerzen < in der Ovargegend, mit Oligurie und Durstlosigkeit. Begleitend kann Verstopfung mit harten, schwer gehenden Stühlen auftreten. Hämorrhoiden, brennend, stechend, beißend > Kälte, < Wärme.

Ödeme an Händen und Füßen. Finger und Hände taub. Karpaltunnelsyndrom. Geschwollene Labien mit stechendem Schmerz > Kühlung. Unterbauch sehr berührungsempfindlich.

Zystitis. Brennender, beißender Schmerz beim Wasserlassen, manchmal auch vor und nach dem Urinieren. Geringe Harnmengen gehen unter Schmerzen langsam tröpfelnd ab. Pressen zum Urinieren. Urin ist dunkel und blutig. Harninkontinenz.

Generalisierte Ödeme, Proteinurie, Bluthochdruck (SIH), Eklampsie.

Gesteigertes sexuelles Verlangen. Beschwerden durch Unterdrückung der Sexualität.

Wochenbett

Unmotiviertes Lachen und Weinen. Kindisches, albernes Benehmen. Erotische Manie. Ödeme und aufgedunsenes Gesicht. Ödeme der Labien. Geschwollene, schmerzhaft-stechende, blutende Hämorrhoiden. Harnverhalt.

Brust und Stillen

Hohlwarzen. Milchmangel (mit Durstlosigkeit und Oligurie). Brustentzündung mit ödematöser, blassrötlicher oder roter Schwellung. Die Schmerzen sind brennend und stechend, manchmal beißend mit Jucken. Abszessbildung.

Das Neugeborene

Blassrot, glänzende Schwellungen und Ödeme. Stauungsödeme. Begleitend angewendet bei vielen ernsthaften neonatologischen Problemen, z. B. Hirnödem, Lungenödem, Hydrops fetalis, Hydrocephalus. Neurologische Störungen mit Koma und schrillem plötzlichen Aufschreien (Cri encéphalique), Hemiparese, Meningitis. Angeborene Nierenzysten.

Hyperexzitabilität, erschrickt bei geringster Berührung oder dem kleinsten Geräusch. Weint viel. Plötzliche schrille, durchdringende Schreie im Schlaf oder im wachen Zustand. Ruheloser Schlaf, ist ständig in Bewegung. Bohrt den Kopf ins Kissen und rollt den Kopf hin und her. Schlägt die Daumen ein. Harnverhalt. Leistenhernie. Hydrocele testis. Nabelgeschwür. Heftige Säuglingskonjunktivitis mit starker Lidschwellung, vermehrtem Tränenfluss und Lichtscheu.

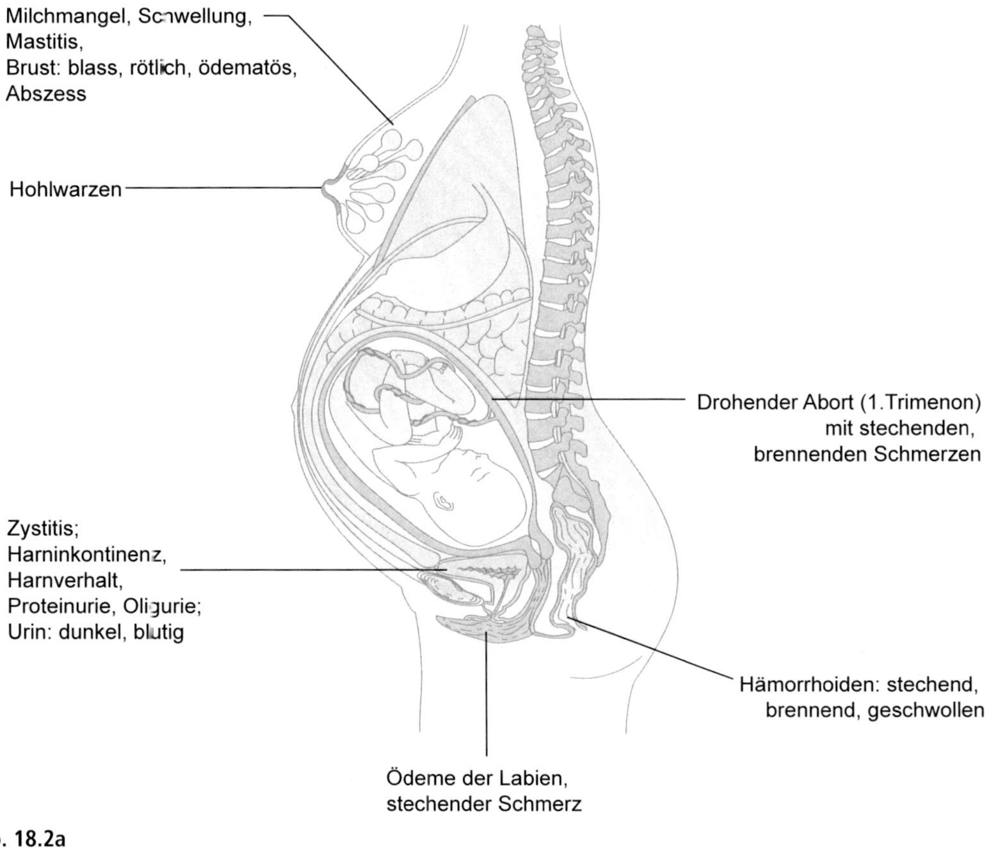

Abb. 18.2a

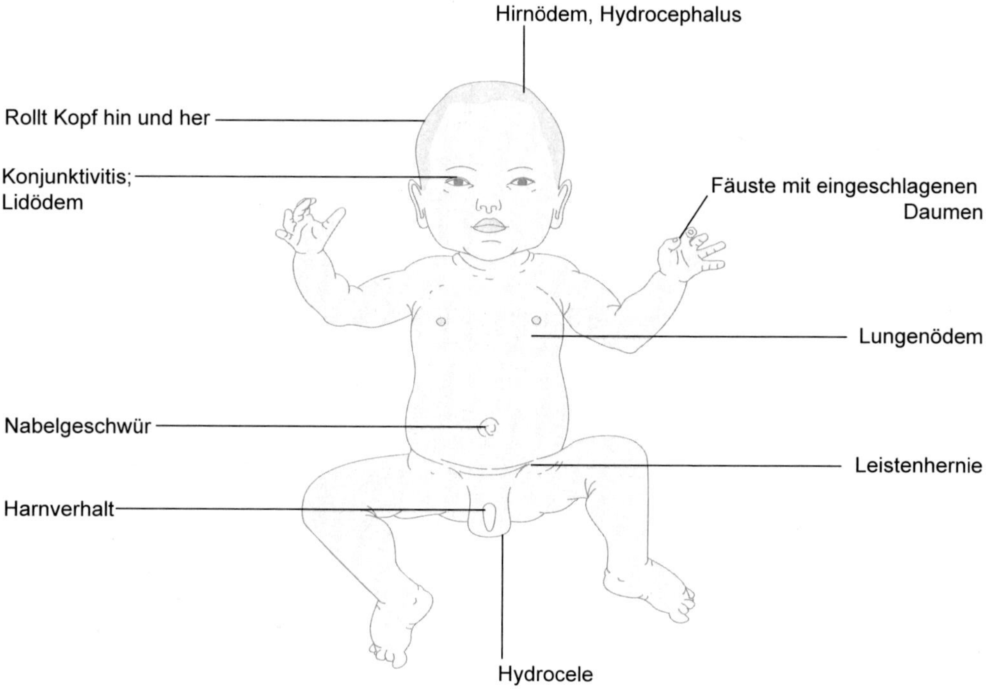

Abb. 18.2b

Anmerkungen

Apis kommt infrage, wenn sich ein Exanthem nicht richtig entwickelt oder unterdrückt wird und sich die Krankheit dadurch verschlimmert (Masern, Scharlach, Urtikaria).

Natrium muriaticum gilt als „chronisches" Mittel von *Apis* und ergänzt es gut.

Pulsatilla und *Arsenicum album* sind bewährte Folgemittel.

18.3 Arnica (Arn.)

Bergwohlverleih, Arnica, HAB: Arnica montana und Arnica montana ex planta tota

Arnica wächst in Hoch- und Mittelgebirgen. Die ebenfalls übliche Bezeichnung „Fallkraut“ weißt auf den traditionellen Gebrauch bei Verletzungen hin. Zur Arzneiherstellung wird üblicherweise der getrocknete Wurzelstock verwendet.

Grundzüge

Unmittelbare und entfernte Folgen von physischen und psychischen **Traumata** und **Überanstrengung**. Wirkt auf die Blutgefäße (Varizen, Venenentzündung). Gesteigerte **Blutungsneigung** und **Hämatombildung**. Die zentrale Empfindung ist dabei ein **Zerschlagenheitsgefühl** in Begleitung mit Schwäche.

- Mürrisch und abweisend; sagt, es fehle nichts und lehnt Hilfe ab. Stur und eigensinnig. Nichts kann recht gemacht werden.
- **Furcht vor jeder Berührung** und Annäherung, da eine schmerzhafte Überempfindlichkeit am ganzen Körper besteht.
- Heißer Kopf, kalter Körper oder heißer Oberkörper, kalter Unterkörper.
- Ruhelosigkeit und Nervosität, bewegt sich ständig, obwohl die Bewegung schmerzt.
- Geistige Erschöpfung mit Apathie. Benommenheit, Gleichgültigkeit und Hoffnungslosigkeit.
- Zerschlagenheitsgefühl mit Müdigkeit und Schwäche.
- Stumpfe **Verletzungen**. Schwellungen, Verstauchungen, Prellungen, **Hämatome.**
- Allgemeine Blutungsneigung: blaue Flecken beim geringsten Stoß, Petechien, Einblutungen in Netz- oder Bindehaut des Auges. Frische, hellrote Blutungen aus den Schleimhäuten (Nasenbluten, Zahnfleischbluten, Kontaktblutung der Zervix).
- Entzündete, schmerzhafte Varizen und Hämorrhoiden. Thrombose.
- Schmerzhafte Furunkel oder Akne auf der Haut. **Wundheilungsstörungen** nach Verletzung oder Operation. Fördert die Resorption von Eiter oder verhindert die Eiterbildung.
- Frösteln am ganzen Körper, dabei heißes, rotes Gesicht bei kalten Extremitäten.
- Körperabsonderungen haben einen fauligen Geruch. Aufstoßen und Blähungen riechen nach faulen Eiern.
- Aufgetriebener Bauch und kolikartige Schmerzen. Unwillkürliche Ausscheidungen von Stuhl nachts im Schlaf.
- Erstes Mittel bei Gehirnerschütterung, Angina pectoris, Schlaganfall.

Modalitäten

Verschlechterung: Bewegung der betroffenen Körperteile. Jede Anstrengung. Erschütterung und **Berührung**. Liegen auf einer harten Unterlage. Nasskaltes Wetter. Nach Schlaf.

Besserung: in der Ruhe. Ausgestreckt Liegen (mit tiefgelagertem Kopf).

Schmerzqualität und Empfindungen

Große Schmerzhaftigkeit und Überempfindlichkeit gegen Schmerz und Berührung. Am ganzen Körper entsteht ein Gefühl **wie zerschlagen, gequetscht** und **wund**. Das Bett scheint zu hart.

Folge von

Akute sowie lang zurückliegende psychische und physische **Traumata**. Entbindung. Chirurgische Eingriffe. Zahnextraktionen und Schmerzen nach zahnärztlichen Eingriffen. Heftige Erschütterung (Gehirnerschütterung).

Akute Belastungssituation oder fortwährende geistige oder körperliche Überanstrengung (Muskelkater).

Arnica in der Hebammenarbeit

Schwangerschaft

Drohende Fehlgeburt nach Sturz, Unfall oder starker körperlicher oder emotionaler Erschütterung. In der Folge können vaginale Blutungen mit oder ohne Schmerzen auftreten, aber auch Schmerzen ohne Blutung.

Verhindert die Bildung eines **retroplazentaren Hämatoms** oder fördert dessen Resorption.

Die Kindsbewegungen werden als sehr schmerzhaft empfunden und können Übelkeit und Erbrechen hervorrufen. Es besteht das Gefühl, als läge der Fetus quer.

Schmerzhafte, empfindlich Varizen, die sich wie gequetscht anfühlen. Oberflächliche Venenentzündungen.

Geburt

Generell besteht eine intensive Berührungsabwehr. Niemand darf zu nahe kommen.

Die Wehen sind quälend und schmerzhaft, aber erfolglos oder sie sind schwach und hören schließlich ganz auf. Der Muttermund ist überempfindlich auf Druck des kindlichen Kopfes und auf die Berührung mit dem Finger bei der Untersuchung. Dabei ist der Muttermund rigide und bietet einen hohen Widerstand. Während der Wehe kommt es daher zu feinen Einrissen, und in der Folge zu hellroten Blutungen nach jeder Wehe. Während der Wehe zeigt sich ein heftiger Blutdrang zu Gesicht und Oberkörper, die rot und warm werden, während die Extremitäten kalt bleiben. Der Schmerz erstreckt sich vom Kreuzbein in die Leiste, zu den Innenseiten der Oberschenkel bis in die kleinen Zehen. Nach der Wehe tritt eine große Benommenheit ein, eventuell mit unwillkürlichem Urinabgang. Wirkt wie im Delirium, antwortet aber richtig, wenn sie angesprochen wird.

Wegen des Zerschlagenheitsgefühls in jeder Lage und der Empfindung, dass die Unterlage zu hart ist, entsteht das Bedürfnis, fortwährend die Lage zu wechseln.

Bei Plazentaretention mit hellroter Blutung und hellroten Koageln aufgrund vorausgegangener Überanstrengung der Gebärmutter, begleitet von allgemeiner Benommenheit.

Wochenbett

Quetschung und Wundheit der Genitalorgane nach der Geburt mit Hämatomen und Schwellung. Kann nach der Geburt nicht aufrecht gehen und hält den Bauch mit den Händen. Harnverhalt oder Inkontinenz post partum. Schmerzhafte Nachwehen treten vor allem beim Stillen auf.

Brust und Stillen

Brustwarzen fühlen sich gleich nach den ersten Stillversuchen wie wund und gequetscht an, obwohl sie äußerlich unversehrt erscheinen können. Folge von Verletzungen (v. a. Quetschung) der Brust.

Das Neugeborene

Folgen von **Geburtstraumata** wie
- Kephalhämatom, Klavikulafraktur,
- Fazialisparese, Plexusparese,
- Torticollis (Schiefhals),
- intrakranielle Hämorrhagie,
- Einblutungen in die Bindehaut, Petechien, Ekchymosen.

Folgen einer Asphyxie mit Atemdepression, Reaktionsmangel und Benommenheit.

Schwellung der Brustdrüsen ohne Entzündungszeichen. Phimose mit Entzündungszeichen. Das Kind ist allgemeinen sehr empfindlich und schreit, wenn es berührt wird.

Anmerkungen

Im 15. Jahrhundert ist die Verwendung von Arnika als Heilpflanze zum ersten Mal schriftlich belegt und wird dort empfohlen zur innerlichen Anwendung bei ausbleibender Regel und als Abortivum erwähnt. Bei äußerlicher Anwendung wirkt sie antiseptisch und verhindert die Wundinfektion. Sie hat entzündungshemmende und schmerzstillende Eigenschaften und hat sich bei Insektenstichen (z. B. Wespenstich) bewährt.

Tinkturen dürfen nicht unverdünnt weder kurzfristig noch über längere Zeit auf verletzte Hautstellen aufgetragen werden, da die Anwendung auf der Haut bei sehr empfindlichen Personen und in zu wenig verdünnter Lösung zu Erythemen bis hin zur ödematösen Dermatitis mit Blasenbildung führen kann.

Arnica folgt gut auf *Aconitum, Hamamelis* und *Apis*.

Arnica wird gut durch *Hypericum* und *Rhus toxicodendron* ergänzt. *Sulfuricum acidum* ist ein bewährtes Folgemittel.

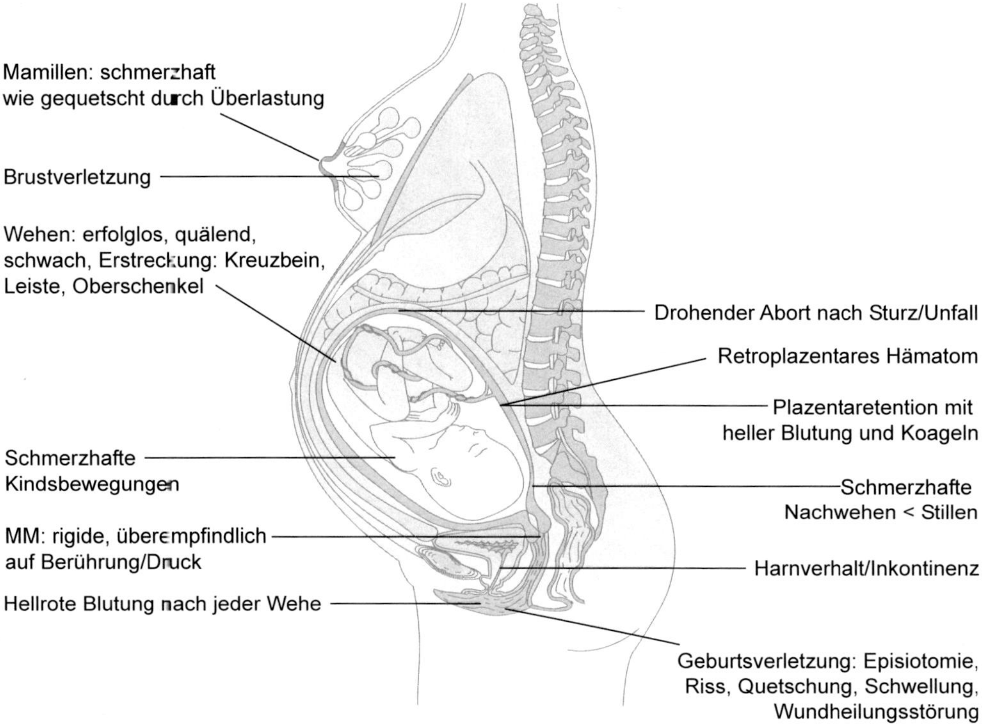

Abb. 18.3a

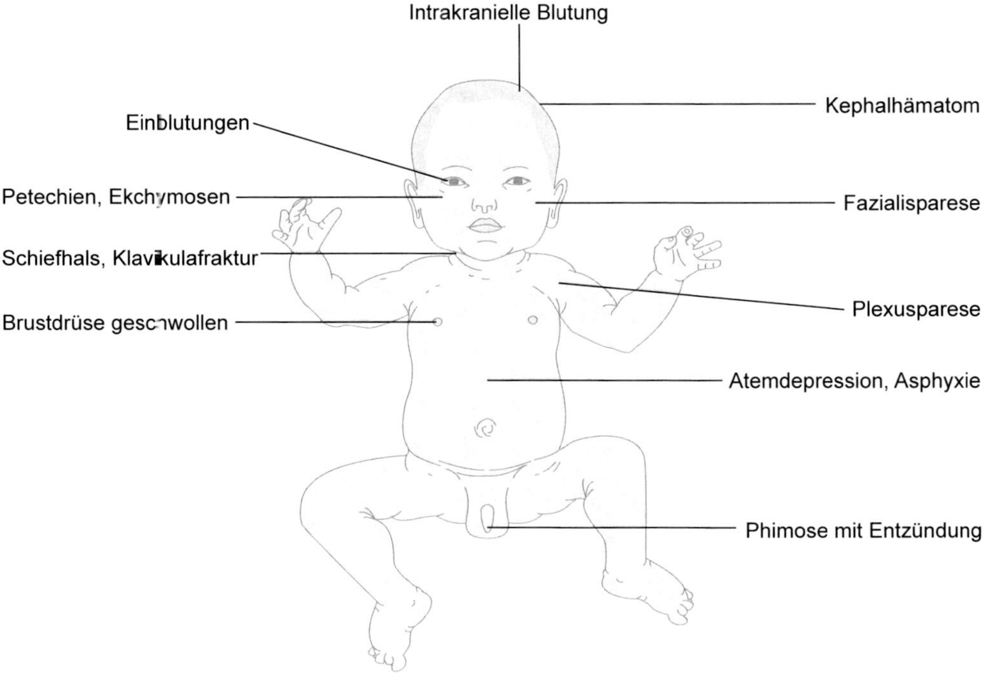

Abb. 18.3b

18.4 Arsenicum album (Ars.)

Arsenik, Arsen(III)-oxis, HAB: Acidum arsenicosum

Arsen ist ein reaktionsfreudiges Element, zählt zu den Halbmetallen und kommt fast überall im Boden, meist als Sulfidverbindung vor. Arsen gilt als Spurenelement und ist im menschlichen Körper praktisch in allen Organen, den Knochen, den Nägeln und den Haaren nachweisbar. Über seine biologische Bedeutung besteht noch Unklarheit. Mangelerscheinungen beim Menschen sind bisher nicht bekannt, bei manchen Tieren wurden im Versuch Wachstumsstörungen bei arsenfreier Nahrung beobachtet. Arsen ist toxisch in Abhängigkeit von der chemischen Verbindung, in der es vorliegt, und von der eingenommenen Dosierung.

Der Ausgangsstoff für die Herstellung der Arznei *Arsenicum album* ist die hochgiftige Sauerstoffverbindung Arsentrioxid (Arsenik).

Grundzüge

Arsenicum album wirkt vor allem auf **Haut** und **Schleimhäute**, auf die Atmung und den **Verdauungstrakt**. Es ist ein tiefwirkendes Mittel mit Bezug zu schweren Krankheitsverläufen, die durch raschen **Kräfteverfall** und **Schwäche** bei gleichzeitiger äußerer oder innerer **Ruhelosigkeit** und durch **Angstzustände** gekennzeichnet sind. Treten Schmerzen auf, sind diese meist von **brennendem Charakter**, werden aber **durch Wärme gebessert.**

- Gezeichnet von großer Angst, z. B. vor dem Alleinsein, vor Einbrechern, vor Krankheit und Krankheitserregern (Händewaschzwang) und vor dem Tod. Verzweiflung mit Suizidgedanken. Angst davor, sich selbst oder andere zu töten. Nicht zu beherrschende Nervosität und Unruhe, muss ständig den Ort und die Haltung wechseln.
- Suche nach Schutz und Sicherheit. Kontrollbedürfnis, Pedanterie und Kritiksucht. Kann Unordnung nicht ertragen. Reizbar, ungeduldig und überkritisch gegenüber sich selbst und anderen. Überempfindlich gegen alle Reize (Licht, Geräusche, Berührung). Misstrauen.
- Unverhältnismäßige **Kraftlosigkeit und plötzliche Schwäche**. Abmagerung. Ohnmachten. Ständiges Frieren mit ausgeprägtem Wärmeverlangen und Verschlimmerung durch äußere Kälte sowie durch kalte Speisen und Getränke. Kälte der Extremitäten, Zehennägel bläulich.
- Die Absonderungen der Schleimhäute sind dünnflüssig, faulig-aashaft riechend, scharf und wund machend, manchmal blutig.
- Gesicht blass, wächsern und eingefallen. Ödeme um die Augen, Konjunktivitis. Trockene Mundschleimhäute, Risse in den Mundwinkeln, dick weiß belegte, trockene Zunge mit Zahneindrücken.
- Brennen im Magen und im Ösophagus > Wärme. **Großer, brennender Durst**. Kann aber immer nur kleine Schlucken trinken. Kalte Getränke (und Speisen) sind unverträglich und führen zu Magendrücken, Übelkeit, Erbrechen oder Diarrhoe.
- Gastroenteritis mit Übelkeit, Erbrechen und Durchfall. Sofort nach dem geringsten Essen oder Trinken kommt es zu ständigem und erschöpfendem Erbrechen. **Brennende Bauchschmerzen, die sich durch Wärme bessern**. Gleichzeitig heftige Durchfälle, herausschießend, gelb-grün, sehr übel riechend und wund machend.
- Trockenes, raues, schuppiges Ekzem mit intensivem Brennen und Jucken > Wärme, < Abkühlung, nachts, Kratzen. Herpes zoster.

Modalitäten

Besserung: Wärme, Hitze. Warme Speisen und Getränke. Liegen mit hochgelagertem Kopf.

Verschlechterung: nach Mitternacht 0–3 Uhr. **Kälte. Kalte Getränke** und Speisen. Anstrengung. Alleinsein. Periodizität (z. B. täglich, alle 14 Tage).

Schmerzqualität und Empfindungen

Schmerzen treiben zum Wahnsinn, **brennen wie Feuer** oder Empfindung wie von glühenden Nadeln oder Drähten.

Folge von

Essen von Eiscreme, wässrigem, saurem Obst, verdorbenen Speisen. Lebensmittelvergiftung. Mangelernährung. Überanstrengung. Unterkühlung. Zermürbende Sorgen und Ärger.

Arsenicum album in der Hebammenarbeit

Schwangerschaft

Angstanfälle mir großer Unruhe, die zum Herumgehen zwingt, kann nachts nicht im Bett bleiben, muss aufstehen und herumwandern.

Abortneigung vor allem im 5. und 6. Monat. Bei Auszehrung, Erschöpfung und Abmagerung. Anämie.

Übelkeit und Erbrechen mit ausgesprochener Schwäche und wächsern-blassem Gesicht. Die Übelkeit wird verstärkt durch den Anblick oder Geruch von (gekochten) Speisen und beim Aufrichten oder Aufstehen. Hunger, aber Ekel vor Speisen. Manchmal Verlangen nach Fett und Saurem. Bitterer Geschmack im Mund, vor allem nach Essen und Trinken. Durst nach großen Mengen kalten Wassers, das in kleinen Schlucken getrunken, aber nicht vertragen wird und wie ein Stein im Magen liegt oder gleich wieder erbrochen wird. Warme Getränke bekommen deutlich besser. Anstrengendes, erschöpfendes Erbrechen nach geringsten Mengen Essen und Trinken.

Durchfälle mit unverdauten, übel riechenden Stühlen, die sehr schwächen, < nachts.

Geschwollene Hämorrhoiden mit starken, brennenden Schmerzen wie Feuer oder wie Stiche von brennenden Nadeln, < nachts und beim Gehen, > im Liegen oder Sitzen. Stechende, brennende Schmerzen im Mastdarm < nach Stuhlgang. Afterfissuren.

Wund machender, übel riechender Fluor.

Nephropathie. Übel riechender Harn mit schleimigem Sediment, Albuminurie. Neigung zur Ödembildung an den Beinen. Bluthochdruck (SIH).

Geburt

Große **Angst und Unruhe**. Will nicht alleingelassen werden. Verzweiflung, fürchtet zu sterben oder wünscht sich den Tod. Wirft sich hin und her, wechselt ständig die Stellung, obwohl sie völlig kraftlos und schwach ist. Drohende Ohnmacht mit Schwindel und Blässe. Große Frostigkeit mit Verlangen nach Wärme oder äußere Kälte mit Gefühl von innerem Brennen (trotzdem Wärmeverlangen). Großer Durst, möchte ständig kleine Schlucke kalten Wassers trinken, das sie aber nicht verträgt und wieder erbricht. Das Gesicht ist aufgedunsen < um die Augen. Kalter, klebriger Schweiß. Die Geburtswege fühlen sich rigide an.

Wochenbett

Kraftlosigkeit, die kleinste Anstrengung führt zu großer Schwäche. Anämie. Harnverhalt aufgrund einer Blasenlähmung. Die Lochien sind schwärzlich und sehr übel riechend. Endometritis.

Das Neugeborene

Angezeigt als begleitende Therapie bei bedrohlichen neonatologischen Problemen. Eines der wichtigsten Mittel bei Neugeborenensepsis. Funktionsstörungen der Nieren, Niereninsuffizienz, Nierenentzündung. Asphyxie mit akuter Atemnot. Cheyne-Stokes-Atmung. Das Kind ist zyanotisch oder blass und sieht alt und eingefallen aus mit halonierten Augen und blassbläulichen Lippen. Im Gesicht und vor allem um die Augen zeigen sich Ödeme. Es sieht wächsern aus und fühlt sich kalt an, selbst wenn es Fieber hat. Petechien aufgrund von Blutgerinnungsstörung. Harnverhalt aufgrund einer Blasenlähmung.

Das Kind ist – auch im Schlaf – ausgesprochen unruhig und zittert. Es wirkt ängstlich bis panisch, vor allem wenn es alleingelassen wird. Man kann es deshalb kaum ablegen. Nur durch festes Gehaltenwerden oder rasches Herumtragen ist es zu beruhigen.

Auf dem Kopf entwickelt sich ein juckender Milchschorf mit harten Krusten, die nach dem Kratzen bluten können. Trockenes, schuppiges Ekzem vor allem im Gesicht. Juckende Hautausschläge < bei Abkühlung. Hämangiom.

Bei chronischer oder rezidivierender Konjunktivitis mit wund machenden Tränen, rot geränderten Augen und verklebten Lidern. Säuglingsschnupfen (nach Verkühlung), dabei Verstopfung abwechselnd mit wässrigem, wund machendem Sekret, < im Freien.

Das Kind ist mager und hat viele Verdauungsprobleme. Nach hastigem Trinken mit lauten Gluckergeräuschen im Bauch wird die Milch gleich wieder erbrochen. Pylorusstenose. Der Bauch ist aufgetrieben, und es kommt zu heftigen Durchfällen. Hydrocele.

18

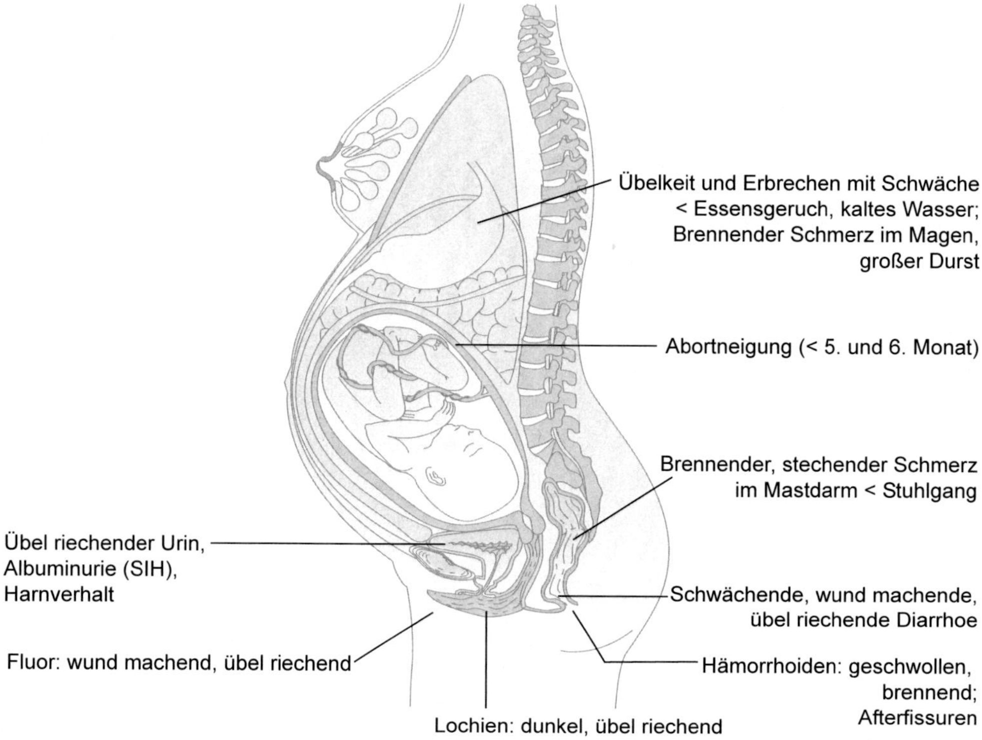

Abb. 18.4a

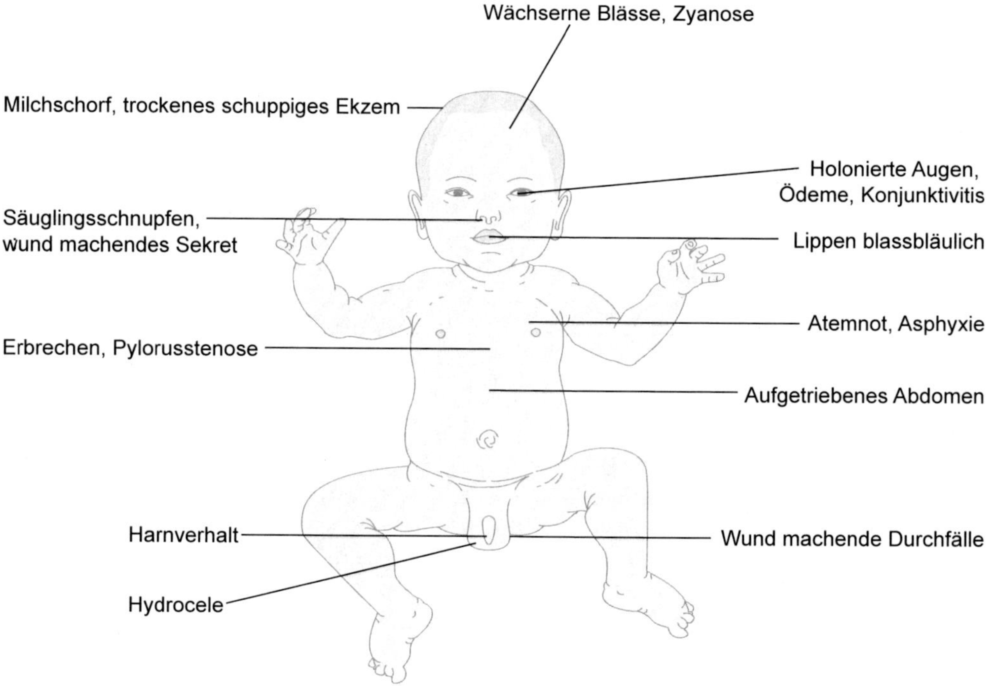

Abb. 18.4b

Anmerkungen

Schon seit der Antike werden unterschiedliche Arsenverbindungen als Heilmittel verwendet, die zum Teil mit erheblichen Nebenwirkungen belastet waren und bei falscher Dosierung nicht selten zum Tode führten. Während das elementare Arsen nur wenig giftig ist, wirken manche Arsenverbindungen hochtoxisch und führen je nach Dosierung sowohl zu akuten Vergiftungen mit Erbrechen, inneren Blutungen, Koliken, Durchfällen bis hin zu Nieren- und Kreislaufversagen, als auch zu chronischen Vergiftungen mit Schwäche und Konzentrationsstörungen, Haut- und Gefäßkrankheiten sowie Tumorbildung.

Arsenicum album als homöopathische Arznei in der Geburtshilfe korrespondiert häufig mit fortgeschrittenen und ernsten Krankheitsverläufen und wird daher oft begleitend zu den angezeigten schulmedizinischen Maßnahmen eingesetzt.

Arsenicum wird gut durch *Phosphorus* und *Sulfur* ergänzt und es folgt gut auf *Apis*.

18.5 Belladonna (Bell.)

Tollkirsche, HAB: Atropa bella-donna

Die Tollkirsche wächst an Waldrändern oder Lichtungen von Laub- und Mischwäldern und gehört zu den Nachtschattengewächsen (Solanaceae). Für die Arzneiherstellung wird die ganze Pflanze ohne Wurzeln bei beginnender Blüte verwendet.

Grundzüge

Die Symptome treten **plötzlich** auf und entwickeln sich rasch mit **großer Heftigkeit** und Intensität. Es besteht ein besonderer Bezug zu den **Blutgefäßen**, den **Nerven**, den **Schleimhäuten** und der Haut. **Hitze, Rötung** und **Schwellung** bestimmen das Bild:

- Angstzustände mit Furcht vor eingebildeten Dingen (z. B. schwarze Hunde, Wölfe, Ratten, Ungeheuer), fürchterliche Träume. Delirium.
- Impulsiv, ungeduldig und schnell wütend. Schlagen, Beißen, Spucken. Zähneknirschen. Spricht schnell und hastig. Heißer Kopf und kalte Extremitäten. Heiße Haut, abwechselnd trocken und feucht (dampfige Hitze). Innere Kälte bei äußerer Hitze (Frösteln).
- Schleimhäute extrem trocken und heiß. Durst auf kaltes Wasser oder Limonade, trinkt nur in kleinen Schlucken.
- Hohes Fieber mit rotem Gesicht, **erweiterten Pupillen** (lichtscheu) und starrem Blick. Sichtbar **klopfende Blutgefäße** (v. a. Hals und Schläfenschlagader).
- Krämpfe, Konvulsionen, Zuckungen (auch im Schlaf).
- Starke Schmerzen von pulsierendem, klopfendem oder brennendem Charakter, anfallsartig und periodisch wiederkehrend.
- Nach unten drängendes Gefühl im Becken, als wollten die Geschlechtsorgane zur Scheide herausfallen, < morgens und im Liegen; > im Stehen (!).
- Zeichen zentralnervöser Unruhe und Überempfindlichkeit der Sinnesorgane (v. a. gegen Geräusche und Licht sowie Erschütterung). Hyperästhesie.

Modalitäten

Verschlechterung: Geringste **Erschütterung**, Bewegung oder Bücken. Alle **Sinnesreize** wie z. B. Berührung, Lärm und grelles Licht (auch glänzende Gegenstände). Sonnenhitze und Zugluft, vor allem am Kopf. Nachmittags (gegen 15 Uhr) und abends (gegen 23 Uhr). Rechtsseitiges Mittel.

Besserung: (Bett-)Ruhe. Halb aufgerichtete Haltung. Reizabschirmung, Liegen im abgedunkelten Zimmer. Rückwärtsbeugen, Überstrecken. Leichte Bedeckung

Schmerzqualität und Empfindungen

Schmerzen sind intensiv, wie berstend und krampfartig.

Gefühl wie **zusammengeschnürt, Klopfen** und **Pulsieren**. Die Schmerzen beginnen **plötzlich** und hören plötzlich wieder auf, Schmerzwellen.

Folge von

Zu langer Aufenthalt in der Sonne (Sonnenstich). Zugluft. Haareschneiden oder -waschen. Angst.

Belladonna in der Hebammenarbeit

Schwangerschaft

Drohende Frühgeburt mit dem Gefühl, als wolle der Rücken zerbrechen und der ganze Beckeninhalt nach unten herausfallen. Dabei Hitze und Röte des Gesichts mit klopfenden Karotiden. Die Blutung fühlt sich heiß an, beginnt plötzlich und hört auch plötzlich wieder auf (ebenso die Schmerzen), < geringste Erschütterung.

Hämorrhoiden mit Blutandrang und dem Gefühl, als ob der Rücken zerbrechen würde.

Übelkeit, die vor allem im Hals empfunden wird. Dabei besteht ständig ein fauler Geschmack in Mund und Rachen, der auch durch Essen und Trinken nicht vergeht.

Verstopfung oder unwillkürlich abgehender Durchfall (in beiden Fällen mit Blutdrang zum Kopf), Gesichtshitze, klopfenden Karotiden; dabei Licht- und Geräuschempfindlichkeit.

Ständiges, unwillkürliches Harntröpfeln. Beim willkürlichen Harnlassen gehen jedes Mal nur kleine Mengen in dünnem Strahl oder tropfenweise ab.

Hypertonie.

Geburt

Die Wehen kommen und gehen **plötzlich**. Sie sind hyperton und haben einen krampfartigen, quälenden Charakter, bringen aber keinen Geburtsfortschritt. Gefühl, im Rücken durchzubrechen, und ein ständiges Drängen nach unten, als ob alles zur Scheide hinausfallen würde, > im Stehen oder Sitzen, < im Liegen. Der Schmerz erstreckt sich vom Uterus in die Oberschenkel bis zur Wade und hinauf bis zum Nabel.

Das äußere Genitale ist **gerötet, heiß und sehr berührungsempfindlich**, weshalb die vaginale Untersuchung als unerträglich empfunden wird. Die Scheide fühlt sich heiß und trocken an. Die Zervix ist krampfhaft zusammengezogen, dünnrandig, rigide und ebenfalls empfindlich auf Berührung. Blutung während und nach der Wehe.

Die Kreißende stöhnt viel oder **schreit laut** und durchdringend auf. Es entsteht das Bild eines wilden Deliriums. Dabei macht sie wild agitierte, hektische Bewegungen, **schlägt** um sich, **beißt** in das Kissen oder auch die Umstehenden. Das Gesicht ist erhitzt und hochrot, die Augen in der Wehe weit aufgerissen, die Pupillen vergrößert. In der Wehenpause kann sie in einen betäubungsähnlichen Zustand fallen.

Hämmernde Kopfschmerzen, erträgt keinerlei Erschütterung und keine Zugluft. Pulsierende Gefäße sind sichtbar.

Reagiert äußerst empfindlich auf grelles Licht, Geräusche und Erschütterung.

Amnioninfektionssyndrom mit plötzlichem, hohem Fieber.

Hypertonie und Neigung zu Konvulsionen mit Zucken der Gesichtsmuskulatur.

Akute, schwallartige, hellrote Blutungen, die sich heiß anfühlen.

Inkarzeration der Plazenta aufgrund eines Muttermundspasmus in der Nachgeburtsperiode.

Uterusprolaps, die Schleimhaut der Zervix ist stark gerötet und gestaut.

Wochenbett

Schmerzhafte Nachwehen, die plötzlich einsetzen und ebenso plötzlich wieder aufhören. Dabei Gefühl eines Drängens nach unten, als würde der Beckeninhalt zur Vulva herausgepresst. Druckgefühl < im Liegen, > im Stehen. Akuter Analprolaps.

Postpartaler Harnverhalt oder unwillkürlicher Abgang von Urin.

Die Lochien fühlen sich heiß an. Endometritis. Die Lochien fehlen oder sind vermindert und übel riechend, die Rückbildung ist verzögert. Hitzegefühl in der Gebärmutter. Bauchdecken und Uterus sind sehr berührungsempfindlich. Wochenbettpsychose mit Wahnvorstellungen.

Brust und Stillen

Belladonna ist eines der führenden Mittel bei fieberhaftem Milchstau und **Mastitis**. Die Symptome treten plötzlich, unvermutet und sofort sehr heftig auf. Klopfender oder auch stechender Schmerz in der Brust. Hohes Fieber mit Frösteln. Die Haut ist heiß, entzündet, rosenfarben bis tiefrot und glänzend. An der betroffenen Brust zeigt sich entweder eine gleichmäßig glatte oder fleckige Röte, manchmal auch rote Streifen, die strahlenartig von einem Punkt ausgehen. Rötung rund um die Brustwarze.

Schmerzhafter Milcheinschuss, die Mammae fühlen sich schwer an, sind steinhart und geschwollen oder haben eine knotige Schwellung. Die Brust ist gerötet und heiß mit einer pochenden Empfindung. Der Milchfluss ist stockend. Es kann sowohl Milchmangel als auch Milchüberschuss bestehen.

Unterstützt das Abstillen. Milchbildung noch lange nach dem Abstillen.

Das Neugeborene

Das Kind ist tachykard, hyperexzitabel und reagiert extrem empfindlich auf Licht, Geräusche und Erschütterung. Es zeigt einen muskulären Hypertonus, **überstreckt sich**, bohrt den Kopf ins Kissen, **rollt den Kopf** hin und her und verdreht die Augen oder schielt. Es ist anfällig für Neugeborenenkrämpfe, besonders nach dem Trinken, durch Sinnesreize und Aufregung. Das Kind döst ein, findet aber nicht richtig in den Schlaf, hat Zuckungen und schreckt wegen jeder Kleinigkeit auf (v. a. nach operativer Entbindung).

Häufig krampfartiger Schluckauf. **Anfallsartige Koliken**, plötzlich beginnend und endend, < am Nachmittag. Dabei Überstrecken nach hinten, manchmal auch Zusammenkrümmen. Die Daumen sind krampfhaft eingeschlagen. Der **Kopf ist hochrot**. Der Bauch ist gespannt und fühlt sich heiß an. Aufgetriebenes Colon transversum. Große Berührungsempfindlichkeit des Bauchs, Bauchlage und Druck können trotzdem bessern.

Leistenhernie. Windeldermatitis, Haut rot glänzend und heiß.

Geschwollene Brustdrüse mit starker Rötung weit über die Brustdrüse hinaus.

Belladonna ist auch angezeigt bei intrakranieller Hämorrhagie, Hydrocephalus und Meningitis.

Anmerkungen

Früher träufelten sich Frauen den Saft der Tollkirsche in die Augen, um eine Vergrößerung der Pupillen zu erreichen, wovon sie sich eine attraktive Ausstrahlung versprachen. Daher auch der Name „Belladonna" („schöne Frau").

Hauptwirkstoff ist das Alkaloid Atropin, das den Parasympathikus blockiert, zur Erweiterung der Pupillen und Bronchien sowie zur Steigerung der Herzfrequenz bis hin zum Herzrasen führt. Die Schleimhäute trocknen aus, und es kommt zu Schluckbeschwerden.

Belladonna kann leicht mit *Aconitum* verwechselt werden, dem es vor allem im Hinblick auf die Heftigkeit und Plötzlichkeit der Beschwerden ähnelt. Einige Unterscheidungsmerkmale: Im *Aconitum*-Zustand

18

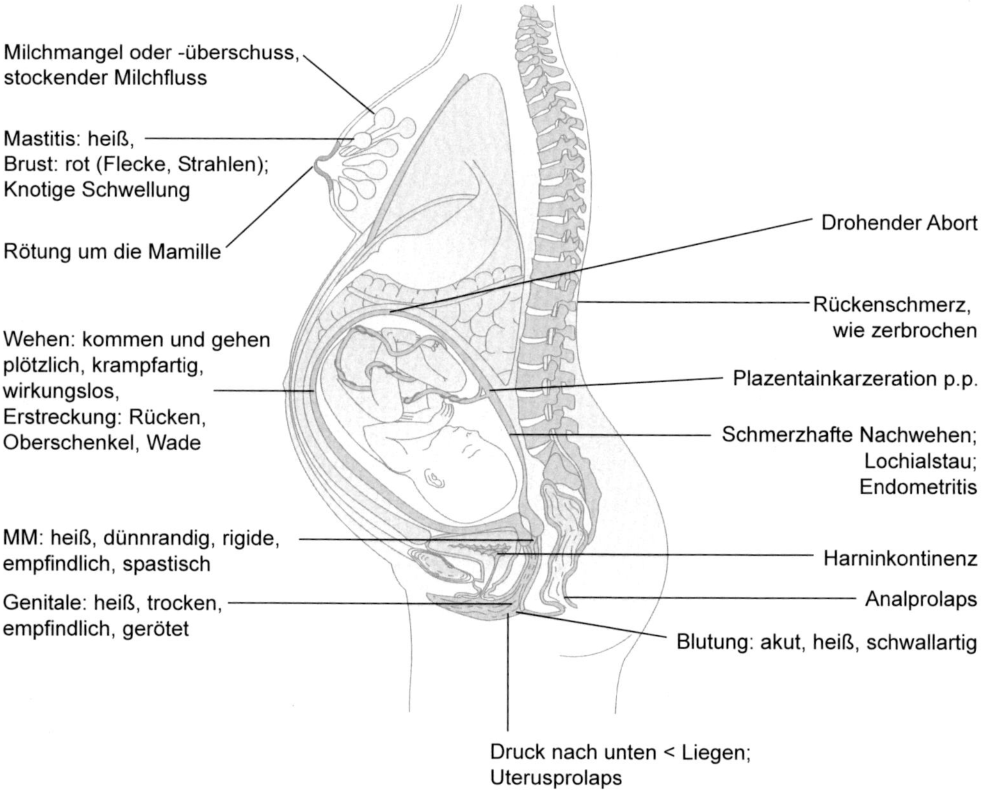

Abb. 18.5a

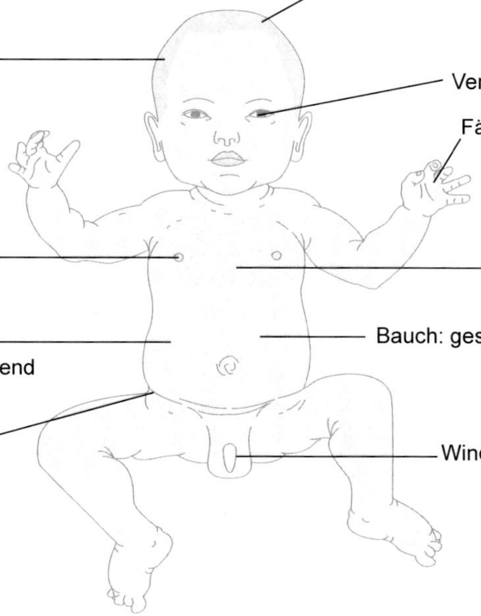

Abb. 18.5b

herrscht Angst bis hin zur Todesangst vor, während *Belladonna* eher durch delirante Zustände gekennzeichnet ist. *Aconitum* hat eine heiße, trockene Haut, während *Belladonna* oft eine heiße, dampfige Haut oder Schweiße an bedeckten Teilen hat. Bei *Aconitum* überwiegen die Herz- und Brustsymptome, während sich bei *Belladonna* viele Beschwerden im Kopf konzentrieren.

Belladonna gilt als Akutmittel zu *Calcium carbonicum*, welches deshalb ein gutes Folgemittel von *Belladonna* darstellt.

Belladonna ist ein wichtiges Scharlachmittel und kann dem Neugeborenen gegeben werden, wenn in seinem Umfeld Scharlach ausbricht.

18.6 Bellis perennis (Bell-p.)

Gänseblümchen, HAB: Bellis perennis

Das Gänseblümchen gehört zur Familie der Korbblütengewächse (Asteraceae). Zur Herstellung der Urtinktur wird die ganze Pflanze mit Wurzel verwendet. Das Gänseblümchen blüht ohne Unterbrechung von März bis Oktober. Ursprünglich aus dem Mittelmeerraum stammend, hat es sich über ganz Europa und Amerika bis nach Neuseeland ausgebreitet.

Grundzüge

Bellis perennis heilt **Traumata** (v. a. der tieferen Gewebe) und Verletzungen im **Bauch-** und **Beckenbereich und der Mammae**. Erkrankungen von **Haut** und **Schleimhäuten**. Folgen von **Überanstrengung, Erschöpfung** und von **kalter Nässe.**

- Gereizte, bedrückte Stimmung.
- Verletzungen:
  - Zerrung, Prellung, Verstauchung, Hämatom, Operation,
  - Bauch- und Beckenorgane,
  - Mamma (durch Stoß oder chirurgischen Eingriff),
  - Nerven (mit großer Schmerzhaftigkeit),
  - Muskeln, Drüsen und nervenreiche tiefe Gewebe
  - Tumor- und Kelloidbildung,
  - einhergehend mit starker Blutung,
  - wenn der Körper nach einem Unfall plötzlich abgekühlt wird.
  - wenn nach *Arnica*-Gabe eine schmerzhafte Schwellung bleibt.
- Beschwerden durch Überanstrengung oder Verletzung des Uterus und anderer Beckenorgane. Schmerz wie gequetscht, Gefühl eines Herabdrängens. Blutung dunkel, reichlich und klumpig. Viele Beschwerden sind von Kreuzschmerzen begleitet.
- Eitrige Hautprozesse, Furunkel, Akne, nässende Ekzeme, Herpes labialis. Quaddel- und Bläschenbildung. Hämangiome. Septische Wunden nach Operation.
- Gastrische Beschwerden. Erbrechen und Übelkeit durch Genuss kalter Getränke, Eis oder fetter Speisen. Magenschmerzen > Essen, Druck, Zusammenkrümmen.
- Gelbliche, faulige, schmerzlose Durchfälle mit heftigem Drang und viel Gasbildung.
- Blutandrang und Kongestion zum Kopf mit Schwindel und Kopfschmerzen.
- Frühes Erwachen am Morgen (zwischen 3 Uhr und 5 Uhr), kann nicht wieder einschlafen.
- Gereiztheit. Bedrückte Stimmung mit innerer Unruhe. Impulsiver Bewegungsdrang.

Modalitäten

Verschlechterung: in der Nacht zwischen 2 Uhr und 5 Uhr morgens. Morgens beim Erwachen. Kälte, **kalte Nässe**. Kalte Getränke, wenn erhitzt. Lokale Wärmeanwendung, im warmen Bett (v. a. Hautsymptome). Zu Beginn der Bewegung.

Besserung: Fortgesetzte Bewegung, Massage und Reiben, **Druckverband**, Berührung. Allgemeine Wärme, lokale Kälteanwendung (v. a. bei Verletzungen).

Schmerzqualität und Empfindungen

Große Schmerzhaftigkeit. Fühlt sich an wie **wund, gequetscht** und zerschlagen.

Folge von

Jähe Verletzungen und chirurgische Eingriffe, besonders an den **Bauch- und Beckenorganen** und an den **Mammae**. Entbindung. Plötzliche Abkühlung durch kalte Nässe im Zustand der Erhitzung, vor allem durch kalte Getränke.

Akute und chronische körperliche **Überanstrengung.**

Bellis perennis in der Hebammenarbeit

Schwangerschaft

Nach allen Traumata (Unfall, Sturz, Schlag, Operationen) im Bauch- und Beckenraum, vor allem am Uterus. Verhindert die Bildung oder fördert die Resorption von **Hämatomen**, v. a. in der Uteruswand oder retroplazentar. *Bellis perennis* ist auch angezeigt, wenn Verletzungen oder Operationen im

Bauchraum schon länger zurückliegen und nun das Wachstum der Gebärmutter in der Schwangerschaft Beschwerden und Schmerzen verursacht (alte Narben, innere Verwachsungen).

Als Folge von Überanstrengung und Überdehnung der Bänder oder der Auflockerung des Beckengürtels können im Kreuzbein und der Symphyse derart heftige Schmerzen auftreten, dass das Gehen fast nicht mehr möglich ist.

Die Bauchdecken fühlen sich schmerzhaft an, wie wund. Die Kindsbewegungen werden als sehr schmerzhaft empfunden.

Jucken und Brennen der Haut (Schwangerschaftspruritus) mit und ohne sichtbare äußere Hauterscheinungen, < heißes Baden und in der Bettwärme, > Kälteanwendung.

Schmerzhafte Varizen (am Bein oder auch an der Vulva) fühlen sich an wie geprellt. Vermehrte Blutungsneigung (Nase, Gebärmutter), vor allem nach körperlicher Anstrengung.

Geburt

Der Wehenschmerz hat einen krampfhaften Charakter, strahlt in die Vorderseite der Oberschenkel aus und verursacht ein herabdrängendes Gefühl.

Starke, klumpige, dunkle Blutungen während oder nach der Geburt, ausgelöst oder verstärkt durch körperliche Anstrengung.

Die Gebärmuttermuskulatur fühlt sich verspannt und rigide an. Atonie des Uterus infolge Überanstrengung.

Wochenbett

Alle **Verletzungen der Geburtswege**. Schmerzhafte Nachwehen mit starkem Abwärtsdrängen im Becken. Der Unterleib fühlt sich an wie gequetscht, dabei heftige Kreuzschmerzen. Subinvolution und lang anhaltender Lochialfluss, begleitet von Kreuzschmerzen. **Wundheilungsstörungen** nach Sectio, Entzündung der Naht mit Eiterung. Verletzungen des Steißbeins.

Rippenprellung oder Hämatome des Uterus, verursacht durch Kristellern. Wenn Dammnarben auch noch lange nach der Geburt Beschwerden verursachen und z. B. der Verkehr schmerzhaft ist, hat sich *Bellis* sehr gut bewährt.

Brust und Stillen

Wundsein und Entzündung der Brustwarzen. Entzündung der Drüsen des Warzenvorhofs (Montgomery-Drüsen). Bei allen akuten Traumata sowie anhaltenden Folgen von Verletzungen oder Entzündungen der Brust, z. B. Verhärtungen, Narben oder Schmerzen. Mittel der Wahl nach Mammographie.

Das Neugeborene

Geburtsverletzungen, Hämatome, Einblutungen in die Skleren. Gute Wirkung bei vielen Hauterscheinungen wie z. B. ausgeprägte **Neugeborenenakne** mit entzündlicher Tendenz, Panaritium, Hämangiome, Feuermale.

Anmerkungen

Die Bestandteile des Namens Bellis perennis kommen aus dem Lateinischen: „bellus“ (schön) und „perennis“ (ausdauernd, das ganze Jahr hindurch dauernd). Der alte englische Name „Wound-wort“ weist auf die traditionelle Anwendung des Gänseblümchens bei Verletzungen hin. Es gibt Hinweise, dass es von alters her Schwangeren mit schmerzhafter Bauchdecke verabreicht wurde.

Bellis perennis wird auch als „Arnica der Gebärmutter“ bezeichnet und zählt zu den wichtigsten Arzneien in der Hebammenarbeit. Seine Bedeutung wird noch immer unterschätzt, häufig wird *Arnica* gegeben, wo eher *Bellis perennis* angezeigt wäre. Eine Abgrenzung der beiden Mittel gegeneinander kann z. B. über die Modalitäten erfolgen: *Bellis* > fortgesetzte Bewegung (*Arnica* < Bewegung, > Ruhe). *Bellis* > Druck(verband) und Reiben (*Arnica* < Druck oder Berührung bis hin zur Berührungsangst).

Bellis perennis hat viele Ähnlichkeiten mit *Rhus toxicodendron* (< feuchte Kälte, Abkühlung, wenn erhitzt; > fortgesetzte Bewegung, Folgen von Überanstrengung), sodass auch immer *Bellis perennis* bedacht werden sollte, wenn *Rhus toxicodendron* das passende Mittel zu sein scheint und umgekehrt.

Silicea folgt gut auf *Bellis perennis*.

Es wird davon abgeraten, *Bellis perennis* abends einzunehmen, da dies zum Erwachen am frühen Morgen (zwischen 3 Uhr und 5 Uhr) führen kann.

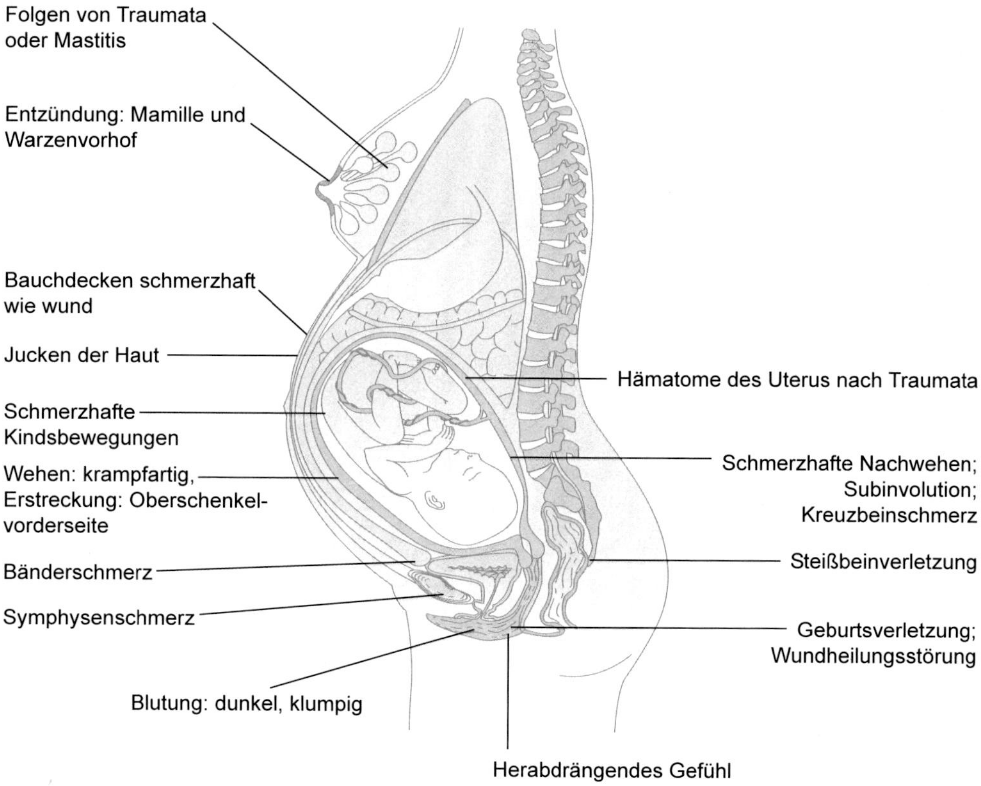

Abb. 18.6a

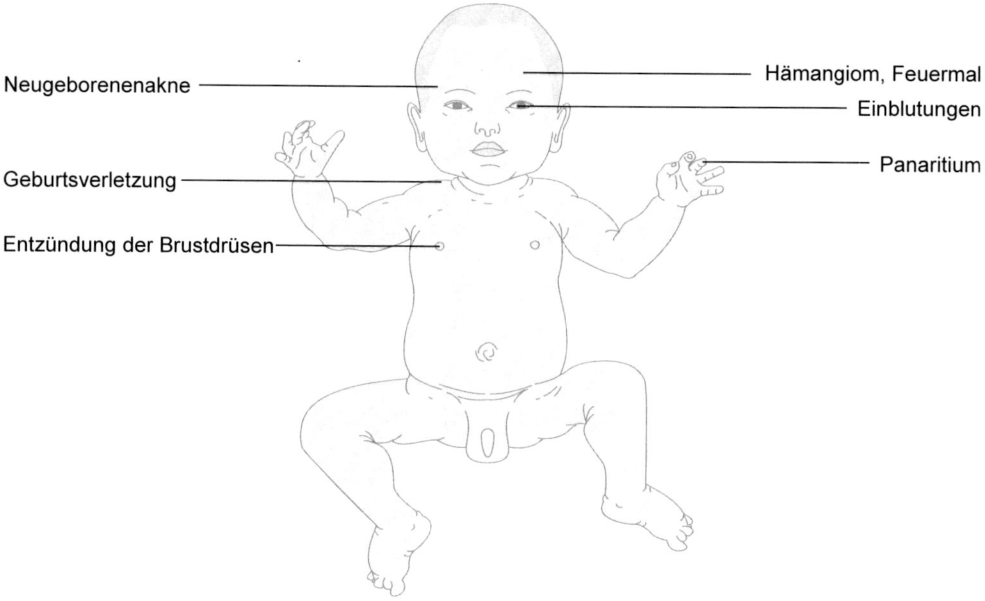

Abb. 18.6b

18.7 Bryonia (Bry.)

Zaunrebe, Zaunrübe. Bryonia alba, Bryonia dioica, HAB: Bryonia alba und Bryonia cretica ssp. dioica

Bei *Bryonia* handelt es sich um ein Kürbisgewächs, das sich an Hecken und Zäunen emporrankt. Die Arznei wird aus der frischen, vor der Blütezeit ausgegrabenen Wurzel hergestellt.

Grundzüge

Bryonia hat einen besonderen Bezug zu den **Schleimhäuten** und den **serösen Häuten** der inneren Organe (z. B. Pleura, Peritoneum, Pericardium). Darüber hinaus zu Gelenken, Sehnen, Bändern, Muskeln und zur **Mamma**. Es ist häufig angezeigt bei akuten Entzündungen mit Fieber, die sich allmählich entwickeln. Besonders charakteristisch ist die **Trockenheit** aller Schleimhäute mit großem **Durst**, die Verschlechterung durch **geringste Bewegung** und die große **Reizbarkeit.**

- Übellaunig, reizbar, wortkarg und mürrisch. Will am liebsten allein sein. Reagiert überempfindlich auf alle Sinnesreize.
- Zukunftsängste (geschäftliche Sorgen, Angst vor Armut), zweifelt daran, wieder gesund zu werden.
- Heftige Krankheitsprozesse, die sich zunächst **langsam entwickeln**. Allmählich ansteigendes hohes Fieber, der Puls ist voll, hart und schnell. Rotes, heißes Gesicht im Fieberfrost.
- **Versiegen aller Ausscheidungen** (Urin, Schweiß, Blutung, Stuhl) mit schmerzhaft trockenen Schleimhäuten. Die Lippen sind rau und rissig. Bitterer Geschmack im Mund. Die Zunge ist weiß oder gelblich bis braun belegt. Sobald Schweiße auftreten und die Absonderungen in Gang kommen, tritt Erleichterung ein.
- Durst mit Verlangen nach großen Mengen Wasser, das in großen Schlucken und in längeren Abständen getrunken wird. Verlangen eher nach warmen Getränken.
- Berstender Kopfschmerz von der Stirn zum Hinterkopf, < Erschütterung, < geringste Bewegung. Die Kopfhaut ist sehr berührungsempfindlich, sogar Kämmen schmerzt.
- Schwindel und Ohnmachtsneigung beim Aufrichten.
- Trockener, krampfartiger Husten führt bis zum Würgen und Erbrechen mit stechendem Schmerz in der Brust < Einatmen, Bewegung, im warmen Zimmer.
- Nach dem Essen Magenschmerzen mit dem Gefühl, als ob ein Stein im Magen läge > Aufstoßen.
- Obstipation mit **trockenen, harten Stühlen**, die wie verbrannt aussehen und schwer abzusetzen sind. Diarrhoeen bei heißem, trockenen Sommerwetter < Bewegung und morgens.

Modalitäten

Verschlechterung: geringste Bewegung, Erschütterung, Heben des Arms, Anstrengung. Berührung. Erhitzung, **im warmen Zimmer, Wärmeanwendung**. Wetterwechsel: kalt zu warm. Unterdrückte Absonderungen. 21 Uhr. Rechts.

Besserung: Ruhe, **Bewegungslosigkeit**. Kühle, frische (feuchte) Luft. Kalte Anwendungen, kaltes Essen und Trinken. Druck (z. B. durch Bandage, Schienen, Liegen auf der schmerzhaften Seite). Anziehen der Knie. Wenn Absonderungen in Gang kommen.

Schmerzqualität und Empfindungen

Die Schmerzen sind vor allem **scharf stechend**, manchmal reißend. Empfindung von steinerner Schwere, von Spannen und Brennen.

Folge von

Gemütsbewegungen wie **Ärger**, Zorn, Kränkung, Enttäuschung. Überhitzung. Kalte Getränke im erhitzten Zustand.

Bryonia in der Hebammenarbeit

Schwangerschaft

Übelkeit, < morgens beim Erwachen,< Aufsitzen im Bett, > absolutes Ruhigliegen. Erbrechen sofort nach dem Essen. Trockenheit der Lippen, des Mundes und der Zunge mit großem Durst. Verstopfung mit hartem, trockenem Stuhl. **Lumbago und Ischialgie,** < jede Bewegung, kalte Luft.

Wochenbett

Nachwehen < geringste Bewegung, sogar durch tiefes Einatmen. Übel riechende Lochien oder Lochialstau mit berstenden Kopfschmerzen < Bewegung (sogar durch Bewegen der Augen). Oder vermehrter Wochenfluss mit brennendem Schmerz im Uterus. Trockenheit und Versiegen aller Ausscheidungen mit großem Durst, trinkt große Mengen auf einmal. Obstipation mit ausgetrockneten, harten, schwer abgehenden Stühlen.

Brust und Stillen

Schmerzhafter Milcheinschuss mit gespannten, steinharten Brüsten bei geringer Milchbildung. Entweder Milchmangel bzw. Versiegen der Milch (besonders nach Ärger oder Aufregung) oder überschießende Milchbildung mit schweren harten Brüsten. Gestörte Milchsekretion: Obwohl die Brust voll ist, kann die Milch nicht abfließen.

Milchstau und Mastitis. Die Symptome entwickeln sich meist langsam. Die Brust ist stark geschwollen, **steinhart**, schmerzhaft und heiß, dabei aber nur **schwach gerötet**, eventuell sogar blass. Es besteht ein Gefühl von steinerner Schwere in der Brust. Die scharfen, stechenden Schmerzen verschlimmern sich durch die geringste Erschütterung oder Bewegung und besonders durch das **Heben des Arms.** Die Achsellymphknoten sind geschwollen. Die Fixierung der Brust durch die Hände oder einen Still-BH und das reglose Liegen auf der Seite der schmerzhaften Brust werden als wohltuend empfunden. Berührung wird hingegen nur schlecht toleriert. Bei drohender Abszessbildung zur Verhütung der Eiterung. Häufige Begleitsymptome: Trockenheit des ganzen Organismus (Versiegen von Milch,

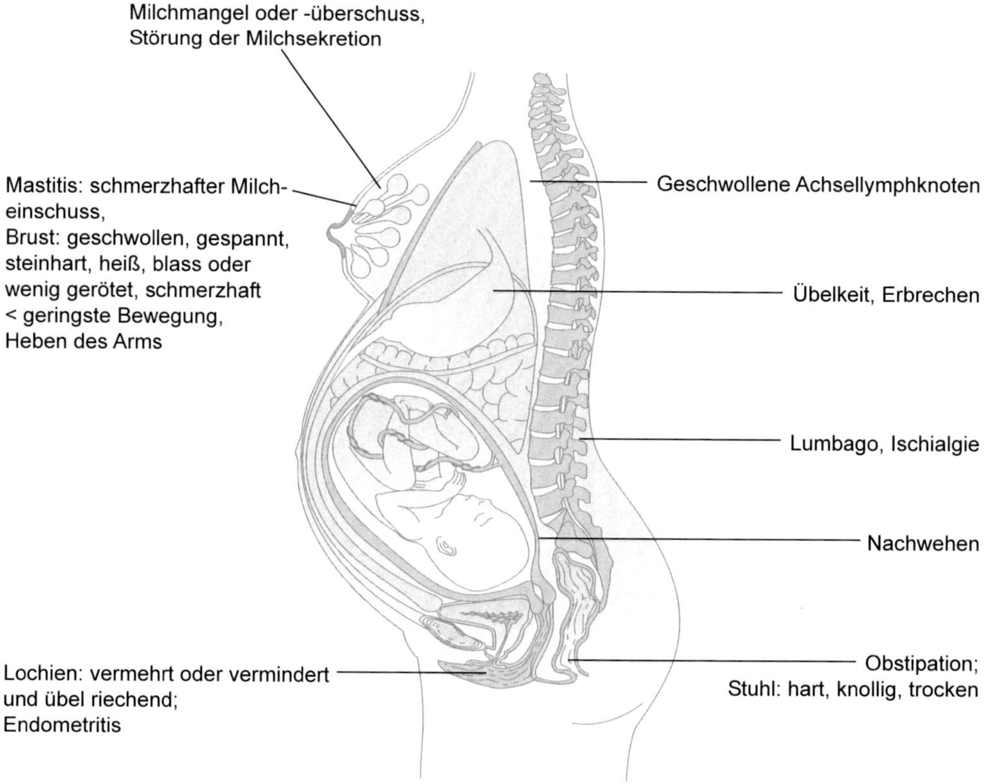

Abb. 18.7

Schweiß, Urin mit trockenen Schleimhäuten), Obstipation, großer Durst, berstender Kopfschmerz und Reizbarkeit. Nicht selten kommt eine vorausgegangene Verunsicherung, Kränkung oder Ärger als Ursache eines Milchstaus infrage.

Anmerkungen

Bei der Arzneimittelherstellung wird heutzutage die von Hahnemann geprüfte *Bryonia alba*, offenbar ohne Konsequenzen, was das Wirkungsspektrum und die Anwendung betrifft, durch die nah verwandte *Bryonia dioica* (rotbeerige Zaunrübe) ersetzt.

Bryonia spielt neben *Rhus toxicodendron* eine wichtige Rolle bei der Behandlung einer Lumbago. Darüber hinaus ist es eines der wichtigsten Mittel bei Appendizitis.

Grippale Infekte, besonders Bronchitiden mit schmerzhaftem Husten sind ebenfalls ein häufiges Anwendungsgebiet.

Bryonia wird im Allgemeinen oft gut durch *Rhus toxicodendron* ergänzt und korrespondiert mit *Natrium muriaticum* als chronischem Mittel. Wenn nach Brustentzündungen Symptome bestehen bleiben, folgt *Phytolacca* oft gut.

Bei rezidivierenden Mastitiden hat sich auch *Sulfur* als Folgemittel gut bewährt.

18.8 Calcium carbonicum (Calc.)

Calcarea carbonica, Austernkalk, HAB: Calcium carbonicum Hahnemanni

Die Verreibung der mittleren, weißen Schicht der Austernschale dient als Ausgangssubstanz für die Herstellung der Arznei und besteht aus chemisch unreinem Calciumcarbonat.

Grundzüge

Das Mittel wirkt vor allem auf **Knochen, Drüsen, Haut** und **Verdauung**. Typische Merkmale sind eine **Verlangsamung der Stoffwechselvorgänge** und der allgemeinen **Entwicklung** sowie **Schwäche** und Erschöpfung.

- Freundliches Wesen, herzlich, mitfühlend, gesellig. Andere umsorgend, aber bescheiden in den eigenen Ansprüchen. Immer in Sorge um die Angehörigen.
- Traurigkeit und Depression. Alles wird von der schlimmsten Seite gesehen. Mutlos und übervorsichtig. Empfindlich und leicht beeindruckbar (z. B. schlaflos nach Unglücksmeldungen in den Nachrichten).
- Mangel an Selbstvertrauen. Empfindlich gegen Kritik. Bedürfnis nach Schutz, Stabilität und vorausschauender Planung. Geringe Flexibilität, Sturheit und Eigensinn stehen Fleiß, Gewissenhaftigkeit und Pflichtbewusstsein gegenüber.
- **Viele Ängste**, z. B. vor drohendem Unheil, vor Armut, abends in der Dämmerung, vor Gespenstern, Mäusen, Ratten und kleinen Insekten, vor Feuer, an hochgelegenen Orten, vor ansteckenden Krankheiten. Angstvolle Albträume (Pavor nocturnus).
- Zweifelt daran, wieder gesund zu werden. Furcht, den Verstand zu verlieren und dass andere diesen Zustand bemerken könnten.
- Schwerfällig und langsam in den Bewegungen. Neigung zur Bequemlichkeit. Fehlende Spannkraft, sehr **rasch ermüdet und erschöpft** (bei geringster Anstrengung wie z. B. Treppensteigen kommt es zu Schwindel, Schweißausbruch, Herzklopfen und Atemnot). Adipositas und Bindegewebsschwäche. Gesicht blass, aufgedunsen, teigig.
- **Frostig**, erkältet sich leicht. Kältegefühl an einzelnen Körperteilen. Saurer Körpergeruch. **Kalte, saure Schweiße**, vor allem am Kopf, an der Brust, an den Händen und Füßen (Gefühl, als ob die Füße ständig in nassen Strümpfen steckten), < bei geringster Anstrengung und während des Schlafs.
- Viele Störungen der Hautfunktion: z. B. langsame Heilreaktionen, Milchschorf, Intertrigo, Ekzeme, Neurodermitis, milchweiße Flecken mit dunklem Rand.
- Schwellung der Lymphknoten (v. a. unterer Kieferwinkel), Polypenbildung in Nase, Ohren, Uterus oder Blase.
- Der ganze **Verdauungstrakt ist sauer** (Mundgeschmack, Erbrechen, Aufstoßen, Stuhl). Verlangen nach Eiern oder Unverdaulichem (Kalk, Blumenerde, Sand), Kartoffeln (allgemein stärkehaltige Nahrung) und Süßigkeiten. Abneigung gegen Fleisch, Fett und Milch, die in Klumpen erbrochen wird.
- Aufgetriebenes und gespanntes Abdomen, kann dort keine Einengung vertragen. **Obstipation, fühlt sich aber wohl dabei**. Wässrige grünliche Diarrhoe oder Stuhl weiß-grau bis grünlich und tonartig. Die Stühle riechen sauer.
- Menses stark, lang anhaltend und in zu kurzen Intervallen. Frühe Menarche. Starkes Brustspannen vor der Regel. Myome und Uteruspolypen.

Modalitäten

Verschlechterung: kalte Nässe, Abkühlung, kalte Luft, Wetterwechsel (hin zu kalt). Geistige und körperliche **Anstrengung**. Hektik. Vollmond. Beim Erwachen. Nachmittags gegen 15 Uhr. Milchtrinken. Stehen, (Treppen-)Steigen. Während der Zahnung, in der Pubertät, vor den Menses. Kleiderdruck. Coitus. Rechts.

Besserung: trockene Wärme, Liegen auf dem Rücken oder auf der schmerzhaften Seite. Berühren und Streicheln.

Schmerzqualität und Empfindungen

Kälteempfindung in einzelnen Körperteilen (wie von einem Stück Eis). Krampfartige Schmerzen.

Folge von

Überanstrengung und Überarbeitung. Verheben. Kalte Nässe. Kummer, Sorgen. Erlittene Grobheit. Unterdrückte Schweiße. Schlafmangel.

Calcium carbonicum in der Hebammenarbeit

Schwangerschaft

Schnell überfordert und überanstrengt. Viele Ängste und Befürchtungen.

Drohender Abort bei Frauen, deren Menses vor der Schwangerschaft immer zu stark und zu lang andauernd waren und in zu kurzen Intervallen auftraten. Periodenähnliche Blutungen in den ersten Schwangerschaftsmonaten zur sonst üblichen Zeit der Menses. Kreuzschmerzen. Reichlicher Fluor, der aussieht wie Milch. Schweißbildung und nässende Ekzeme zwischen Vulva und Oberschenkel. Juckendes Gefühl im Genitalbereich, < abends im Bett.

Klammes Gefühl oder Krämpfe in den Zehen und an den Fußsohlen.

Kurzer Nachtschlaf, kann nicht mehr schlafen nach 3 Uhr morgens.

Übelkeit mit saurem Erbrechen. Sodbrennen und häufiges, saures Aufstoßen. Wundheit der Zunge, wodurch Essen und Sprechen unangenehm sind. Stiche in der Lebergegend, < während oder nach Bücken. Kann keine enge Kleidung vertragen.

Anhaltende Obstipation. Große, harte, evtl. unverdaute Stühle mit vergeblichem Drang. Geschwollene, blutende Hämorrhoiden, vor allem schmerzhaft beim Gehen.

Geburt

Unter der Geburt wird *Calcium carbonicum* seltener angezeigt sein. Frauen, deren Symptome im Allgemeinen einen Bezug zu *Calcium*-Mitteln aufweisen, entwickeln im „Akutfall Geburt" häufig Symptome, die eher an *Belladonna*, manchmal auch an *Pulsatilla* oder *Chamomilla* denken lassen. Am ehesten wird man den Einsatz von *Calcium carbonicum* zu Beginn der Geburt erwägen, wenn die Wehen nicht richtig in Gang kommen oder viel zu schwach sind und die Situation von typischen *Calcium*-Symptomen gekennzeichnet ist wie z. B. Frostigkeit mit Verlangen nach Wärme, partielle, kalte Schweiße, Schwerfälligkeit, Ängstlichkeit, Selbstunsicherheit und Zweifel am guten Ausgang der Geburt (s. o. „Grundzüge"). Die Wehen sind unzureichend, schwach und erstrecken sich eher nach oben.

Wochenbett

Übermäßig starker Wochenfluss, < nach jeder kleinen Anstrengung.

Der Uterus fühlt sich an wie ein nach unten ziehendes Gewicht. Unwillkürlicher Harnabgang, < Bewegung. Frauen, bei denen schon sehr früh nach der Geburt der Zyklus wieder einsetzt, selbst wenn sie voll stillen.

Brust und Stillen

Überschießende Milchproduktion mit ständigem Milchfluss. Die Brust ist hart, geschwollen, eventuell heiß, dabei blass oder nur schwach gerötet. Stechender Schmerz in der Brust beim Stillen. Die Milch ist jedoch „dünn", wässrig und wenig nahrhaft, weshalb das Kind nicht gut gedeiht, obwohl es ausreichend trinkt; oder das Kind lehnt die Milch ab.

Anhaltender Milchmangel oder Versiegen der Milch ohne weitere Symptome oder nachvollziehbare Ursache bei müden, kälteempfindlichen, korpulenten Frauen, obwohl sich die Brust prall und geschwollen anfühlt.

Eingerissene, wunde Brustwarzen.

Wenn nach einem (evtl. mit *Belladonna* erfolgreich behandelten) fieberhaften Milchstau die Milchbildung nicht wieder ausreichend in Gang kommt, Knoten zurückbleiben oder wenn es immer wieder zu Rezidiven des Milchstaus kommt.

Das Neugeborene

Das Kind ist **pastös**, dabei aber nicht kräftig, sondern eher **schlaff** mit weichem Bindegewebe. Freundlich, genügsam, brav und duldsam. Es braucht lange, bis es zornig wird, dann sind die Ausbrüche jedoch heftig. Großer Eigensinn und Sturheit (später stur beim Abstillen). Oft helle Haut, blonde

Haare, blaue Augen. Großer Kopf mit weit geöffneten Fontanellen.

Alle **Ausscheidungen riechen sauer**, z. B. sauer riechender, reichlicher Kopfschweiß, < beim Trinken und beim Schlafen (das Kissen ist morgens nass). Schmierauge mit dicker, gelber Absonderung, die Lider sind morgens verklebt. Die Nase ist chronisch verstopft. Großer, meist leicht geöffneter Mund, geschwollene Oberlippe. Großes Saugbedürfnis, hat ständig den Finger im Mund, Schnullerkinder. Viel Speichelfluss. Mundsoor.

Guter Appetit und übermäßige Gewichtszunahme, aber auch schlechtes Gedeihen mit Unverträglichkeit von Milch und Erbrechen von saurer, geronnener Milch nach jeder Mahlzeit. Schluckauf. Harter Bauch und hervorgewölbte Magengrube. Koliken. Obstipation, fühlt sich aber wohl dabei. Stuhl wie Lehm oder grüne, wässrige, sauer riechende Durchfälle.

Feuchte, kalte Hände und Füße.

Eine mangelhafte Entwicklung der Knochen zeigt sich in **weit geöffneten Fontanellen**, die sich erst spät schließen, abgeflachtem Hinterkopf mit abgewetzten Haaren, Schräglage, Skoliose, Kraniotabes und rachitischer Thoraxverformung.

Entzündung des Nabels, **Nabelgranulom**, Nabelhernie. Hydrocele. Icterus neonatorum.

Hautstörungen wie Säuglingsakne, Serborrhoe, schuppende Hautauschläge im Gesicht (v. a. Wangen, Stirn, hinter den Ohren), Intertrigo, Ekzem, Neurodermitis. Windeldermatitis und großflächiger Soor. Wundheit des Anus. Dicker, gelber, eventuell übel riechender Milchschorf am Hinterkopf beginnend. Hämangiom, Storchenbiss auf Lidern und Stirn.

Später: Verzögerte Entwicklung. Statomotorische Retardierung. Schlechte Kopfkontrolle. Verzögerte Zahnung und spätes Laufenlernen. Warzen (v. a. an Händen und Füßen).

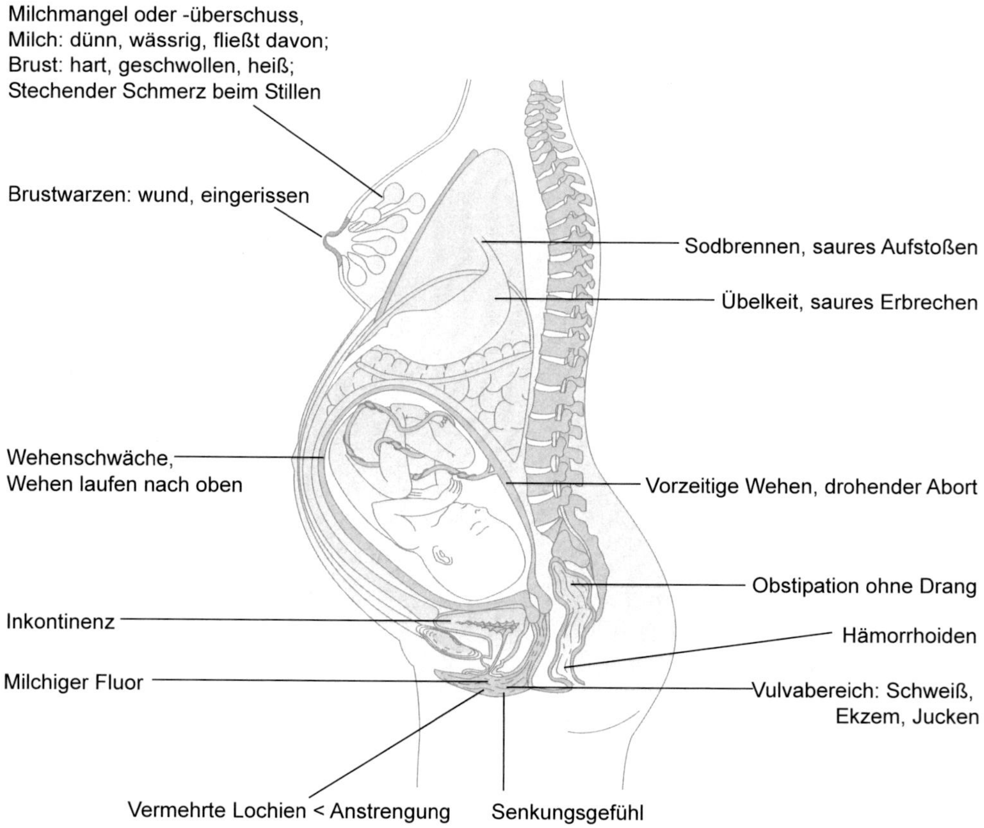

Abb. 18.8a

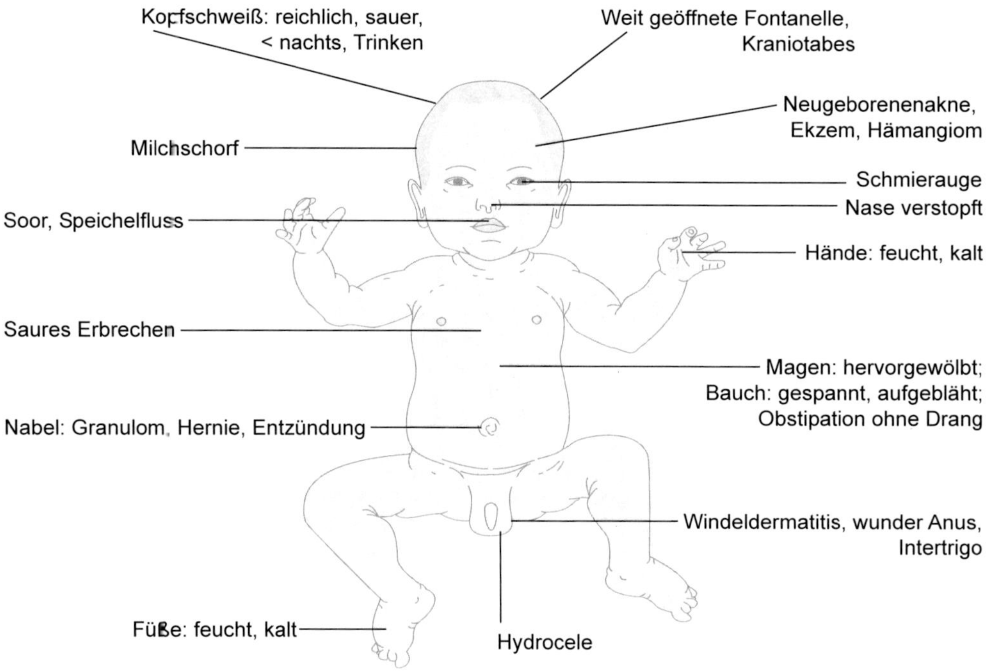

Abb. 18.8b

Anmerkungen

Calcium carbonicum ist besonders häufig bei Kindern angezeigt, aber auch Frauen in der Schwangerschaft oder im Wochenbett entwickeln nicht selten *Calcium*-Symptome vor allem im Zusammenhang mit Symptomen der Brust und den Stillvorgängen.

Der Kalziumhaushalt spielt eine wichtige Rolle im menschlichen Organismus. Durch eine dauerhafte Überdosierung von Vitamin D oder eine extreme Kalziumzufuhr über die Nahrung kann es zu einem chronischen Kalziumüberschuss und damit zu Nebenwirkungen wie z. B. Nierensteinen, Hypertonie, Schlafstörungen, Verstopfung, Verkalkung von Weichteilgeweben, Knochenschmerzen sowie Knochenverformungen (!) kommen. Im Falle einer regelmäßigen Verabreichung von Kalkpräparaten an Säuglinge sollte dies bedacht werden, um die möglicherweise künstliche Erzeugung eines „*Calcium*-Zustandes" aufgrund einer Überdosierung zu vermeiden.

Im Verlauf einer chronischen Behandlung folgt *Calcium carbonicum* oft gut auf *Sulfur*. *Belladonna* und manchmal auch *Pulsatilla* sind häufig angezeigte Akutmittel bei einer *Calcium*-Konstitution. Als bewährte Mittelfolge gelten *Sulfur – Calcium carbonicum – Lycopodium*. Oder: *Arnica – Rhus toxicodendron – Calcium carbonicum*.

Nach der Gabe des Mittels kann es einige Zeit dauern, bis die Wirkung sichtbar wird.

18.9 Calcium fluoratum (Calc-fl.)

Mineralischer Flussspat, CaF_2

Der mineralische Flussspat wird in (ausgetrockneten) Flussbetten gefunden. Es handelt sich um ein durchsichtig-gelbliches Mineral, das u. a. zur Herstellung von Flusssäure verwendet wird, welche die aggressivste mineralische Säure ist und sogar Glas ätzen kann.

Grundzüge

Calcium fluoratum wirkt auf **Bindegewebe, Sehnen, Zähne, Bänder** und **Knochen**, mit besonderem Bezug zu den **Symphysen** und **Suturen**. Ebenso hat es einen Bezug zu den Halsorganen einschließlich der Schilddrüse. Es kommt infrage bei Beschwerdebildern, die entweder mit **Elastizitätsverlust und Erschlaffung** oder mit **übermäßiger Verhärtung** dieser Gewebe zu tun haben. Dieses Haupteinsatzgebiet macht *Calcium fluoratum* zu einem wichtigen Mittel in Schwangerschaft und Wochenbett.

- Ängstliche, depressive Verstimmung, fürchtet insbesondere zu verarmen. Unruhe, Hast, Ungeduld und innerer Gereiztheit. Lustlosigkeit, verminderte Konzentrationsfähigkeit, ohne Initiative. Dieser Gemütszustand kann sich gelegentlich in das Gegenteil verkehren mit ungebremster Unternehmungslust und übersteigerter Aktivität.
- Schlaflos zwischen 3 Uhr und 5 Uhr morgens mit stetigem Gedankenzudrang. Sehr lebhafte Träume.
- Die **Schwäche des elastischen Bindegewebes** führt zur Senkung innerer Organe (Uterus). Erschlaffung der Venenwände. Gefäßerweiterung, Varizen, Phlebitis, Hämorrhoiden.
- Die Gelenke sind überstreckbar, frühe Abnutzung der Gelenke. Lumbago, < zu Beginn der Bewegung, > bei fortgesetzter Bewegung. Allgemeine Steifheit der Muskeln und Glieder.
- **Vergrößerung und Verhärtungen** (steinerne Härte) von Drüsen, Lymphknoten und Tonsillen. Struma. Bildung steinharter Tumore nach Verletzungen (z. B. Mamma). Verdickung, Verhärtung von Sehnen, Bändern und Gelenken. Exostosen.
- Chronisch Entzündungen mit Neigung zur Eiterung an Schleimhäuten, Drüsen, Tonsillen und Knochen. Schleimbeutelentzündung (Bursitis).
- Hautausschläge besonders um die Körperöffnungen herum (Mund, Lidränder, Nasenlöcher, Anus) mit Juckreiz, Brennen, Stechen, > Abkühlung. Fissuren, Pusteln, Furunkel, Abszesse, nässende Ekzeme. Herpes. Hautgeschwüre mit hartem Rand. Chronisch eitrige Prozesse. Hämangiom. Warzenartige Tumore.
- **Narbenkeloide, Verwachsungen.** Entzündung oder Jucken in alten Narben. Schrunden an den Handflächen. Nägel verdickt oder brüchig und spröde.
- Abmagerung trotz guten Appetits und reichlicher Nahrungsaufnahme (Sättigungsgefühl fehlt). Hat schnell wieder Hunger nach der Mahlzeit. Magenschmerzen bei leerem Magen. Die Magenschmerzen und die meisten anderen Symptome bessern sich durch Essen.
- Übel riechende Schweiße bei der geringsten Anstrengung. Körpersekrete nehmen eine grasgrüne Farbe an.
- Empfindlichkeit gegen Kälte. Frieren und Zittern. Hitze der Füße nachts im Bett (werden deshalb herausgestreckt, aber bei Abkühlung sofort wieder zurückgezogen).
- Beschwerden im Halsbereich: Beziehung zur Schilddrüsenfunktion (M. Basedow), Gefühl der Schwellung und Einengung im Bereich der Schilddrüse. Kann keinen Kragen vertragen. Schmerzen in der Halswirbelsäule, Katarrhe der Schleimhäute der Luftwege und des Kehlkopfs. Trockenheit und Wundheit im Rachenraum. Schluckschmerzen.

Modalitäten

Verschlechterung: zu Beginn der Bewegung. Kälte, Nässe, Zugluft, feuchtes und schwüles Wetter, direkte Sonnenbestrahlung. Bei leerem Magen. Nach Schlaf. Zwischen 3 Uhr und 5 Uhr morgens. Berührung (übersteigerte Sensibilität der Haut), Sinneseindrücke, körperliche und geistige Anstrengung, linke Seite.

Besserung: Wärme (außer bei Hautjucken und Kongestion im Kopf und in den Füßen), fast alle Symptome > Essen, Druck, fortgesetzte Bewegung.

Schmerzqualität und Empfindungen

Jucken und Brennen. Stechen und Splitterschmerz.

Folge von

Verletzungen, Verstauchungen, Verrenkungen. Überanstrengung.

Calcium fluoratum in der Hebammenarbeit

Schwangerschaft

Wenn sich Zeichen einer übermäßigen Erschlaffung des (elastischen) Bindegewebes, der Venenwände und der Bänder zeigen, z. B. in Form von oberflächlichen Venenerweiterungen (Venektasie), Varizen und ausgedehnten Besenreisern an den Beinen. Schon früh in der Schwangerschaft ausgeprägte Vulvavarizen, starkes Senkungsgefühl oder tatsächliche Senkung der Gebärmutter.

Symphysenschmerzen und Symphysenlockerung. Andererseits sind auch Elastizitätsverlust und Rigidität von Geweben ein wichtiger Hinweis auf *Calcium fluoratum*, z. B. Narbenkeloide und rigide Narben am Damm von vorangegangenen Geburten. Verhärtete Narben am Muttermund nach Zervixriss. Zervixerosion und Narbenfissuren am Muttermund.

Blähungen und stinkende Stühle, die im Schuss abgehen. Hämorrhoiden mit Blutung und Kreuzbeinschmerz. Analfissuren.

Anschwellen und Schweregefühl der Füße und der Beine, < bei heißem Wetter, > Hochlegen. Ischiasbeschwerden und Lumbago, Schmerzen < zu Beginn der Bewegung und > bei fortgesetzter Bewegung.

Wochenbett

Senkung oder Prolaps der Gebärmutter, Vorfall der Scheidenwand. Erschlaffte Bauchdecken.

Brust und Stillen

Harte Fibrome der Brust. Verhärtungen und Knoten in der Brust nach abgeheilten Entzündung oder nach Verletzung.

Das Neugeborene

Bei der Behandlung von **Kephalhämatomen** hat sich *Calcium fluoratum* in besonderem Maße bewährt. Darüber hinaus kommt es infrage bei Exostosen, Gesichtsasymmetrie, Gaumenspalten, Hüftdysplasie und rachitischen Verformungen des Skeletts.

Hämangiome und Muttermale. Zysten. Hydrocele testis. Heißhunger, bleibt aber trotzdem mager. Erbrechen unverdauter Milch.

Später: Zahnen verspätet mit Beschwerden, Zahnschmelzdefekte.

Anmerkungen

Das Mittel wurde ursprünglich von Schüssler als Knochen- und Gewebemittel in die Homöopathie eingeführt. Nach Schüssler werden die Arzneimittel meist zur Stärkung jener Organe/ Gewebe eingesetzt, die von Natur aus reich an diesen Stoffen sind. Die Methode als solche kann damit nicht als homöopathisch bezeichnet werden, sondern beruht eher auf biochemischen Überlegungen. Daher ist bei Schüsslersalzen die Anwendung tiefer D-Potenzen (D 6/ D 12) üblich. Für *Calcium fluoratum* existieren inzwischen aber auch Arzneimittelprüfungen, wodurch eine Anwendung der Arznei nach dem Ähnlichkeitsprinzip und damit auch in bewährten C-Potenzen oder Q-Potenzen möglich wird.

Calcium fluoratum kann die Wirkung von *Silicea* gut ergänzen und umgekehrt. *Silicea* folgt vor allem gut bei der Behandlung von Kephalhämatomen, wenn die Schwellung weitgehend abgeklungen ist, aber eine verhärtete Restgeschwulst zurückbleibt.

Bei dieser Arznei verbinden sich mit Calcium und Fluorid sehr gegensätzliche Elemente. Dies zeigt sich auch darin, dass sich die Symptome in den gegensätzlichen Extremen bewegen, z. B.:

- Erschlaffung ↔ Verhärtung von Gewebe
- Antriebslosigkeit und Depression ↔ übermäßige Aktivität und Leistungsfähigkeit
- Knochenentkalkung bzw. Degeneration ↔ überschießende Knochenbildung (z. B. Überbeine).

In der chinesischen Medizin wird Flussspat traditionell zur Behandlung von Nervosität und Unruhezuständen eingesetzt.

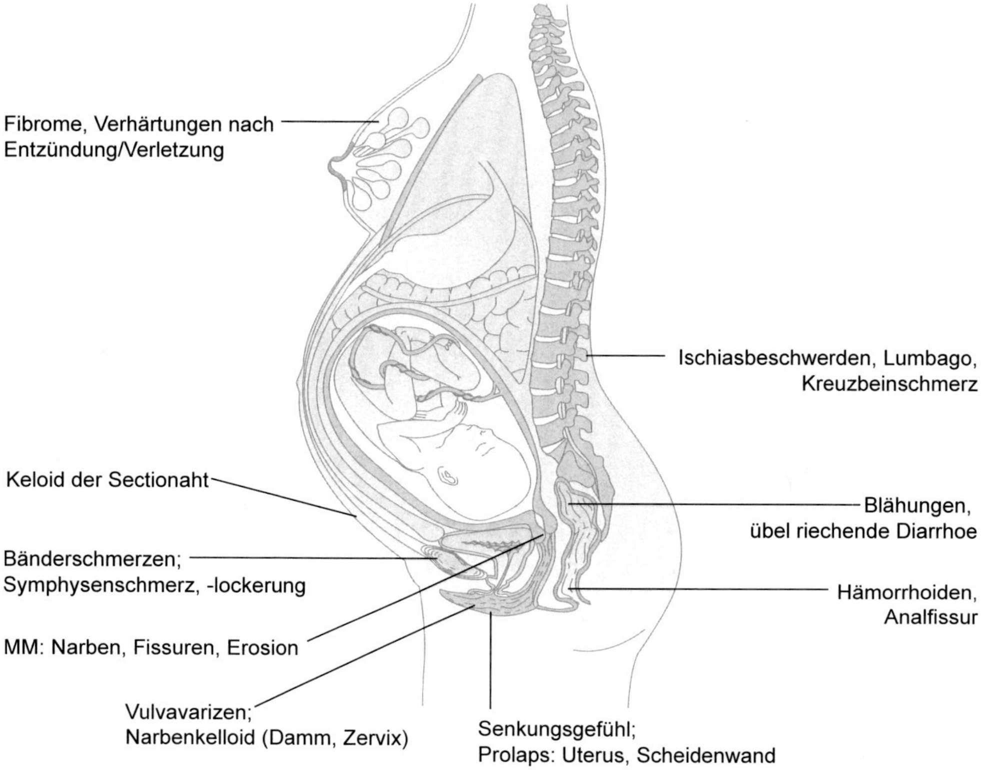

Abb. 18.9a

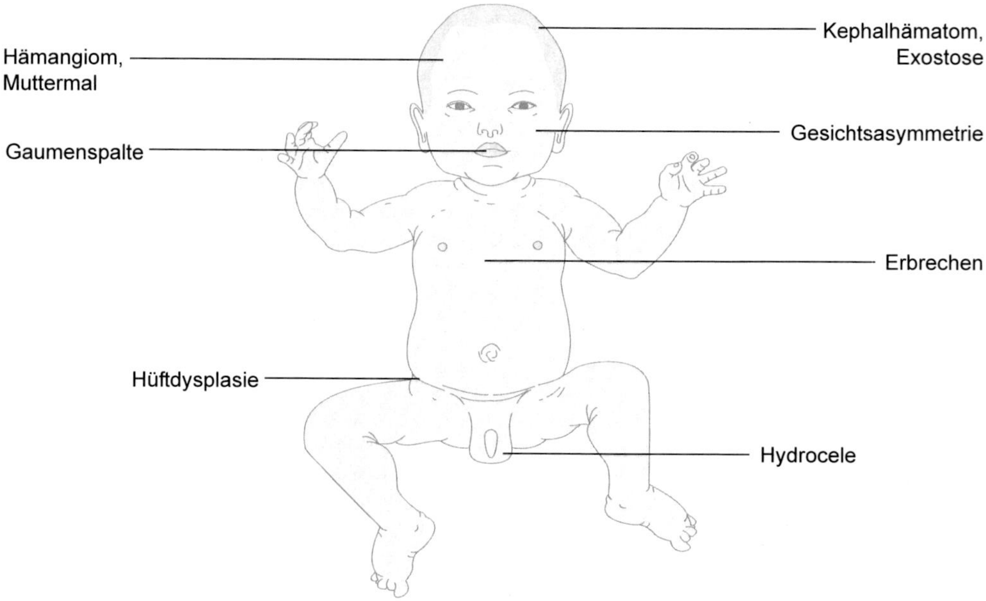

Abb. 18.9b

18.10 Calcium phosphoricum (Calc-p.)

Calcarea phosphorica, Calciumhydrogenphosphat

Der phosphorsaure Kalk ist Bestandteil von Knochen und Zähnen.

Grundzüge

Das Mittel hat einen besonderen Bezug zu den **Knochen**, vor allem zu den **Knochennähten** und **Symphysen** sowie zu den **Drüsen** und **Lymphknoten**. Charakteristisch sind rasche **Erschöpfbarkeit**, Empfindlichkeit und **Ruhelosigkeit.**

- Ständige Unruhe und **Bewegungsdrang**, starkes Verlangen, den Ort zu wechseln oder zu verreisen.
- **Viele Ängste**, z. B. vor Gewitter, Dunkelheit, großer Höhe.
- Mürrisch und übellaunig. Beschwerden von Kummer. Ist mit nichts zufrieden. Stöhnen, Jammern und Seufzen (auch im Schlaf).
- Sensibilität. Große Empfindlichkeit vor allem gegen Kälte, Zugluft und Geräusche.
- **Schwächezustand** nach akuten oder chronischen Krankheiten oder nach Verlust von Körpersäften (z. B. langes Stillen, Blutungen). Anämie. Abmagerung bei rascher körperlicher und geistiger Erschöpfbarkeit.
- Verkrümmung und Schwäche der Wirbelsäule, kann den Kopf kaum halten. Die Lymphdrüsen sind geschwollen.
- Kopfschmerzen nach jeder körperlichen und geistigen Anstrengung. Der Kopfschmerz wird entlang der Schädelnähte empfunden. Schmerzen und Steifheit im Halswirbelbereich < Zugluft.
- **Verlangen nach Salzigem und Herzhaftem**, nach geräuchertem Speck. Abneigung gegen Milch und Fisch. Kopf- und Magenschmerzen sowie Schwäche bessern sich durch Essen.
- **Kolikschmerzen schon bei Beginn der Nahrungsaufnahme**. Kalte Getränke, Früchte und Eiscreme oder Ärger führen zu Bauchschmerzen und nachfolgendem grünem, heißen, unverdauten Durchfall. Stuhl und Blähungen sind übel riechend.

Modalitäten

Verschlechterung: feuchtkaltes Wetter (Schneeschmelze), Zugluft, Wetterwechsel von warm nach kalt. Bewegung. Körperliche und geistige Anstrengung. Essen (Kolik). Milch. Denken an die Beschwerden. Zahnung

Besserung: trockene Wärme, warme Jahreszeit. Ruhe und Liegen.

Schmerzqualität und Empfindungen

Die Schmerzen sind brennend, manchmal schießend oder drückend. Kälte und Wundheitsgefühl an eng umschriebenen Stellen (Nasen- oder Fingerspitze, Augäpfel, Scheitel). Kribbeln und Taubheit in einzelnen Körperteilen.

Folge von

Mangelhafte Ernährung. Zu schnelles Wachstum. Feucht-kaltes Wetter. Angst, Kummer (Liebeskummer), schlechte Nachrichten. Verlust von Körperflüssigkeiten. Anstrengung.

Calcium phosphoricum in der Hebammenarbeit

Schwangerschaft

Verschlechterung des Allgemeinzustandes während der Schwangerschaft, mit Schwäche und Müdigkeit. Vorausgegangen sind unter Umständen erschöpfende Ereignisse wie schwere Krankheiten, mehrere Schwangerschaften oder Aborte kurz hintereinander, Anämie, häufige Nachtwachen etc.

Übelkeit und Erbrechen mit saurem Aufstoßen und Brennen im Magen. Brechreiz beim Ausräuspern von Schleim. Zittern beim Erbrechen (v. a. der Hände).

Karpaltunnelsyndrom. Fühlt sich schwach in den Hüften. Symphysenschmerzen.

Fluor ist brennend und sieht aus wie Eiweiß. Hämorrhoiden mit Absonderung einer wässrigen Flüssigkeit oder von Blut.

Brennende Schmerzen in der Brust, oder die Brüste fühlen sich wund an.

Geburt

Jammert und seufzt bei den Wehen. Der Schmerz erstreckt sich zum Kreuzbein. Schnell erschöpft, was bald zu einer Wehenschwäche führt. Zittern der Hände und am ganzen Körper.

Wochenbett

Große Schwäche, besonders nach hohem Blutverlust. Anämie. Ängstlichkeit, Ruhelosigkeit und depressive Verstimmung mit Jammern und häufigem Seufzen. Uterussenkung mit großer allgemeiner Erschöpfung < während Harn- und Stuhlausscheidung. Vermehrtes sexuelles Verlangen in der Stillzeit.

Brust und Stillen

Die Brust und die Brustwarzen schmerzen wie wund, vor allem bei Berührung. Die Milch ist wässrig und dünn und schmeckt salzig. Das Kind lehnt die Milch ab.

Das Neugeborene

Meist schlanke Kinder mit grazilem Knochenbau, die viele **Probleme beim Trinken** haben. Entweder wollen sie ständig an die Brust, erbrechen aber leicht und magern trotz ihres Heißhungers ab, oder die Kinder gedeihen schlecht, weil sie trinkschwach sind und **Brust und Muttermilch ablehnen**. Schon während des Trinkens krampfen sie sich zusammen oder machen sich steif. Dabei weinen sie heftig und **fuchteln mit Armen und Beinen** oder rollen mit dem Kopf hin und her. Schließlich gehen unter Schmerzen übel riechender, schleimiger Stuhl und Winde ab, wonach zunächst Besserung eintritt. Der Bauch ist eher schlaff und eingefallen als gespannt.

Das Kind ist im Allgemeinen **unzufrieden und reizbar**. Es weint viel und ist nur schwer zu beruhigen. Es verlangt Aufmerksamkeit und will getragen werden. Unruhe, Schreien und Jammern im Schlaf < vor Mitternacht. Wenn das Kind aus der Wiege hochgenommen wird, erschrickt es und hält den Atem an. Es ist aktiv und immer in hektischer Bewegung, die **Bewegungen sind unkoordiniert und überschießend**. Auffallender **Wechsel des muskulären Grundtonus:** hypertone Körperspannung und Hyperexzitabilität im wachen, angespannten Zustand, dagegen Hypotonie und völlige Erschlaffung in den Ruhephasen.

Kälteempfindlich, friert leicht. Hände und Füße sind kalt und schweißig. Partielle Schweiße, vor allem am Kopf im Schlaf. Säuglingsschnupfen ausgelöst durch Unterkühlung. Nase verstopft im warmen Zimmer und fließend im kalten Zimmer oder im Freien.

Großer Kopf und Schwäche im HWS-Bereich, dadurch schlechte Kopfkontrolle. **Fontanelle und Schädellnähte bleiben lange offen** oder öffnen sich wieder, nachdem sie bereits geschlossen waren. Die Schädelknochen sind dünn und weich und können mit dem Finger eingedrückt werden. Hydrocephalus. Sichelfuß. Rachitis. Fördert die **Kallusbildung** nach Knochenbrüchen (Klavikulafraktur).

Feuchte oder blutige Absonderungen aus dem Nabel. Nabelgranulom. Nabelbruch. Hydocele oder Leistenhoden.

Anmerkungen

Calcium phosphoricum ist ein wichtiges Kindermittel, das häufig angezeigt ist bei hyperexzitablen unzufriedenen Säuglingen die schlecht gedeihen. Später kommt es vor allem bei allgemein verzögerter Entwicklung in Betracht, bei spätem Gehenlernen und bei verzögerter und schmerzhafter Zahnung, die von Durchfällen, Krämpfen oder Husten begleitet ist. Ebenso hat sich das Mittel bewährt bei Wachstumsschmerzen von Kindern, die zu schnell in die Höhe schießen und durch geringe geistige und körperliche Tätigkeit erschöpft sind (Schulkopfschmerz).

Hochgewachsene, schlanke, zartgliedrige Personen mit dunklem Teint und dunklen Haaren sprechen oft gut auf das Mittel an.

Bei Folge von Säfteverlust folgt *Calcium phosphoricum* gut auf *China*. Nach (Klavikula-)Frakturen ist neben *Calcium phosphoricum* auch an *Symphytum* und *Ruta* zu denken.

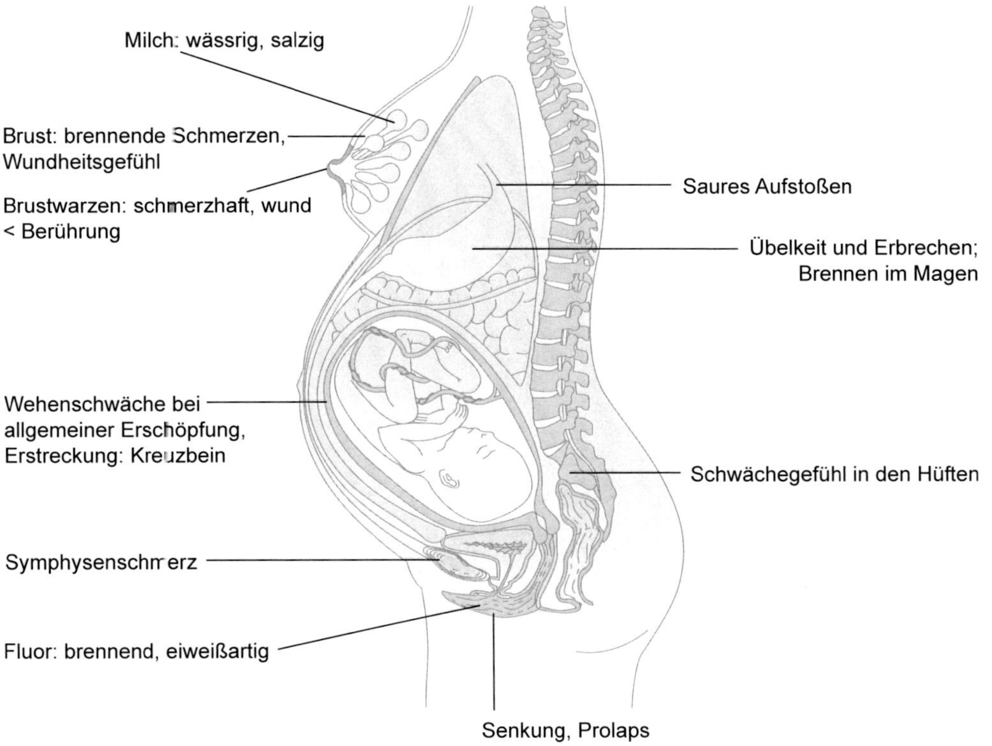

Abb. 18.10a

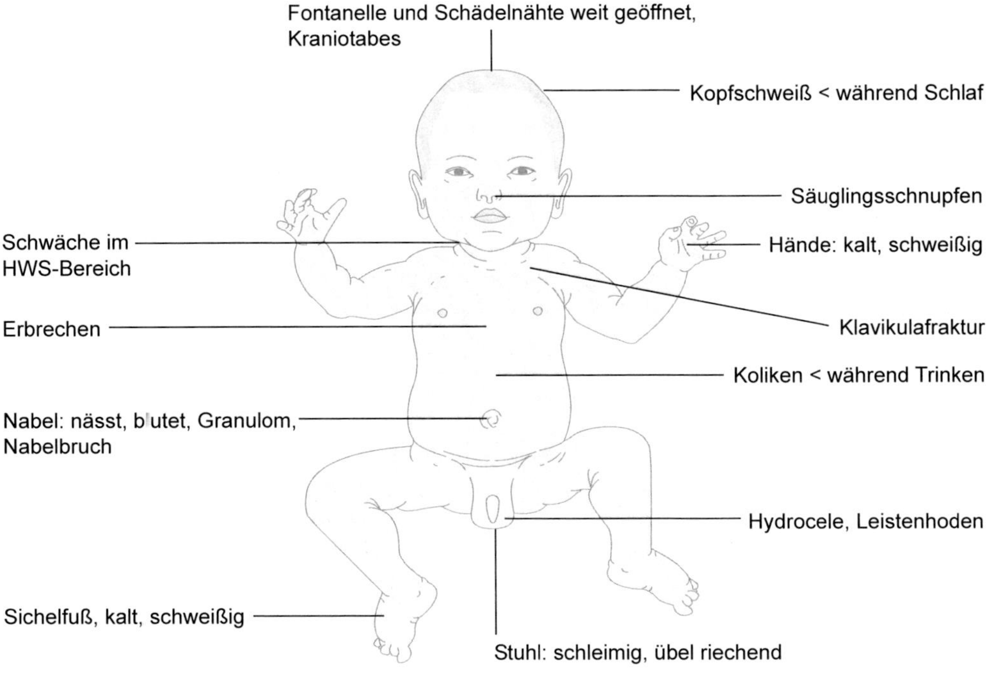

Abb. 18.10b

18.11 Caulophyllum (Caul.)

Frauenwurzel, Schlangenwurzel, Blauer Hahnenfuß, HAB: Caulophyllum thalictriodes

Caulophyllum gehört zur Familie der Sauerdorngewächse und stammt ursprünglich aus Nordamerika. Die Arznei wird aus der Tinktur der Wurzel hergestellt.

Grundzüge

Die Frauenwurzel entfaltet ihre Wirkung vor allem an der **Muskulatur der Gebärmutter** und an den kleinen Gelenken (Finger, Zehen). Der *Caulophyllum*-Zustand ist geprägt von **Tonusmangel, Schwäche** und **Erschöpfung.**

- **Gereiztheit** und ängstliche Besorgnis. **Nervosität** und Aufgeregtheit. Ist schnell unzufrieden.
- **Große Schwäche** der Muskeln und Erschöpfung mit innerlichem Zittern und Herabsinken der Augenlider.
- Kälteempfindlichkeit und Frösteln.
- Gefühl von Blutüberfülle und Kongestion vor allem im Kopf und in der Gebärmutter.
- Neuralgische Schmerzen im Becken, in der Blase, im Darm und in der Vagina. Schmerzhafter Scheidenkrampf.
- **Wandernde Schmerzen** springen in kurzen Intervallen von einer Stelle zur anderen. Schmerzen ziehen zum Nacken. Nacken und Rücken sind steif, die Wirbelsäule ist sehr berührungsempfindlich.
- Rheumatische Schmerzen in den kleinen Gelenken. Schwellung und Steifheit der Muskeln und Gelenke, vor allem der Finger und der Zehen.
- Viele Beschwerden stehen in Zusammenhang mit Funktionsstörungen des Uterus wie z. B. Übelkeit und Erbrechen oder Kopfschmerzen, die von einem schmerzhaften Augendruck begleitet werden.
- Scharfe, reichliche, erschöpfende Leukorrhoe. Dysmenorrhoe.
- Braune oder gelbliche Pigmentflecke (Chloasma) vor allem am Hals, im Nacken oder auf der Stirn.

18

Modalitäten

Verschlechterung: während der Schwangerschaft. Kaffee. Im Freien. Nachmittags.

Besserung: Wärme.

Schmerzqualität und Empfindungen

Die Schmerzen sind ziehend, **schießend, krampfartig** und reißend. Sie treten intermittierend, periodisch und stoßweise auf.

Caulophyllum in der Hebammenarbeit

Schwangerschaft

Habitueller Abort bei allgemeiner Erschöpfung und Schwäche des Uterus. Vorzeitige Wehentätigkeit mit drohender Frühgeburt, charakterisiert durch Nervosität und Schwäche. Reichlicher, brennender, wund machender Ausfluss. Neuralgische, krampfhafte Schmerzen in der Vagina. Rheumatische Schmerzen in den kleinen Gelenken, die mit Schwellung und Steifigkeit einhergehen. Übermäßig **schmerzhafte und erschöpfende Schwangerschaftswehen** in den letzten Wochen vor der Geburt mit herabdrängendem Charakter.

Geburt

Die Wehen sind **zu schwach, zu kurz** und **zu unregelmäßig**, um einen richtigen Geburtsbeginn oder Geburtsfortschritt zu bewirken. Gleichzeitig sind sie sehr schmerzhaft und erschöpfend. Der Geburtsfortschritt einerseits und der Grad der Erschöpfung sowie die Schmerzhaftigkeit der Wehen andererseits stehen in keinem Verhältnis. Die Gebärende kann vor Schwäche nicht mehr sprechen und zittert, dabei kann sie durstig und fiebrig sein.

Die Wehen können Übelkeit und Erbrechen auslösen, aber auch von Kopfschmerzen begleitet sein. Sie scheinen ständig die Stelle zu wechseln und in **alle Richtungen zu wandern**, mal zum Abdomen, dann zur Leiste, dann zur Brust. Sie entfalten keine Wirkung nach unten und bleiben deshalb wirkungslos. Schließlich werden die Wehen immer schwächer oder hören ganz auf. Die Zervix ist rigide, vor allem während der Wehe, und schmerzhaft wie von Nadelstichen.

Plazentaretention aufgrund eines Muttermundspasmus oder einer Atonie des Uterus, die von einer heftigen dunklen Blutung begleitet wird. Atonische Blutung nach protrahierter oder überstürzter Geburt.

Wochenbett

Nach langen und erschöpfenden Geburten, wenn sich die krampfhaften Nachwehen quer über den Unterleib bis in die Leisten erstrecken oder bei unzureichender Rückbildung oder Atonie der Gebärmutter. Erschlaffung der Muskeln und Bänder bis hin zum Uterusprolaps. Die Lochien sind zu reichlich und zu lange anhaltend. Paraplegie nach der Entbindung.

Anmerkungen

Durch weiße Siedler, die die Anwendung von den Indianern übernahmen, fand *Caulophyllum* über amerikanische Ärzte Eingang in den Arzneischatz der Homöopathie. Bei den Indianern Nordamerikas wurde die auch als „Squawroot" bezeichnete Wurzel zur Geburtserleichterung eingesetzt. Sie ist sowohl in der Lage, Wehen zu erzeugen, als auch die bereits bestehende Wehentätigkeit zu regulieren. Daran orientiert sich die Empfehlung, bei vorzeitigem Blasensprung *Caulophyllum* in niedriger Potenz (D 4) und hoher Dosierung (z. B. viertelstündlich mehrere Globuli) zur Anregung der Wehentätigkeit einzusetzen. Dieses Vorgehen ist manchmal erfolgreich, zwei Dinge sollte man dabei aber bedenken. Erstens: Solange die Gesamtheit der Symptome nicht auf *Caulophyllum* hinweist, handelt es sich dabei nicht um eine homöopathische, sondern um eine phytotherapeutische Anwendung einer potenzierten Arznei. Zweitens: Bei einer zu hohen Dosierung kann man

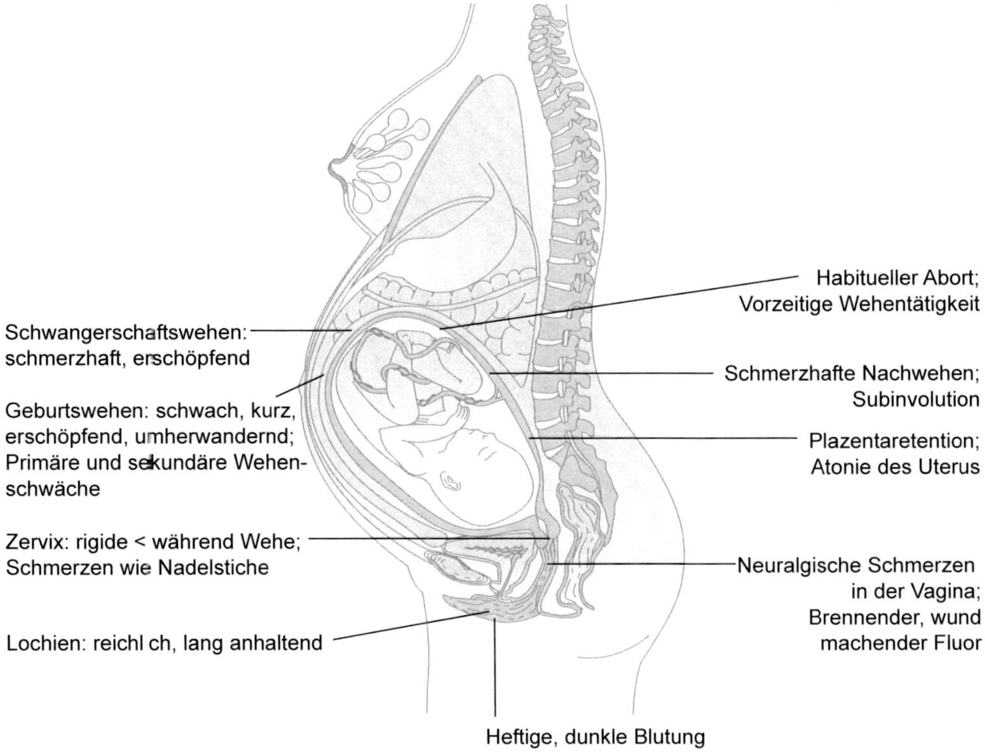

Abb. 18.11

eine unbeabsichtigte Arzneimittelprüfung (> Kap. 4) mit *Caulophyllum* provozieren und damit genau die Situation erzeugen (und dann durch weitere Gaben zementieren), die man eigentlich vermeiden wollte. Dieselben Bedenken gelten auch für die in der homöopathischen Literatur immer wieder ausgesprochene Empfehlung zur prophylaktischen Einnahme von *Caulophyllum* bereits einige Zeit vor dem erwarteten Entbindungstermin, um eine Erleichterung der Geburt zu bewirken.

Caulophyllum sollte in der Frühschwangerschaft aufgrund seiner wehenfördernden Wirkung – wenn überhaupt – nur mit großer Vorsicht und nie in Tiefpotenzen angewendet werden.

18.12 Chamomilla (Cham.)

Echte Kamille, HAB. Chamomilla recutita

Die Kamille gehört zur Familie der Korbblütengewächse und ist in Europa und Asien heimisch. Sie blüht von Mai bis September. Zur Herstellung der Arznei wird die ganze Pflanze zur Zeit der Blüte verwendet.

Grundzüge

Das Mittel hat vorwiegend Bezug zum **Nervensystem**, zum **Gemüt** und zur **Verdauung**. **Zorn, Schmerz** und **Unruhe** charakterisieren viele Zustände.

- **Überempfindlich** gegen alle Sinnesreize. Schmerzen treten anfallsweise auf, machen aggressiv und ärgerlich und **können nicht ertragen werden**. Schreien, Kreischen und Jammern.
- Beschwerden, die durch Zornanfälle ausgelöst oder verschlimmert werden oder davon begleitet sind.
- Ruhelos und ungeduldig, alles geht zu langsam. Mürrisch, gereizt, abweisend, streitsüchtig. Launisch, was man eben noch dringend haben wollte, wird abgelehnt, sobald man es hat. Kinder möchten nicht berührt, ja nicht einmal angesehen, dann aber doch getragen werden.
- Müde und überreizt, kann aber trotzdem nicht einschlafen (infolge von Kaffee- und Narkotikamissbrauch). Schlaf unruhig, mit häufigem Erwachen. Weinen und Jammern im Schlaf.
- Klebriger, warmer Kopfschweiß. Blutdrang zum Kopf. Gesicht gerötet oder eine Wange blass und kalt, die andere heiß und rot. Schweiße im Schlaf vor allem am Kopf. Abneigung gegen Wind (Empfindlichkeit der Ohren).
- Frösteln und Frieren, aber auch rasch erhitzt. Neigung zu Erkältungen. Brennen der Fußsohlen, nach dem Warmwerden werden die Füße nachts aus dem Bett gestreckt.
- Auftreibung des Bauchs nach dem Essen mit Magendrücken. Heftige Blähungskoliken mit wütender Stimmung. Durchfälle mit Kolikschmerzen, < nachts, Zorn, Zahnung. Stuhl wässrig, schleimig, **grün, wie zerhackt** (Spinat mit Ei), nach faulen Eiern riechend. Großer Durst, vor allem im Fieber.

Modalitäten

Verschlechterung: Ärger, Zorn. Berührung und Angesehenwerden. Geistige Anstrengung. Kalte und feuchte Luft, Wind. Hitze, Warmwerden im Bett. Nachts (abends bis Mitternacht). Aufstoßen. Kaffee, Narkotika. Während der Zahnung.

Besserung: Geschaukelt- und **Getragenwerden**. Mildes Wetter. Lokale Wärmeanwendung bei Kolik. Nach Schwitzen. Kälteanwendungen.

Schmerzqualität und Empfindungen

Krampfende und schneidende Schmerzen. **Taubheitsempfindungen** während der Schmerzen oder wenn der Schmerz nachgelassen hat.

Folge von

Zornanfälle, unterdrückter Zorn, Ärger. Kritik und Kränkung. Schlaflosigkeit. Zahnung. Übermäßiger Kaffeekonsum. Narkotika.

Chamomilla in der Hebammenarbeit

Schwangerschaft

Drohender Abort mit Abgang von dunklem (klumpigen) Blut. Die heftigen Schmerzen ziehen vom Rücken nach vorn und verursachen Ruhelosigkeit und Überreiztheit des ganzen Nervensystems. Dabei häufiges und reichliches Wasserlassen.

Aufgetriebener Oberbauch am Morgen mit dem Gefühl, als ob er in das Innere der Brust hineingedrängt würde. Brennen im Magen, das nach den Seiten ausstrahlt. Das Luftaufstoßen ist schmerzhaft und verschlechtert die Beschwerden. Brecherliche Übelkeit, als ob eine Ohnmacht bevorstünde.

Neuralgische Zahnschmerzen, verschlechtert durch warmes Essen oder Trinken (v. a. Kaffeetrinken). Schlimmer abends und nachts, nach dem Warmwerden im Bett.

Nächtliche Schlaflosigkeit von Angst oder Reizbarkeit begleitet, mit lebhaften Phantasiebildern (hört z. B. Stimmen abwesender Personen).

Geburt

Die Kreißende verlangt viel Zuwendung und Aufmerksamkeit, weist sie aber zurück, sobald sie diese bekommt und will dann niemanden in ihrer Nähe haben. Sie ist **unwirsch, mürrisch** und ungeduldig. Wehen sind krampfhaft und so qualvoll, dass sie **nicht ertragen werden** können. Sie sind **unkoordiniert**, bringen keinen Geburtsfortschritt und scheinen das Kind eher nach oben als nach unten zu schieben. Dabei verursachen sie reißende Schmerzen, die sich vom Rücken zur Innenseite der Oberschenkel, manchmal bis zu den Fußsohlen erstrecken. Begleitet von dunkler Blutung und/oder häufiger Ausscheidung großer Mengen hellen Urins. Der Muttermund ist rigide. Wenn die Wehen nachlassen, setzen stattdessen Krämpfe ein.

Wochenbett

Nachwehen sind quälend und unerträglich, verschlimmert durch Bewegung und durch Stillen. Schreit auf vor Schmerz. Begleitet von großer Übellaunigkeit und **Reizbarkeit**, könnte aus der Haut fahren.

Dunkle Lochien, vermehrt oder unterdrückt aufgrund von Ärger und Zornanfällen. Drohende Endometritis mit großer Ruhelosigkeit, empfindlichen Mammae und versiegender Milchbildung. Beschwerden werden von Koliken, Durchfällen (schleimig, wässrig, gräulich) oder Zahnschmerzen begleitet.

Brust und Stillen

Die Brustwarzen sind entzündet, die Brüste hart, geschwollen und dabei so empfindlich, dass die geringste Berührung nicht auszuhalten ist. Der Schmerz beim Stillen scheint unerträglich und macht in hohem Grade ärgerlich und reizbar. Zurückgehen der Milch durch Ärger und Zorn. Milch ist käsig oder mit Blut vermischt. Die Milch läuft aus.

Das Neugeborene

Das Kind ist sehr **reizbar**, unruhig und übel gelaunt. Das Schreien wirkt **zornig** und hysterisch. Will man es beruhigen, macht es sich steif und hält plötzlich die Luft an. Es stößt beim Stillen die Brust weg. Der Muskeltonus ist erhöht, die Hände **zu Fäusten geballt, die Daumen sind eingeschlagen**. Die Kinder sind übermüdet, aber schlaflos und finden nur durch ständiges Herumtragen, meist erst nach Mitternacht, in den Schlaf.

Icterus neonatorum begleitet von der typischen gereizten Gemütsverfassung.

Knoten in den Brustdrüsen mit extremer Berührungsempfindlichkeit.

Konjunktivitis und Entzündung des äußeren Auges, morgens sind die Lider zusammengeklebt. Heißer, klebriger Kopfschweiß mit rotem Gesicht oder eine Wange ist rot und eine blass. Säuglingsschnupfen.

Während des Trinkens schwitzt das Kind im Gesicht und am Kopf.

Anfallsartige Kolikattacken mit heftigem Schreien. Das Kind krümmt sich zusammen und zieht die Beine an oder wirft den Kopf nach hinten. Aufstoßen und der Abgang von Stuhl und Luft bringen keine Besserung. Verschlechterung, wenn die Mutter Kaffee trinkt. Besserung durch Herumtragen, Gefahrenwerden oder heftiges Schaukeln. Warme Anwendungen können sowohl bessern als auch verschlechtern.

Krampfanfälle. Das Kind **macht sich steif**, überstreckt sich nach hinten, rollt mit den Augen, hat Zuckungen im Gesicht und **hält den Atem an**. Ausgelöst durch Zorn, Zahnung oder ärgerliche Stimmung der Mutter.

Wundheit am Gesäß und in den Hautfalten. Windeldermatitis. Während der Zahnung wird das Zahnfleisch schmerzhaft und wund. Der Stuhl ist durchfällig, grasgrün und schleimig, ist unverdaut und sieht aus wie zerhackt. Er ist wund machend und riecht, ebenso wie die abgehenden Winde, sauer oder nach faulen Eiern.

Anmerkungen

Bereits im 1. Jahrhundert nach Christus wird im ersten europäischen Kräuterbuch des griechischen Arztes Dioskurides die Kamille als geburtserleichternde Heilpflanze beschrieben. Auch ihre botanisch korrekte Bezeichnung „Matricaria chamomilla" weist auf den Bezug zur Geburt hin (von lat. „mater" = Mutter).

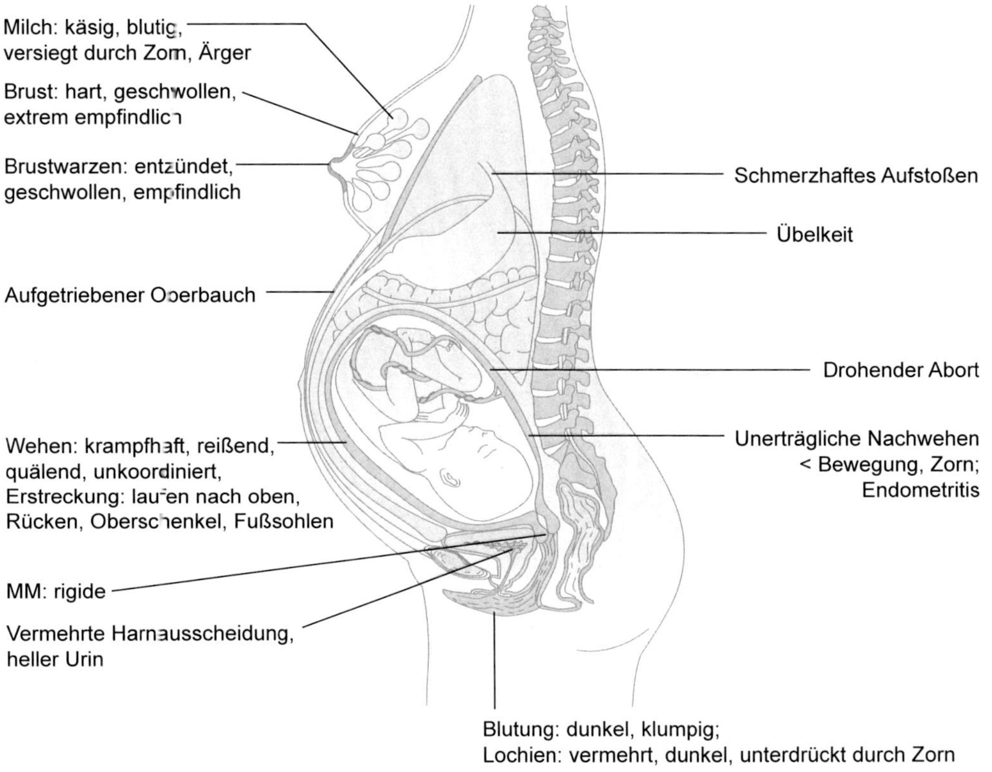

Abb. 18.12a

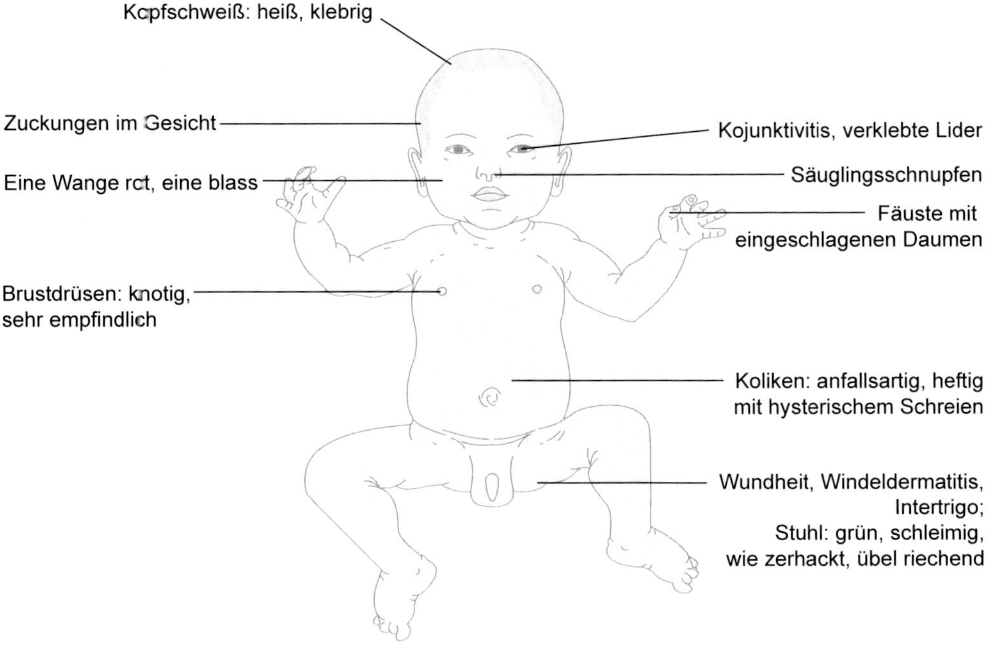

Abb. 18.12b

Allem voran werden ihre entzündungshemmenden und krampflösenden Eigenschaften geschätzt. Bis heute gehört die Kamille zu den am häufigsten angewandten Heilpflanzen. Bei kaum einer anderen Heilpflanze sind die Wirkungsprozesse so gut erforscht und belegt. Dazu gehört auch die Erkenntnis, dass bei der Zubereitung als Tee wichtige fettlösliche Wirkstoffe nicht in den Aufguss übergehen und deshalb für die phytotherapeutische Anwendung alkoholisch-wässrige Kamillenextrakte vorzuziehen sind.

Wie viele Korbblütler kann die Kamille potenziell Allergien auslösen.

Chamomilla und *Belladonna* ergänzen sich gut. *Calcium carbonicum* ist ein bewährtes Folgemittel von *Chamomilla. Nux vomica* und *Staphisagria* sind verwandte Mittel und haben besonders im Gemütsbereich Ähnlichkeit mit *Chamomilla.*

18.13 China (Chin.)

Chinarinde, China officinalis, HAB: Cinchona pubescens

Die Arznei wird aus der getrockneten Zweigrinde des Chinarindenbaums gewonnen, der ursprünglich im Hochland Südamerikas beheimatet ist.

Grundzüge

Schwäche infolge **erschöpfender Ausscheidungen** (Blut, Schweiß, Milch, Durchfälle), gekennzeichnet von **nervöser Überempfindlichkeit** und **Ohnmachtsneigung** mit Ohrensausen. Neigung zu reichlicher **Schweißbildung**, **dunklen Blutungen** und übermäßiger **Luftansammlung** im Bauch.

- Hochgradige Überreizung und **Empfindlichkeit aller Sinnesorgane:**
  - Gehör: Das kleinste Geräusch verursacht Schmerz und Klingen in den Ohren.
  - Geruchssinn: empfindlich auf alle Gerüche (v. a. Tabak, Blumen und Speisen).
  - Hyperästhesie: Große Berührungsempfindlichkeit am ganzen Körper (selbst das Berühren der Haare schmerzt), aber fester Druck bessert.
- Leicht reizbar, eigensinnig und stur. Vorwurfsvoll gegenüber der Umgebung. Düstere Stimmung, Gleichgültigkeit und Abneigung gegen jede körperliche und geistige Arbeit.
- Tagsüber müde und dumpf, kann aber nachts trotzdem nicht schlafen wegen unaufhörlichen Gedankenzudrangs. Entwickelt nachts eine starke Vorstellungskraft (baut „Luftschlösser").
- Erschlaffung der Gefäße, **Kollaps, Ohnmacht, Schwindel**. Blasses, gelbliches Gesicht und dunkle Ringe um die Augen.
- Große Frostigkeit < Kälte, nasskaltes Wetter. **Starke Schweißbildung vor allem nachts** im Schlaf.
- Blutwallungen zum Kopf mit hämmernden, berstenden Kopfschmerzen, Ohrgeräuschen und Schwindel. Dabei wird das Gesicht heiß mit fleckiger Röte, während die Extremitäten kalt sind oder eine Hand ist kalt, die andere heiß.
- **Dunkle Blutungen** aus allen Schleimhäuten (Nasenbluten).
- Herzklopfen nach dem Essen und durch jede kleinste Bewegung, begleitet von Blutdrang zum Kopf und Atemnot, die durch Luftzufächeln gebessert wird.
- Bitterer Mundgeschmack, sogar Wasser schmeckt bitter.
- Schon nach wenig Nahrungsaufnahme Druckgefühl im Magen und **Auftreibung des Bauches**, alle Nahrung scheint zu Gas zu werden. Wenn Luft abgeht durch **Aufstoßen oder Flatus** (übel riechend), führt dies zu **keiner Besserung** der Beschwerden.
- Appetitlosigkeit oder Heißhunger, gerne auf Naschereien, aber satt nach wenigen Bissen. Obst, saure Speisen, Milch und Hülsenfrüchte werden nicht vertragen.
- Durchfällige Stühle, unverdaut, dunkel, faulig riechend, wässrig.
- Periodisch remittierende Fieberzustände. Kein Durst in der Hitze, aber während oder nach dem Froststadium.

Modalitäten

Verschlechterung: Säfteverlust. Leichteste **Berührung** und Erschütterung. Alle Sinnesreize. Kälte, Zugluft, Wind. Geistige Anstrengung. Essen (v. a. Obst, saure und blähende Speisen). Während und nach dem Stuhlabgang. Periodizität der Symptome.

Besserung: Starker **Druck**, während eine leichte Berührung nicht ertragen wird. Im warmen Zimmer, durch warme Anwendungen. Zusammenkrümmen. Lockern der Kleidung.

(Essen, Schlaf und Ruhe, die bei Schwäche normalerweise kräftigen, helfen nicht.)

Schmerzqualität und Empfindung

Schmerzen sind **hämmernd oder berstend** (v. a. Kopfschmerz).

Folge von

Verlust von Körpersäften. Ärger und Zorn.

China in der Hebammenarbeit

Schwangerschaft

Schwäche und Anämie aufgrund vorausgegangener Krankheit oder Blutung (akut oder chronisch), dadurch vorzeitige Wehen oder drohender Abort mit dunkler, klumpiger Blutung und Kälte und Blässe der Haut.

Periodisch auftretende neuralgische Schmerzen (z. B. Zahnschmerzen) < Luftzug, Berührung, im Liegen und nachts.

Völlegefühl mit häufigem, **lautem Aufstoßen** und **ausgeprägten Blähungsbeschwerden**. Der Luftabgang verschafft aber keine Erleichterung. Unverdaute Durchfallstühle < nachts.

Geburt

Wenn schon vor Geburtsbeginn eine außergewöhnliche Schwäche vorlag, vor allem bedingt durch den Verlust von Körpersäften (chronische Blutung, Diarrhoe, Schweiße, Stillen in der Schwangerschaft). Die Schwäche führt zu Schwindel und Ohnmachtsneigung, begleitet von kalter Haut und kalten Schweißen. Dabei Klingen oder Pfeifen in den Ohren. Blutandrang zu Kopf und Brust mit klopfenden Karotiden.

Wehenschwäche aufgrund allgemeiner Erschöpfung. Atonie des Uterus. Möchte nirgends berührt werden, nicht einmal an den Händen, da die Haut am ganzen Körper überempfindlich ist. Verlangen nach frischer Luft, will Luft zugefächelt bekommen.

Plazentaretention durch Atonie des Uterus. Die Blutung ist dunkel und klumpig, seltener hell.

Wochenbett

Erstes Mittel nach **verstärkter oder atonischer Blutung**. Es zeigen sich die Symptome einer **Anämie** mit Schwäche, Schwindel, und Ohnmachtsneigung. Hämmernde Kopfschmerzen und Ohrgeräusche. Durchnässende, schwächende Schweiße, vor allem nachts oder durch die geringste Bewegung.

Blähungen, **aufgeblähter Bauch**, besonders nach einer Sectio. Weder Aufstoßen noch Flatus bessern die Beschwerden.

Starkes sexuelles Verlangen.

Brust und Stillen

Neuralgische Zahnschmerzen beim Stillen. Erschöpfung durch übermäßige Laktation. Milchmangel bedingt durch Schwäche nach vorausgegangenem Säfteverlust oder nach Krankheit.

Das Neugeborene

Postpartal Atemnot mit Schleimrasseln und Luftschnappen vor allem nach vorausgegangener kindlicher oder mütterlicher Blutung.

Icterus neonatorum (gravis), besonders wenn er aufgrund einer Blutgruppenunverträglichkeit auftritt.

Das Kind ist teilnahmslos, schwach und schlaff und zeigt eine ausgeprägte Trinkschwäche. Es fällt durch seine Blässe auf und hat unter Umständen bereits dunkle Ringe um die Augen. Dabei besteht eine große Empfindlichkeit auf alle äußeren Eindrücke, vor allem auf Berührung. Das Kind ist schnell überreizt und in der Folge schlaflos.

Bei Anämie aufgrund von peri- und postnatalen Blutungsereignissen.

Nach jeder Mahlzeit stark aufgeblähtes Abdomen und kolikartige Beschwerden, die zum Zusammenkrümmen zwingen (wenn die Mutter viel saures Obst gegessen hat). Auch nach lautem Aufstoßen und Flatusabgang scheinen die Schmerzen nicht erleichtert. < Berührung, > Wärmeanwendung und harter Druck.

Anmerkungen

Mit der Chinarinde führte Hahnemann seine erste Arzneimittelprüfung durch und formulierte so das Ähnlichkeitsprinzip und damit die wichtigste Grundlage der Homöopathie (➤ Kap. 3.2.).

Der Chinarindenbaum wächst ursprünglich im Hochwald der Anden. Bereits den südamerikanischen Ureinwohnern war die fiebersenkende, betäubende und schmerzstillende Wirkung der Rinde bekannt. Eines der wichtigsten Bestandteile, das Alkaloid Chinin, erwies sich als wirksam zur Prophylaxe und Behandlung der Malaria, da es als Antiprotozoikum wirkt und Plasmodien abtötet, die durch die Anopheles-Stechmücke übertragen werden (diese

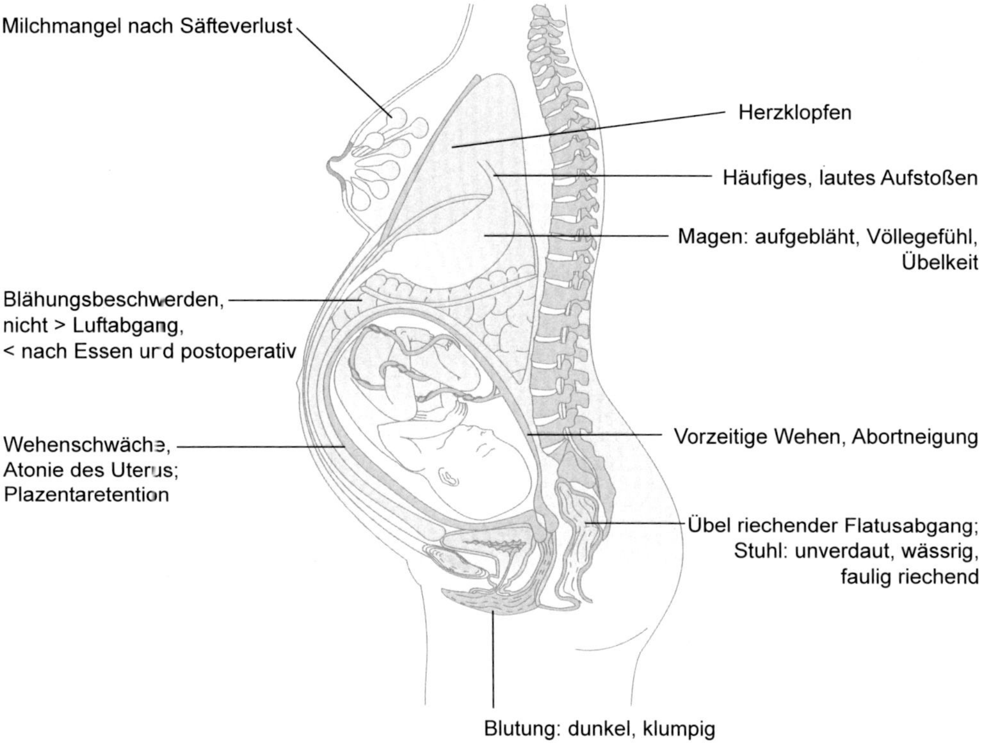

Abb. 18.13a

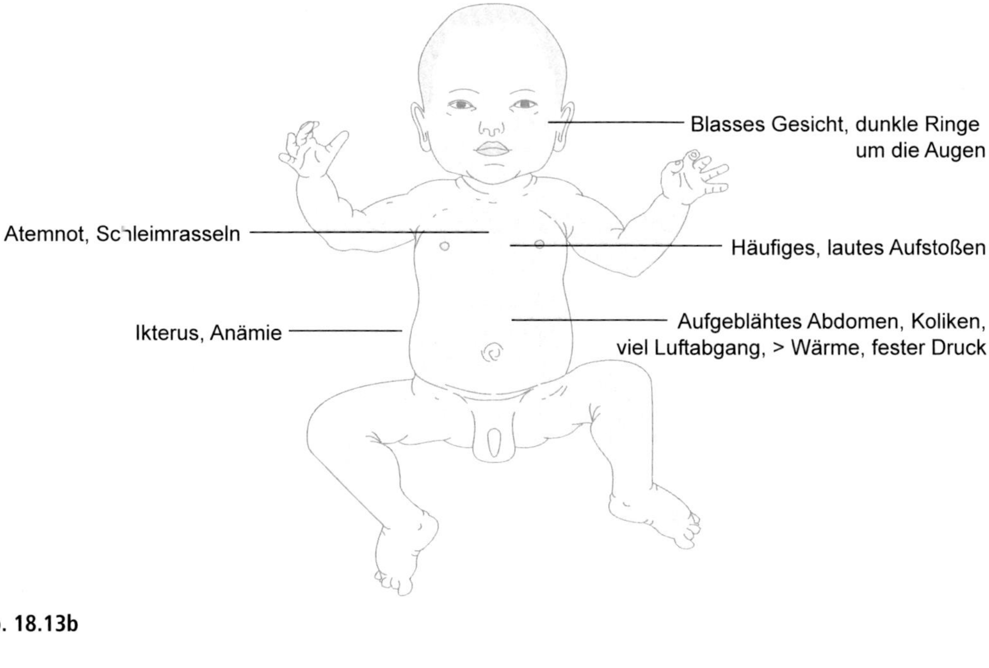

Abb. 18.13b

Wirkung ist der Ursprung der Bitterlemon-Getränke). Schon geringe Mengen Chinin fördern die Anregung der willkürlichen Muskulatur, was als leistungssteigernd und tonisierend erlebt wird (daher der Name „Tonicwater“ für chininhaltige Getränke). Es wirkt in kleinen Dosen anregend auf die Gebärmuttermuskulatur und somit wehenfördernd, während es in hohen Dosen den Uterustonus senkt und zur Erschlaffung führt. Weitere Folgen einer Überdosierung sind Schwindel, Kopfschmerz, Ohrensausen, Taubheit, vorübergehende Erblindung und Herzlähmung. Bei Intoxikation mit ca. acht bis zehn Gramm Chinin tritt der Tod durch eine zentrale Atemlähmung ein.

China ist ein wichtiges Rekonvaleszenzmittel nach erschöpfenden Krankheiten.

Bei Anämie aufgrund von Blutverlust ist *Ferrum* ein gutes Folgemittel nach *China*.

18.14 Cimicifuga (Cimic.)

Traubensilberkerze, Frauenwurzel, Wanzenkraut, Schwarze Schlangenwurzel, HAB: Cimicifuga racemosa

Wächst ursprünglich in den Wäldern im Osten Nordamerikas, nach Europa kam die Pflanze im 19. Jahrhundert. Zur Arzneiherstellung wird der frische Wurzelstock verwendet.

Grundzüge

Das Mittel hat einen besonderen Bezug zu Funktionsstörungen der **weiblichen Geschlechtsorgane** und des **Endokriniums**, zu den Muskeln, den **Nerven** und zum **Gemüt.**

- Traurigkeit und Depression. **Düstere Vorahnungen**, hat Angst, dass etwas Schreckliches passieren könnte. Fühlt sich eingesperrt „wie in einen Käfig" oder eingehüllt „wie von einer schwarzen Wolke".
- Stille Verzweiflung und Teilnahmslosigkeit. Häufiges Seufzen. Befürchtet zu sterben, den Verstand zu verlieren oder nie wieder gesund zu werden. Argwöhnisch, hat z. B. Angst, dass Medikamente sie vergiften könnten.
- Schwäche mit Zittern. Ruhelosigkeit, Nervosität und große Überempfindlichkeit (v. a. Schmerzen, Geräusche). Nervöser Bewegungsdrang. Zwanghafte, heftige und ruckartige Bewegungen.
- **Redet viel** und springt dabei ständig von einem Gegenstand zum nächsten. Wirres, fahriges Verhalten.
- Ständiger Wechsel und **Veränderlichkeit der Symptomatik**. Körperliche und psychische Symptome wechseln einander ab.
- Neuralgien, die von einer Seite zur anderen schießen oder abrupt den Ort wechseln. Die Schmerzen fühlen sich an wie Nadelstiche oder Elektroschocks.
- Migräneartige Kopfschmerzen (< links), strahlen vom Hinterkopf in den Nacken oder Scheitel aus mit dem Gefühl, als ob „die Schädeldecke davonfliegen wollte", oder als ob „das Gehirn zu groß für den Schädel wäre". Wundheitsgefühl im Hinterkopf. Schmerzen in den Augäpfeln wie von einer Nadel oder von großem Druck.
- Die **Muskulatur von Nacken und Rücken ist verkrampft** mit einem Gefühl von Steifheit und Verkürzung. Der Kopf wird nach hinten geworfen. Die Wirbelsäule ist empfindlich auf Berührung und Druck. Krämpfe, Zittern, Muskelzuckungen. Die Muskeln scheinen dem Willen nicht zu gehorchen. Schmerzende Muskeln wie wund und zerschlagen.
- Viele Beschwerden in Zusammenhang mit Störungen des Uterus und der Adnexe, z. B. Spasmen, Übelkeit, Schlaflosigkeit, nervöses Frösteln, Herzbeschwerden (Herzklopfen oder die Herzschläge setzen aus), Erstickungsgefühl, rheumatische Beschwerden.

Modalitäten

Verschlechterung: feuchte Kälte, Zugluft. Emotionale Erregung. Alkohol. Während der Regel, der Schwangerschaft und der Geburt. Nachts. Links.

Besserung: warmes Einhüllen. Frische Luft (v. a. bei Kopfschmerzen). Fortgesetzte Bewegung. Druck. Nach Dingen greifen und sich daran festhalten.

18

Schmerzqualität und Empfindungen

Stechende oder **schießende Schmerzen** (wie Stromstöße oder wie von Nadeln), Wundheitsgefühl. Zusammendrückender Schmerz. Taubheit.

Folge von

Schreck, Angst. Schwangerschaft und Geburt. Überanstrengung und Schlafmangel. Enttäuschte Liebe.

Cimicifuga in der Hebammenarbeit

Schwangerschaft

Pessimistische Erwartungshaltung bezüglich des Schwangerschaftsverlaufs und der Geburt. Belastende Erinnerungen an frühere Schwangerschaften, Geburten oder Aborte können nicht überwunden werden und überschatten die aktuelle Situation. Große Traurigkeit und Verzagtheit.

Vorzeitige Wehen und drohender Abort (< 3. Monat) mit scharfen Schmerzen, die quer über das

Abdomen schießen und zum Zusammenkrümmen zwingen. Gefühl von Abwärtsdrängen im Uterus und im Rücken und Ziehen in den Bändern und Leisten. Habituelle Abortneigung bei Frauen mit rheumatischen Erkrankungen. Schwangerschaftsübelkeit < morgens, mit häufigem Aufstoßen und heftigem Brechwürgen (< Druck auf die Hals- und Brustwirbelsäule), es wird eine grünliche Substanz erbrochen. Zäher Speichel, der nach Kupfer schmeckt. Erweiterte Pupillen und Zittern am ganzen Körper. Heftige Kopfschmerzen, weshalb die Hände unter Stöhnen gegen den Kopf gepresst werden. Nervöse Schlaflosigkeit. Ischialgien.

Geburt

Nervöse Erregung mit Frösteln und Krampfneigung schon zu Beginn der Geburt. Die **Wehen sind kurz, unregelmäßig, unkoordiniert, spastisch** und sehr schmerzhaft, bewirken dabei aber keinen Geburtsfortschritt. Sie **schießen von einer Seite der Hüfte zur anderen**, in die Oberschenkel, zum Herzen, in den Nacken oder in die Zervix. Schmerz im Rücken, der sich in die Oberschenkel oder vom Kreuzbein zur Hüfte oder quer über das Abdomen erstreckt, dabei entsteht ein Gefühl des Herabdrängens. Die Wehen werden begleitet von Krämpfen, Zittern (v. a. der Beine), Ohnmachtsanfällen und hysterischem Gebaren. Nervöses Frösteln während der Wehen mit Überempfindlichkeit gegen Schmerz, Kälte und auf Geräusche.

Der Uterus scheint nach oben zu steigen. Der Muttermund der Gebärenden ist rigide oder es besteht eine Wechselhaftigkeit der Zervix: Einmal ist sie weich und dilatierbar, dann wieder spastisch verschlossen.

Ist verzweifelt und überzeugt, dass alles einen schrecklichen Ausgang nehmen wird. Redeschwall. Wilder, furchterfüllter Gesichtsausdruck. Grimassieren. Wildes Gestikulieren, Schreien und Ohnmachtsanfälle. Dicker Speichel, der an den Zähnen klebt und nach Kupfer schmeckt.

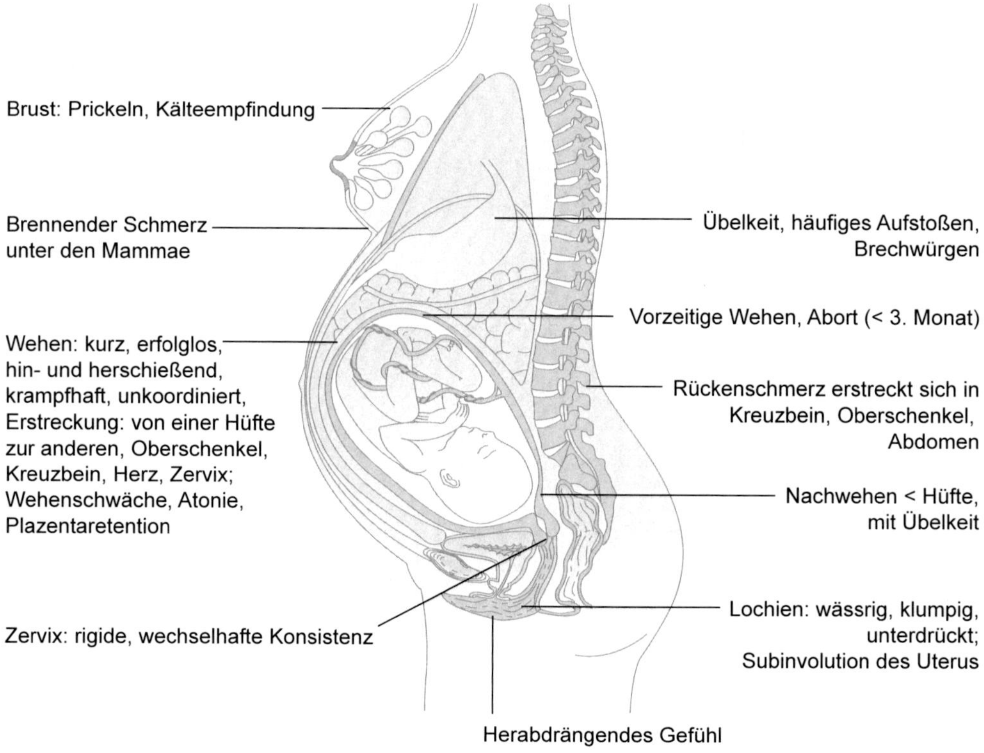

Abb. 18.14

In einer späteren Phase der Geburt tritt eine Wehenschwäche ein oder die Wehen hören sogar ganz auf (z. B. nach starken emotionalen Eindrücken). Dafür treten heftige, neuralgische Schmerzen an anderen Körperteilen auf (Hüfte, Rücken).

Plazentaretention bei erschlafftem Uterus mit Wundschmerzhaftigkeit, Kopfschmerz und Druck in den Augäpfeln.

Wochenbett

Unerträgliche Nachwehen, die vor allem in der Leiste gespürt werden und dort von einer Seite zur anderen schießen, begleitet von Übelkeit und Erbrechen. Nachwehen wechseln sich mit anderen körperlichen oder psychischen Symptomen ab. Überempfindlichkeit gegen alle äußeren Eindrücke. Subinvolution des Uterus. Unterdrückung der Lochien durch Gemütsbewegungen oder Kälte. Die Lochien sind wässrig und mit kleinen Klumpen vermischt.

Wochenbettdepression, Psychosen, manische Zustände. Sie spricht unzusammenhängend und wirr, seufzt, greift sich an die Brust, als ob sie dort Schmerzen hätte, versucht sich selbst zu verletzen. Fühlt sich gefangen und dem Muttersein nicht gewachsen. Sie hat Angst zu versagen und „das alles nicht durchzustehen“. Viele irrationale Ängste, fürchtet vor allem, verrückt zu werden.

Brust und Stillen

Brennende Schmerzen unter den Mammae < links. Empfindung von Kälte und Prickeln in den Mammae.

Anmerkungen

Die Pflanze wurde von den Indianern Nordamerikas traditionell gegen Frauenleiden und Schlangenbisse eingesetzt. *Cimicifuga* enthält östrogenähnliche Pflanzenhormone und wird deshalb gegen neurovegetative und psychische Beschwerden während des Klimakteriums als Alternative zur Hormonersatztherapie angewendet.

18.15 Gelsemium (Gels.)

Gelsemium sempervirens, Falscher Jasmin, Gelber Jasmin

Der Gelbe Jasmin ist eine Schlingpflanze, die mehrere Meter hoch werden kann und auf dem amerikanischen Kontinent heimisch ist. Sie gehört zu derselben Pflanzenfamilie wie *Nux vomica* und *Ignatia.* Zur Herstellung der Arznei wird der frische Wurzelstock verwendet.

Grundzüge

Gelsemium wirkt vor allem auf das **Nervensystem** (v. a. motorische Nerven) und auf die **Muskeln.** Führende Symptome sind die **Überempfindlichkeit gegen seelische Erregung**, wodurch **Angst, Zittern** und **Durchfälle** ausgelöst werden.

- Schüchtern und schnell entmutigt. Leidet unter vielen Ängsten wie z. B. **Erwartungsangst, Prüfungsangst, Versagensangst**, Höhenangst, Angst vor Schmerzen, zu fallen, in einer Menschenmenge, vor dem Tod.
- Traurigkeit und Depression. Nervöse Schlaflosigkeit. Plötzliches Erwachen mit der Angst, dass das Herz stehen bleibt, wenn man sich nicht bewegt.
- Schwäche und Schläfrigkeit, die Augenlider fallen herab. Wirkt apathisch und gleichgültig, selbst gegen die eigenen Beschwerden. Möchte allein sein und mit niemandem Sprechen. Antwortet auf Fragen langsam und unartikuliert. Das Denken fällt schwer.
- **Erschöpfung und Erschlaffung** der willkürlichen und unwillkürlichen Muskulatur mit Lähmungserscheinungen einzelner Körperpartien. Der ganze Körper tut weh.
- Nervöse Frostschauder und Krämpfe. **Zittern** am ganzen Körper oder an einzelnen Teilen: vor Schwäche, aus Nervosität, vor Angst.
- Kongestive Kopfschmerzen beginnen mit Doppeltsehen und wandern vom Hinterkopf zur Stirn. Der Kopf fühlt sich an, als ob er zu groß sei. Gefühl eines Reifens um den Kopf. Der Kopfschmerz ist begleitet von Schwindel und Zittern > reichlicher Urinabgang.
- Herzklopfen und nervöse Herzbeschwerden. Puls schwach und weich. Hitze und Frostschauder wechseln sich ab und laufen den Rücken entlang.
- Durstlosigkeit. Schmerzlose Durchfälle aufgrund von Aufregung und Erwartungsspannung. Lähmung des Schließmuskels.
- Unwillkürlicher Harnabgang. Harnmenge stark vermehrt, mit häufigem Harndrang.

Modalitäten

Verschlechterung: Gemütsbewegung, **Angst, Aufregung**. Hitze, Sonnenhitze. Feuchtes Wetter, Nebel, Gewitter. 9–10 Uhr. Denken an die Beschwerden. Abwärtsbewegung. Zahnung.

Besserung: Schwitzen, reichlicher Harnabgang. Ablenkung. Alkoholische Getränke. Andauernde Bewegung. Nachmittags.

Schmerzqualität und Empfindungen

Dumpfer Schmerz oder Krampfschmerz. Plötzlich einschießende, stechende Schmerzen oder die Schmerzen kommen und gehen allmählich. Gefühl von Vollheit und Schwere in einzelnen Teilen. Gefühl es sei ein Band um den Kopf bei Kopfschmerzen.

Folge von

Aufregung, **Lampenfieber, Erwartungsspannung, Prüfungsangst**. Kummer, Furcht, Schreck. Kränkung, Tadel. Unterdrückte Gefühlsregung. Unangenehme Überraschung, schlechte Nachrichten. Feuchte Wärme.

Gelsemium in der Hebammenarbeit

Schwangerschaft

Drohender Abort nach heftiger Gemütsbewegung wie Schreck und Furcht. Krämpfe und Zuckungen (v. a. im Bauch und in den Beinen) von Zittern begleitet, mit hysterischer Komponente. Schwindelgefühl und Doppeltsehen. Orthostatische Dysregulation, Hypotonie. Übertragung bei bestehender Nervosität und Erwartungsspannung, dabei Kopfkongestion und Durchfälle. Tiefgelber Fluor.

18

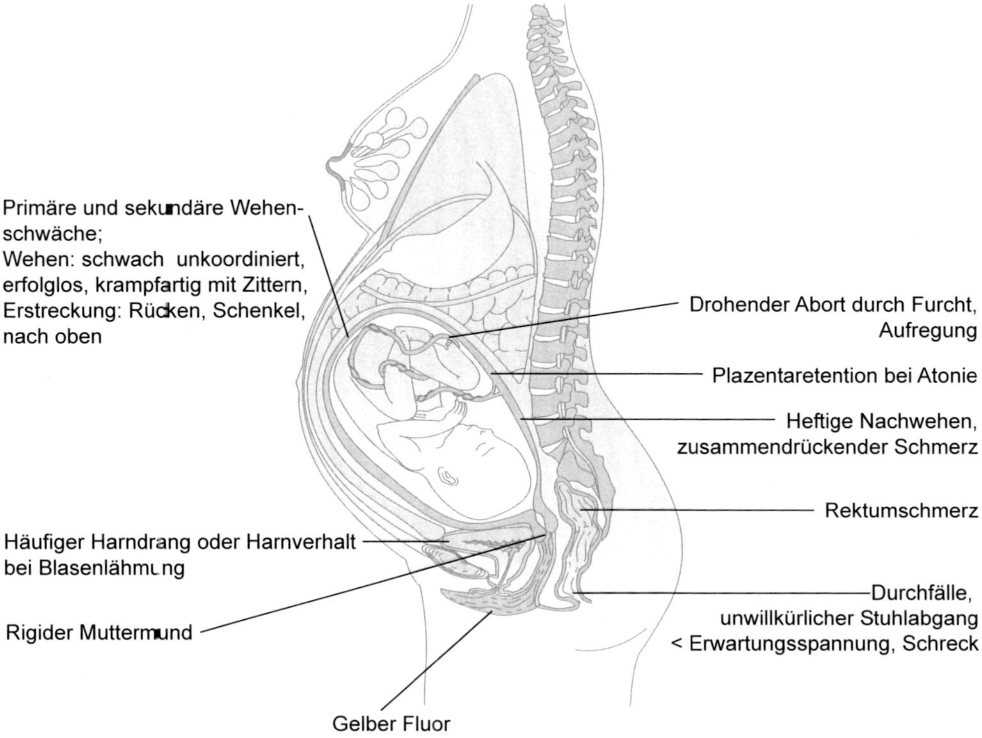

Abb. 18.15a

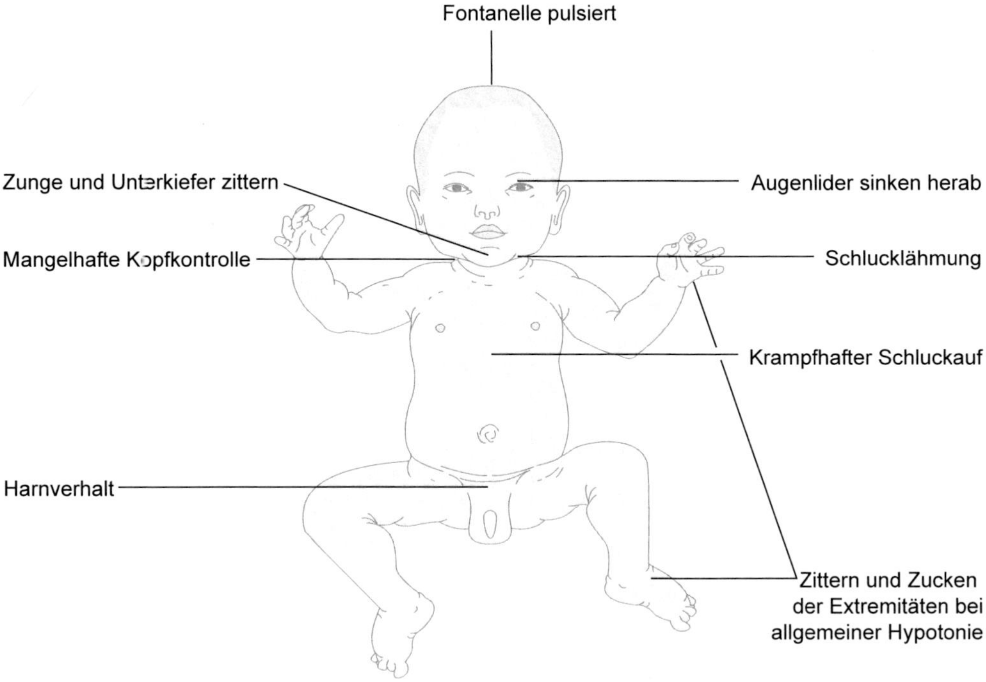

Abb. 18.15b

18

Geburt

Erwartungsspannung und Aufregung angesichts der bevorstehenden Geburt. Primäre und sekundäre Wehenschwäche. Schneidender, krampfender Wehenschmerz, der von vorne nach hinten zum Rücken oder die Schenkel hinunterzieht. Rigider Muttermund. Wehen drücken nach oben, es fühlt sich an wie eine Welle von der Gebärmutter zum Hals, was zu einem Erstickungsgefühl führen kann. Selbst das Kind scheint bei den Wehen nach oben zu steigen. Die Wehen sind schwach, unkoordiniert und daher uneffektiv und schon in einem frühen Stadium von nervösem **Frösteln und heftigem Zittern** begleitet, weshalb die Gebärende festgehalten werden möchte. Häufiger Harndrang. Große Schwäche und Benommenheit, die **Augenlider sinken herab**, die Augen sind glasig, nur halb geöffnet, die Pupillen erweitert. Einschlafen oder ohnmachtsähnliche Zustände in den Wehenpausen. Spricht undeutlich, wirkt wie betrunken, hat aber trotzdem ein klares Bewusstsein und nimmt alle Vorgänge genau wahr. Kongestion zum Kopf mit stark gerötetem Gesicht, Zuckungen im Gesicht, Zittern der Zunge. Der Unterkiefer hängt schlaff herab oder zittert. Muskelzuckungen am ganzen Körper. Schwere- und Schwächegefühl in den Muskeln. Schwäche in den Knien und taumelnder, unsicherer Gang. Glieder- oder Gelenkschmerzen (die Beschwerden können an einen grippalen Infekt erinnern).

Plazentaretention aufgrund einer Uterusatonie.

Wochenbett

Heftige Nachwehen mit dem Gefühl, als ob eine Hand die Gebärmutter zusammendrückt. Schmerzen im Rektum. Harnverhalt aufgrund einer Blasenlähmung.

Das Neugeborene

Hypotonie und Muskelschwäche, das Kind hat eine schlechte Kopfkontrolle. Die Augenlider sinken ständig herab. Das Trinken ist erschwert durch eine Schlucklähmung oder durch ständigen, krampfhaften Schluckauf. Harnverhalt durch Blasenlähmung. Heftiges Pulsieren der Fontanelle. Zittern einzelner Körperteile (Kiefer, Zunge, Extremitäten). Zittern oder Krämpfe bei jeder kleinsten Aufregung. Allgemeine Schreckhaftigkeit und Angst bei passiven Bewegungen, vor allem bei Abwärtsbewegungen, schreit dann auf und versucht, sich festzuhalten. Später: Durchfall und Fieber während der Zahnung.

Anmerkungen

Gelsemium ist mit *Curare* verwandt. Vergiftungen mit Gelbem Jasmin äußern sich in Lähmungserscheinungen der willkürlichen und unwillkürlichen Muskulatur, was bis zu Atemlähmungen und Herzstillstand führen kann.

Gelsemium ist ein wichtiges Mittel bei grippalen Infekten, die in den warmen Monaten auftreten und sich langsam entwickeln.

Gelsemium und *Caulophyllum* sind vielerlei Hinsicht ähnlich und sollten unter der Geburt sorgfältig gegeneinander abgegrenzt werden.

Gelsemium wird gut von *Sepia* und *Argentum nitricum* ergänzt.

18.16 Ignatia (Ign.)

Ignazbohne, HAB: Strychnos ignatii

Die Ignazbohne kommt ursprünglich in den Tropen vor und gehört wie *Nux vomica* zur Familie der Brechnussgewächse. Beide Pflanzen enthalten einen hohen Strychninanteil. Die Ignazbohne ist eine Schlingpflanze, die bis zu 20 Meter Höhe erreichen kann. Die Arznei wird aus den getrockneten Samen der gelben, hartschaligen Beeren hergestellt.

Grundzüge

Ignatia wirkt vor allem auf das **Gemüt** und das **Nervensystem**. Die Symptome sind **widersprüchlich** und **paradox** und haben eine **hysterische** und eine **spastische** Komponente. Sie treten meist als Folge einer emotionalen Erschütterung auf, besonders wenn diese nicht zum Ausdruck gebracht und vor der Umwelt verborgen wird.

- **Beschwerden durch Kummer und verletzte Gefühle**. Emotionale Überempfindlichkeit mit idealistischen und romantischen Tendenzen. Rasche Auffassungsgabe, schnelles Reden, übereiltes Handeln. Leicht beleidigt und zornig durch Widerspruch oder wenn das Gewünschte verweigert wird.
- Tiefe Traurigkeit mit Neigung zu stillem, grübelndem Kummer, hält die Tränen zurück, stattdessen **Seufzen** oder Schluchzen. Manchmal treten auch hysterische Weinkrämpfe auf. **Kloßgefühl** im Hals (Globus hystericus) < Schlucken.
- Plötzlicher und heftiger Umbruch der Stimmung. Ausgelassene Heiterkeit wechselt mit Traurigkeit durch geringste Anlässe. Abneigung gegen Trost.
- Wechselhafte, widersprüchliche oder unerwartete Symptome, z. B. Kopfschmerz > Bücken, Zahnweh > Kauen, Halsschmerz > Schlucken, Magenschmerz oder Brechreiz > Essen, hysterisches Lachen bei einer traurigen Nachricht. Symptome wechseln zwischen psychischer und physischer Ebene hin und her.
- Die hysterische Komponente führt einerseits zu **Krämpfen der Muskulatur** wie z. B. Zuckungen im Gesicht (Tics), Spasmen im Hals (Speiseröhren- und Glottiskrampf), im Rektum und am Muttermund, andererseits zu **Taubheitsgefühl** und **Lähmungserscheinungen**. Überempfindlich auf alle Sinnesreize mit Nervosität und Schreckhaftigkeit.
- Anfälle von anhaltendem Schluckauf, exzessivem Gähnen und nervösem Hustenreiz. Beißt sich wiederholt beim Kauen auf die Zunge oder in die Innenseite der Wange.
- Kopfschmerzen, **als würde ein Nagel seitlich in den Kopf getrieben** (Clavus hystericus) > reichlicher Harnabgang, Liegen auf der betroffenen Seite, Wärmezufuhr von außen.
- Schwäche- und Leeregefühl in der Magengegend (mit dem Gefühl, als ob der Magen schlaff herabhängen würde) nicht gebessert durch Essen, mit allgemeiner Mattigkeit.

Modalitäten

Verschlechterung: morgens. Kalte Luft. Berührung. Tabak(rauch), Kaffee, Alkohol, Obst. Denken an die Beschwerden, Aufregung, Anstrengung.

Besserung: Alleinsein. Wärme. Druck. Schlucken. Gehen oder sportliche Betätigung. Tiefes Durchatmen.

Schmerzqualität und Empfindungen

Krampfende Schmerzen. Schmerz an einer eng umschriebenen Stelle (wie von einem Nagel). Empfindung wie von einem **Klumpen oder Kloß**.

Folge von

Emotionale Erschütterung. **Kummer**. Zurückweisung, enttäuschte Liebe, Eifersucht. Verlust eines geliebten Menschen. Schreck. Kaffee, Tabak, Medikamente, Drogen.

Ignatia in der Hebammenarbeit

Schwangerschaft

Folgen von emotionaler Belastung durch Kummer, Enttäuschung oder Zorn. Die Emotionen werden jedoch nicht nach außen getragen, stattdessen häufiges, tiefes Seufzen oder Atemholen. Zieht sich zurück und will nicht getröstet werden. Schlaflosigkeit.

Frühgeburtsbestrebungen nach heftigen (unterdrückten) Emotionen oder nach großem Schreck. Zittern, Seufzen, Schwäche- und Leeregefühl im Abdomen sowie Blutung und Wehen > in Rückenlage bei hochgelagerten Beinen.

Übelkeit und krampfhaftes Brechwürgen > Essen. Unverdauliches wird oft besser vertragen als leichte Kost. Krampfartiges, saures oder bitteres Aufstoßen. Schluckauf. Leerheits- und Schwächegefühl im Magen. Gefühl wie nach langem Fasten und als ob der Magen (und der Darm) schlaff herabhängen würden.

Neuralgien und Krämpfe. Spasmen des Anus. Stechender Schmerz bis tief in den Mastdarm hinein. After wundschmerzhaft nach Stuhlgang. Rektumprolaps. Schmerzhafte Hämorrhoiden < nach Stuhlgang, Sitzen, Stehen, Herumlaufen, > während des Gehens, nach Hämorrhoidalblutung.

Geburt

Viele Symptome zeigen eine hysterische Komponente. Überempfindlichkeit gegen den Schmerz. Seufzt, schluchzt oder weint. Krampfhaftes Weinen kann von hysterischem Lachen abgelöst werden. Immer wieder tiefes Einatmen, als ob man zu ersticken fürchtet, Hyperventilation. Drohende Ohnmacht. **Neigung zu Spasmen** des Anus, des Halses und des Muttermundes. Plazentaretention aufgrund eines Muttermundspasmus.

Krampfwehen, die quälen, aber keinen Geburtsfortschritt bringen. Krämpfe überall am Körper, Zittern und Zuckungen v. a. im Gesicht und um den Mund, beißt sich auf die Zunge oder in die Wange, ständiges Gähnen. Augen nach oben verdreht und wilder Ausdruck im Gesicht. Schweiß im Gesicht. Eine Wange rot, die andere blass. Reißt an den eigenen Haaren.

Wenn Schwierigkeiten unter der Geburt auftreten, die auf eine emotionalen Störung oder Verletzung während oder schon vor der Geburt zurückzuführen sind.

Wochenbett

Babyblues mit heftigen Gefühlsschwankungen, hysterischem Lachen und Weinen oder mit emotionalem Rückzug, begleitet von häufigem Seufzen oder Schluchzen. Traurigkeit und stiller Kummer, weint nicht, aber fühlt einen dicken Klos im Hals > Schlucken.

Rektumprolaps auch bei weichem Stuhl.

Brust und Stillen

Milchmangel aufgrund von emotionaler Angegriffenheit, durch Kummer oder Ärger.

Das Neugeborene

Wenn in der Schwangerschaft, während oder nach der Geburt eine Kummersituation vorlag oder nach einer schwierigen, traumatisierenden Geburt. Das Kind ist hyperexzitabel und zittert, es sieht erschreckt und ängstlich aus.

Die Daumen sind krampfhaft eingeschlagen, die Atmung ist ungleichmäßig. Das Kind wirkt krampfbereit und macht sich steif. Es hat wechselhafte Stimmungen und ist schnell aufgeregt. Dabei kann es sich hysterisch in Rage schreien, ist dann nur schwer wieder zu beruhigen und **schluchzt und wimmert noch lange danach**. Weint nach dem Aufwachen oder wenn sich jemand nähert. Beim Einschlafen zuckt es heftig zusammen. Es schläft unruhig und gähnt krampfhaft und häufig.

Beim Trinken bildet sich Schweiß im Gesicht, dabei kann eine Wange rot und heiß, die andere blass und kalt sein. Die Augen neigen zu Entzündungen. Reagiert mit Unruhe auf Kaffeekonsum der Mutter.

Anmerkungen

Seit dem 17. Jahrhundert ist *Ignatia* auch in Europa bekannt, wo es zur Behandlung von Krampfleiden und bei Krankheiten der Verdauungsorgane eingesetzt wurde. Zuvor war es bereits In der Chinesischen Medizin als Heilmittel unter der Geburt in Gebrauch.

Natrium muriaticum gilt als chronisches Mittel von *Ignatia*, kann dieses gut ergänzen und folgt deshalb oft gut. Ebenso hat sich *Sepia* als Folgemittel bewährt.

Kinder, die die Geburt des Geschwisterchens nicht gut verkraften, zeigen oft *Ignatia*-Symptome.

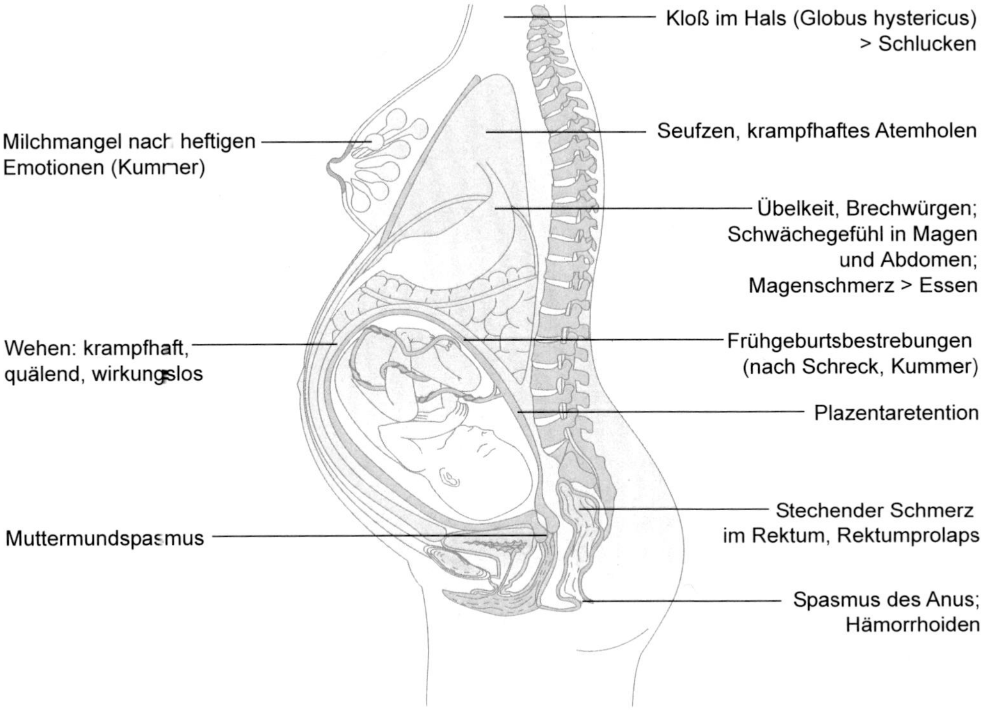

Abb. 18.16a

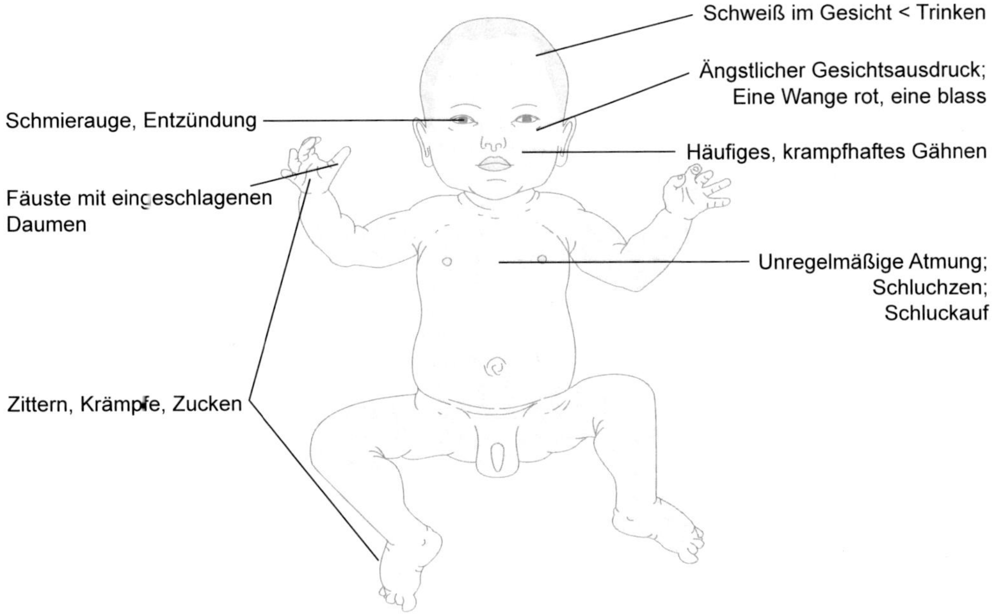

Abb. 18.16b

18.17 Ipecacuanha (Ip.)

Brechwurzel, HAB: Cephalis ipecacuanha

Die Pflanze kommt in den Regenwäldern Südamerikas vor. Arzneilich wird die getrocknete Wurzel verwendet.

Grundzüge

Die Arznei wirkt vor allem auf die Schleimhäute der **Atmungsorgane** und des **Verdauungstraktes**. Beschwerden sind meist von **Übelkeit** und **Atemnot** begleitet. *Ipecacuanha* hat einen engen Bezug zum **vegetativen Nervensystem** (Nervus vagus), zur **Blutgerinnung** und zu den **Blutgefäßen.**

- Übellaunige und reizbare Stimmung. Freudlos. Ungeduldig, wortkarg.
- **Anhaltende Übelkeit mit Erbrechen**, selbst bei leerem Magen. **Erbrechen bringt keine Besserung**, oder die Übelkeit wird durch Erbrechen sogar noch verstärkt.
- Trotz großer Übelkeit ist die **Zunge rein**. Durstlosigkeit.
- Migräneartige Kopfschmerzen, die sich bis zur Zungenwurzel erstrecken mit Übelkeit und Erbrechen.
- Erstickender, trockener Husten mit Würgen bis zum Erbrechen und Auswurf von blutigem Schleim.
- **Hellrote, schwallartige Blutungen** begleitet von Übelkeit (Erbrechen), Atemnot und Ohnmachtsneigung.
- Darmkrämpfe und Durchfälle: gelb, wässrig, schaumig, blutig; Schleimklumpen im Stuhl.

Modalitäten

Verschlechterung: warmes Zimmer. Feucht-warmes Wetter. Temperaturextreme, sowohl Wärme als auch Kälte werden schlecht vertragen. Überessen, vor allem an schwer verdaulichen, fetten Speisen. Erbrechen. Periodizität; jeden zweiten Tag.

Besserung: im Freien, Ruhe, Schließen, der Augen

Schmerzqualität und Empfindungen

Schmerzen, als ob die Knochen in Stücke geschlagen wären.

Folge von

Unterdrückung von Ausschlägen. Verzehr von nur schwer verdaulichen Speisen. Zurückgehaltener Ärger.

Ipecacuanha in der Hebammenarbeit

Schwangerschaft

Drohender Abort, dabei Übelkeit und Erbrechen, begleitet von einem Schmerz um den Nabel, der sich zum Uterus erstreckt, sowie einer starken, hellroten Blutung.

Blutungen bei Placenta praevia, dann oft kontinuierlicher Abgang von hellrotem Blut, das nicht gerinnt.

Andauernde, **durch nichts zu bessernde Übelkeit** mit übermäßig starkem Speichelfluss und Ekelgefühl gegen alle Nahrungsmittel. Leeregefühl im Magen. Würgendes Erbrechen von bitterem Schleim oder grüner Galle. Erbrechen gleich nach dem Essen aber auch bei leerem Magen. Keine Besserung nach dem Erbrechen, eventuell sogar Verschlechterung dadurch.

Geburt

Krampfhafte Wehen. Übelkeit und Blutungen während der Wehen mit einem schneidenden Schmerz in der Nabelgegend, der zum Uterus zieht, < Bewegung. Blasses Gesicht, blaue Ränder um Augen und Lippen. Heftige, schwallartige, plötzlich auftretende, hellrote Blutung während und nach der Plazentalösung, begleitet von Übelkeit, Erbrechen, Atemnot und Ohnmachtsgefühl. Das Blut gerinnt nicht oder ist klumpig.

Das Neugeborene

Erbrechen des Kindes an der Brust noch während des Trinkens. Schwere Hustenerkrankungen mit

Würgen, Erbrechen und Zyanose (wichtiges Keuchhustenmittel).

Anmerkungen

Die Wurzel der Ipecacuanha-Pflanze ist giftig. Die Einnahme führt zu Erbrechen, Krämpfen und blutigen Durchfällen bis hin zum Schock und Koma. Der Name bedeutet in der Sprache der Indianer so viel wie „Pflanze am Weg, die krank macht".

Von den Ureinwohnern Brasiliens wurde die Pflanze zur Behandlung der Amöbenruhr eingesetzt, zu diesem Zweck wurde sie im 17. Jahrhundert auch nach Europa eingeführt. Im vergangenen Jahrhundert setzte sich dann die Verwendung als Brechmittel in Form von Brechwurzelsirup durch (heute obsolet).

Beim Auftreten von hellroten, gussweisen Blutungen sollte man *Ipecacuanha* in erster Linie gegen die Arzneien *Phosphorus, Erigeron, Millefolium* und *Sabina* abgrenzen.

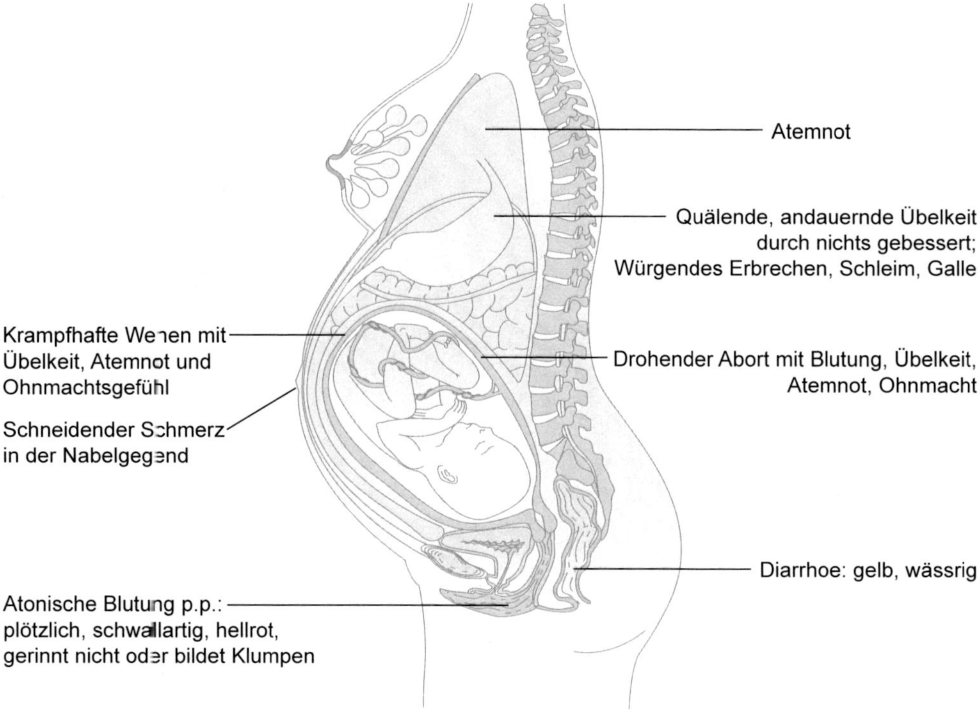

Abb. 18.17

18.18 Kalium carbonicum (Kali-c.)

Kali, Gewächslaugensalz, Pottasche, Kaliumcarbonat, K_2CO_3

Der Name „Pottasche" weist auf die ursprüngliche Herstellungsmethode von Kaliumcarbonat hin. Die durch Auswaschung aus Holzasche gelösten Salze wurden in großen Töpfen (Pötten) eingedampft, bis das typische weißliche Pulver entstand. Kalium ist ein essenzieller Mineralstoff für den Organismus und aufgrund seiner Bedeutung für die Regulation des Membranenpotenzials lebenswichtig für die Zellfunktion.

Grundzüge

Kalium carbonicum wirkt vor allem auf **Muskulatur, Bänder, Gelenke** und das **vegetative Nervensystem**. Im Vordergrund stehen **Schwäche** und schnelle Erschöpfbarkeit, **Rückenschmerzen** sowie **starke Schweißneigung** bei geringster Anstrengung.

- Höflich und auf Formen bedacht. Wirkt nüchtern und distanziert, scheint alle Gefühle zu kontrollieren. Starkes Sicherheitsbedürfnis und großes Pflichtbewusstsein. Unflexibel und dogmatisch in den Ansichten. Schreckt vor geringsten Regelverstößen zurück.
- Viele Ängste, die jedoch verleugnet werden. Lebt in ständiger Angst vor der Zukunft, (was wäre wenn … passieren würde?), vor der Dunkelheit und dem Alleinsein. Braucht immer Menschen um sich, behandelt diese aber oft unfreundlich. Die Ängste werden vor allem in der Magengegend gespürt und verschlimmern sich abends im Bett.
- Große Schreckhaftigkeit, zuckt bei jedem Geräusch und bei jeder Berührung zusammen. Ist sehr kitzlig, v. a. an den Fußsohlen und im Bereich des Abdomens.
- Reizbar und ärgerlich wegen Kleinigkeiten. Hastig und ungeduldig, ist mit nichts zufrieden. Die Reizbarkeit kann umschlagen in eine depressive Gemütsverfassung und Verzagtheit mit der Neigung zum Weinen.
- Schlafstörungen. Der Schlaf ist ruhelos und nicht erholsam. Zuckungen beim Einschlafen. Erwachen gegen 3 Uhr nachts, kann dann nicht wieder einschlafen.
- Große Empfindlichkeit auf Kälte und Zugluft. Neigung zu Erkältungen.
- Schlaffheit bei fehlender Spannkraft und anfallsartiges Auftreten ohnmachtsähnlicher Schwächezustände. Kleinste Anstrengungen (z. B. Treppensteigen) führen zu Atemnot und Schweißausbrüchen.
- Schwäche der Muskeln, der Extremitäten und des Rückens. Viele Beschwerden wirken sich auf den Rücken aus. Schwäche der Bänder (Uterus, LWS, Gelenke). Hat immer das Bedürfnis, sich abzustützen oder hinzulegen.
- Anämie mit Blässe. Das Gesicht ist wächsern und aufgedunsen. Ödeme um die Augen (v. a. Oberlider). Ödeme am ganzen Körper, nach Druck mit dem Finger bleiben deutliche Dellen zurück.
- Verlangen nach Süßigkeiten. Milch und Fleisch werden schlecht vertragen. Nach dem Essen ist der Bauch stark aufgetrieben und sehr berührungsempfindlich. Häufiges Luftaufstoßen und Abgang von übel riechendem Flatus.
- Verstopfung und Durchfall im Wechsel. Heftige Schmerzen im Abdomen ein bis zwei Stunden vor der Stuhlentleerung, die ebenfalls schmerzhaft ist, da der Stuhl in großen, harten Ballen abgeht. Danach Wehtun und Stechen wie von feinen Nadeln im Mastdarm. Mastdarmvorfall.

Modalitäten

Verschlechterung: Kälte, kalte Zugluft, im Winter. Kaltes Wasser. Nach dem Essen. Nachts, vor allem **zwischen 2 Uhr und 4 Uhr**. Nach der Entbindung, vor den Menses, nach dem Koitus. Liegen auf der schmerzhaften Seite. Säfteverlust.

Besserung: Wärme. Körperliche oder geistige Beschäftigung, Ablenkung. Tagsüber. Langsame Bewegung. Abgestütztes Sitzen mit Ellenbogen auf den Knien.

Schmerzqualität und Empfindungen

Durchbohrende, **stechende Schmerzen** (bewegungsunabhängig). Brennen. Taubheits- oder Kältegefühl einzelner Körperteile.

Folge von

Überforderung, Überanstrengung. Säfteverlust.

Kalium carbonicum in der Hebammenarbeit

Schwangerschaft

Habitueller Abort vor allem im 2. und 3. Monat bei allgemeiner großer Erschöpfung. Stechende Schmerzen im Rücken, die über das Gesäß in die Oberschenkel ziehen und so heftig sind, dass sie nachts aus dem Bett treiben, > Wärme, Massage, Druck. Ischialgien.

Die Schmerzen und ein **Schwächegefühl im Rücken** begleiten fast alle vom Uterus ausgehenden Beschwerden. Vermehrte Schweißneigung.

Hypotonie und große Müdigkeit, besonders ausgeprägt nach oder schon während des Essens.

Starke Übelkeit mit dem Gefühl, als ob man ohnmächtig werden könnte > Hinlegen. Erbrechen verursacht große Erschöpfung.

Gelblicher Fluor, Jucken und Brennen in der Scheide und an den Schamlippen. Stechender Schmerz in der Scheide. Abwärtsdrängender Schmerz im Uterus.

Heftiger stechender oder brennender Schmerz im Rektum und in den entzündeten Hämorrhoiden, Schmerzen wie Stiche von feinen Nadeln < nach dem Stuhlgang, nachts.

Proteinurie und **Ödeme** (Ödeme der oberen Augenlider), SIH.

Übertragung. Blasensprung ohne Wehen bei **hochstehendem kindlichem Kopf**.

Geburt

Protrahierter Geburtsverlauf durch schwache, uneffektive Wehen. Das Gesamtbild ist von **Erschöpfung** gekennzeichnet, vor allem im Rücken und in den Beinen besteht ein Gefühl großer Schwäche. Die **Wehen ziehen vom Rücken über das Gesäß in die Oberschenkel bis in die Kniekehlen**. Der Schmerz ist scharf und stechend mit dem Gefühl, als ob der Rücken auseinanderbrechen wollte, oder die Schmerzen schneiden quer über die Lendengegend. Schreckhaft, ängstlich, verzagt. Überempfindlich gegen Berührung, Schmerz und Geräusche. Möchte nicht allein sein. Trotz der Schmerzen und Ängste besteht das Bedürfnis danach, die Kontrolle nicht zu verlieren. Ist mürrisch und abweisend. Wärme, Massage und Gegendruck am Kreuzbein werden als sehr erleichternd empfunden, während leichte Berührung erschreckt und zusammenzucken lässt. Frieren und Frösteln nach jeder Wehe mit Verlangen nach Wärme. Starke Schweißbildung besonders an den Füßen oder an den schmerzenden Teilen. **Der kindliche Kopf tritt nicht ins Becken ein**, und es besteht der Verdacht auf ein Missverhältnis.

Wochenbett

Erschöpfungs- und Schwächezustände mit Traurigkeit und häufigem Weinen. Schweißausbruch bei der kleinsten Anstrengung, dabei aber kälte- und zugempfindlich.

Auch nach der Geburt weiterhin Neigung zu Ödemen, aufgedunsenes Gesicht mit **Lidödem**.

Die Nachwehen sind scharf und stechend und, wie bereits unter der Geburt, vom Rücken in die Oberschenkel zeihend. Die Rückbildung ist verzögert, der Wochenfluss lang anhaltend.

Rückenschmerzen < beim Gehen mit dem Bedürfnis, sich augenblicklich hinzulegen.

Endometritis mit plötzlichen, heftigen, schneidenden, stechenden Schmerzen.

Schmerzhafte Hämorrhoiden mit Blutung nach hartem Stuhlgang.

Brust und Stillen

Stechender Schmerz in der Brust, wenn die Milch fließt. Stechender Schmerz unter der linken Brust.

Das Neugeborene

Kalium carbonicum ist angezeigt bei Früh- und Mangelgeborenen sowie bei hypotonen und trinkschwachen Kindern, manchmal mit einer ödematösen Schwellung um die Augen.

Das Kind wirkt ängstlich und zeigt eine große Schreckhaftigkeit bei Berührung und anderen Reizen. Hyperexzitabilität. Zusammenfahren und Aufschrecken beim Einschlafen.

Schluckstörungen führen zu häufigem Verschlucken und Würgen. Nach den Mahlzeiten schmerzhaftes, aufgetriebenes, hartes Abdomen. Koliken mit viel Flatusabgang. Zusammenkrümmen und Wärmeanwendungen scheinen zu bessern. Neigung zur Obstipation. Das Kind erwacht nachts zwischen 2 Uhr und 4 Uhr und muss dann herumgetragen werden, weil es ruhelos ist und nicht mehr in den Schlaf findet oder weil zu dieser Zeit bevorzugt Blähungen auftreten.

Chronischer Schnupfen mit dickem gelben Sekret und verkrusteten Nasenlöchern. Absonderungen aus dem Nabel und wildes Fleisch. Wundheit im Windelbereich und hinter den Ohren.

Anmerkungen

Kalium carbonicum ist eine umfassend und tief wirkende Arznei, die sich bei Zuständen und Krankheiten bewährt hat, die sich langsam „einschleichen" oder nur durch vage Symptome gekennzeichnet sind. Die Arznei ist nicht immer leicht zu erkennen, da es ein wesentlicher Zug der Gemütssymptomatik des Mittels ist, sich bedeckt zu halten und nicht zu viel von sich preiszugeben. „Das Wesen des *Kalium-carbonicum*-Patienten ist, wie das Mittel selbst, schwer zu durchschauen" (Kent).

Bei Vorliegen einer Schilddrüsenunterfunktion kann an *Kalium carbonicum* gedacht werden.

Kalium carbonicum hat viele Ähnlichkeiten zu *Carbo vegetabilis* und hat sich vor allem bei Blähungen als Folgemittel nach *Colocynthis* bewährt.

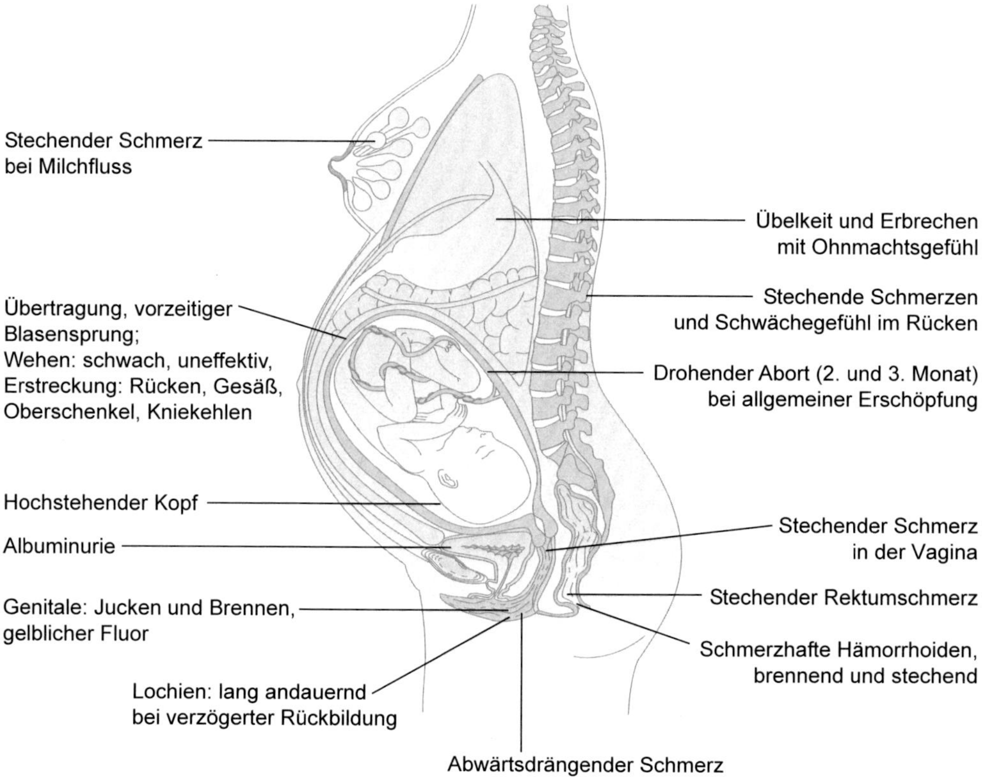

Abb. 18.18a

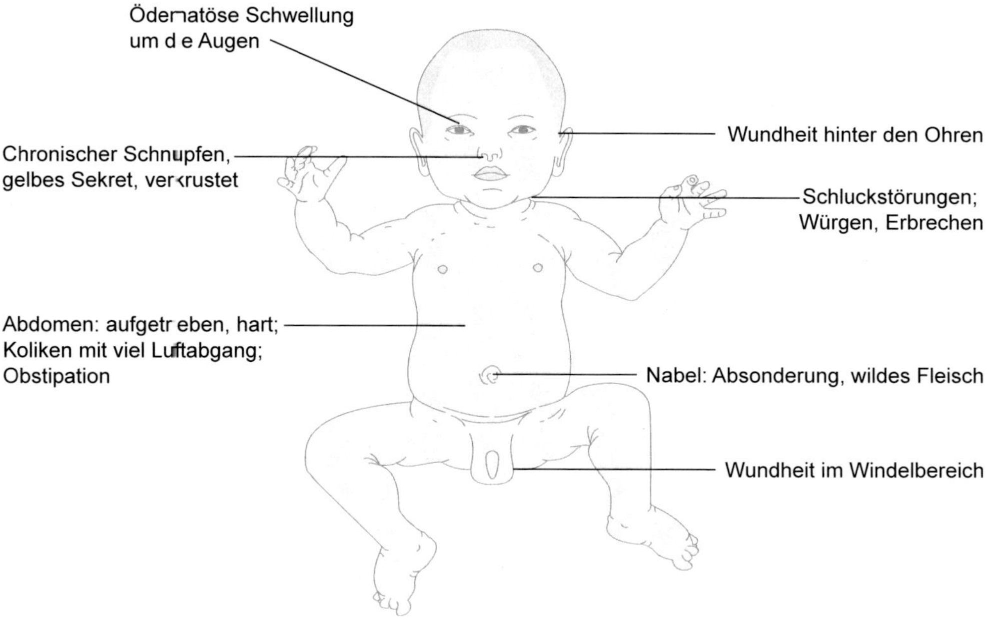
Ödematöse Schwellung
um die Augen
Chronischer Schnupfen,
gelbes Sekret, verkrustet
Wundheit hinter den Ohren
Schluckstörungen;
Würgen, Erbrechen
Abdomen: aufgetrieben, hart;
Koliken mit viel Luftabgang;
Obstipation
Nabel: Absonderung, wildes Fleisch
Wundheit im Windelbereich

Abb. 18.18b

18.19 Lycopodium (Lyc.)

Bärlapp-Staub, Keulenbärlapp, Lycopodium clavatum, HAB: Lycopodium clavatum

Der Bärlapp ist eine alte Pflanzengattung, die seit ca. 400 Millionen Jahren auf der Erde vorkommt. In Urzeiten als riesiger Baum, heute in Form eines am Boden kriechenden bis zu vier Meter langen Sprosses, der aufrecht stehende, bis zu 30 Zentimeter hohe Äste treibt. Zur Arzneimittelherstellung werden die reifen Sporen verwendet.

Grundzüge

Lycopodium hat einen besonderen Bezug zur Funktion aller **Verdauungsorgane** und der **Leber** sowie zu den **Harnorganen**, der Haut und den Atemwegen. Die **rechte Körperseite** ist bevorzugt betroffen.

- Mangel an Selbstvertrauen und Selbstbewusstsein. Versagensangst. Sucht einerseits Anerkennung für vollbrachte Leistungen, kann andererseits Lob nur schwer annehmen. Meidet Gesellschaft („flieht sogar die eigenen Kinder"), hat aber trotzdem Angst vor dem Alleinsein. Angst vor Verantwortung im Allgemeinen und davor, Bindungen einzugehen.
- Der Widerspruch zwischen innerer Unsicherheit und einer nach Außen getragenen Selbstsicherheit kann zu überheblich wirkendem Auftreten führen begleitet von Reizbarkeit, Empfindlichkeit und Aufbrausen bei geringster Kritik. Oder es entsteht eine depressive Verstimmung mit häufigem Weinen.
- Geistig lebhaft und intelligent mit scharfem Verstand, dabei körperlich schmächtig mit schwachen Muskeln. Oft müde und matt. Macht im Alltag Fehler beim Schreiben oder Sprechen, verwechselt Begriffe, referiert jedoch fehlerfrei über abstrakte Themen.
- **Überbetonung des Intellekts** und Abwertung der Gefühlsseite, dabei besteht oft ein melancholisches, empfindliches Gemüt und ein Hang zur Sentimentalität. Ist immer um Selbstbeherrschung bemüht, die eigene Schwäche wird nicht gezeigt. Daraus kann entweder eine übermäßige Kritiksucht anderen Menschen gegenüber resultieren, oder die eigene Schwäche wird auf andere projiziert und äußert sich dann als „Helfersyndrom".
- Mangelnde Körperwärme. Kälteschauder und Kälte einzelner Teile (ein Fuß oder eine Hand viel kälter als der/die andere). Trotzdem meist Verschlechterung durch Wärme und Verlangen nach frischer Luft. Neigung zu Erkältungen und Katarrhen. Manchmal auch warmblütig mit Hitzewallungen.
- Neigung zur Abmagerung vor allem der oberen Körperhälfte, während der Unterkörper dick oder aufgedunsen wirkt.
- **Gesicht ist gelblich, faltig** und **alt aussehend**. Tiefe Furchen auf der Stirn oder um die Nase. Zuckungen im Gesicht (Tics). Frühes Ergrauen der Haare.
- Trockenheit der Haut (v. a. Handflächen und Fußsohlen) und der Schleimhäute (v. a. Zunge), der Mundschleimhaut (ohne Durst) und der Scheide (mit Brennen).
- Wundheit in den Hautfalten (Intertrigo). Aufgesprungene Haut (v. a. Fersen). Dicke Hornhaut an den Fersen. Nässende Ekzeme < auf dem Kopf und hinter den Ohren.
- **Heißhunger**, aber fühlt sich schon **nach wenigen Bissen satt** und **aufgebläht**. Oder nicht zu stillender Heißhunger, erwacht sogar nachts um zu essen. Bulimie. Verlangen nach Süßigkeiten und warmem Essen und Getränken.
- Verdauungsprobleme, der Bauch ist heftig aufgetrieben, und es scheint ständig darin zu gären. Häufiges **Aufstoßen, Sodbrennen, laute Darmgeräusche**, viele Blähungen und Flatusabgang. Unverträglichkeit von blähenden Speisen, besonders von Zwiebeln und Knoblauch. Kann keinerlei Druck am Bauch vertragen. **Schmerzhafte Blähungen und Koliken (< 16–20 Uhr)**.
- Obstipation abwechselnd mit Durchfall. Erst harter, dann dünner Stuhl. Verstopfung bei Abwesenheit von zu Hause. Vergeblicher Stuhldrang, tagelang kein Stuhl, obwohl das Rektum gefüllt ist. Oder nach Stuhlentleerung das Gefühl, als ob das Rektum noch voll wäre. Schmerzhafte Afterkrämpfe.
- Alle Ausscheidungen riechen schlecht. Übel riechender (nach Zwiebeln), klebriger Achsel- und Fußschweiß.

- Übel riechender **Harn mit rotem Sediment**. Häufiger Harndrang und schmerzhaftes Wasserlassen. Neigung zur Entzündung und zur **Steinbildung** in den Harnorganen. Schmerzen (im Rücken) vor dem Wasserlassen.
- Viele Beschwerden sind auf der rechten Körperhälfte lokalisiert oder sie beginnen rechts und wandern nach links. Viele Symptome entwickeln sich von oben nach unten.

Modalitäten

Verschlechterung: Wärme, warme Anwendungen, warmes Zimmer, schwüles Wetter. **16–20 Uhr**, morgens nach dem Erwachen. **Kleiderdruck (v. a. um den Bauch)**. Auslassen von Mahlzeiten. Nach dem Essen. Milch, blähendes Gemüse, Zwiebeln, Knoblauch, Süßigkeiten. Rechte Seite.

Besserung: Kühle, frische Luft, im Freien, Aufdecken. Bewegung. Warme Getränke, warmes Essen. Aufstoßen. Nach Mitternacht.

Schmerzqualität und Empfindungen

Die Schmerzen sind vorwiegend drückend oder ziehend, manchmal schneidend. Sie treten plötzlich auf und vergehen plötzlich wieder. Schmerzen vorwiegend rechts lokalisiert oder sie wandern von rechts nach links.

Folge von

Erleiden autoritärer Strukturen oder gesellschaftlicher und familiärer Zwänge. Demütigungen. Angst vor oder Überforderung durch Übernahme zusätzlicher Verantwortung. Enttäuschter Ehrgeiz, Versagensgefühle. Zornausbruch oder unterdrückter Ärger. Verheben.

Lycopodium in der Hebammenarbeit

Schwangerschaft

Drohender Abort mit einem schneidenden Schmerz von rechts nach links quer über den Unterbauch.

Übelkeit. Der Mundgeschmack, das Aufstoßen und das Erbrechen sind sauer. Heftiges Sodbrennen nach jedem Essen. Fühlt sich auch unmittelbar nach dem Essen wie nüchtern, aber ohne Hungergefühl, oder Völlegefühl, das sich schon nach den ersten Bissen der Mahlzeit einstellt („satt nach den ersten Bissen"). Nach dem Essen kommt es zu Gesichtshitze < linke Wange.

Stark aufgeblähter Bauch mit heftigen, lauten Darmgeräuschen und häufigem Flatusabgang. Obstipation, der Stuhl ist erst hart, dann flüssig. Juckender Ausschlag um den After herum. Hämorrhoiden, schmerzhaft bei Berührung und beim Sitzen. Heftige Kindsbewegungen lassen nicht in den Schlaf finden, es fühlt sich an, als ob das Kind Purzelbäume schlägt.

Scharfer, milchiger, wund machender Fluor. Trockenheit und Brennen in der Vagina < nach Geschlechtsverkehr. Vermindertes sexuelles Verlangen. Luftabgang aus der Scheide. Wundheit am Perineum und zwischen den Oberschenkeln. Vulvavarizen < rechte Seite.

Harnverhalt mit heftigen Rückenschmerzen > sobald der Harn abfließt. Im Harn setzen sich rote Kristalle ab. Jucken in der Harnröhre während und nach dem Wasserlassen. Zystitis. Schneidende, scharf schießende Schmerzen in der Harnröhre gegen Ende und nach der Miktion. Nierenstau oder Nierensteine besonders wenn sie auf der rechten Seite auftreten.

Dyspnoe schon nach geringster Anstrengung. Ödeme. Krampfadern an den Beinen < rechts. Leistenbruch < rechts. Ischialgie < rechts, Druck, Liegen auf der Seite. > Wärmeanwendung, Umhergehen.

Geburt

Spastisches Zusammenziehen des Muttermundes. Die Wehen sind krampfhaft, quälend und erstrecken sich nach oben oder von rechts nach links. Während der Wehen besteht großer Bewegungsdrang. Entweder ständiges Herumgehen im Zimmer oder der Körper wird hin- und hergeworfen. Lautes Weinen und Klagen während der Wehen. Plötzlicher Eintritt von großer Schwäche, dann hängt der Unterkiefer herab und die Augen sind nur halb geöffnet. Ein Fuß warm, ein Fuß kalt. Der Bauch ist aufgebläht (evtl. mit häufigem Flatusabgang).

Wochenbett

Harnverhalt: Es besteht zwar Harndrang, aber der Urin kann nicht abfließen. **Haarausfall** oder frühzeitiges Ergrauen nach der Geburt. **Babyblues** bis hin zur **Wochenbettdepression** mit dem Gefühl der Überforderung und Angst vor den anstehenden Aufgaben und den engen emotionalen Bindungen.

Brust und Stillen

Stechende und brennende Schmerzen in den Brustwarzen, die wund sind und so stark bluten, dass das Kind nach der Mahlzeit Blut erbricht.

Das Neugeborene

Bei Früh- und Mangelgeburten die abgemagert wirken, mit welker Haut und ausgeprägten Stirnfalten, was ihnen ein **greisenhaftes Aussehen** verleiht. Blasses oder gelbliches Gesicht mit tiefliegenden Augen. Großer Kopf bei zierlichem Körperbau und aufgeblähtem Bauch. Reif geborene Kinder, die abgemagert wirken, manchmal aber auch eine kräftige Statur besitzen.

Das Kind weint viel und macht einen unzufriedenen oder kritischen Eindruck. Es wirkt ängstlich wenn es alleingelassen wird. Möchte gern getragen werden. Sehr übellaunig nach dem Aufwachen. Schreckt aus dem Schlaf auf, schreit laut und scheuert sich die Nase und die Nasenwurzel. Umgekehrter Tag-Nacht-Rhythmus, schläft den ganzen Tag, weint die ganze Nacht (manchmal auch umgekehrt).

Bewährt bei Icterus prolongatus.

Säuglingsschnupfen mit rasselnder Nasenatmung und Schniefen < rechtes Nasenloch, im Liegen, > an der frischen Luft. Gelblich eitriges oder verkrustetes Nasensekret. Eventuell mit Nasenflügeln (nicht im Atemrhythmus).

Die Kinder wollen oft (kleinere Mahlzeiten) trinken oder lehnen die Brust und die Milch ab. Daumenlutscher oder Schnullerkinder. **Heftige Kolikattacken** mit **stark aufgeblähtem Unterbauch** (Trommelbauch) schon bald nach jeder Mahlzeit. Blähungsabgang bessert nur kurzzeitig < 16–20 Uhr. Obstipation mit Abgang von hartem, schwer gehendem Stuhl, gefolgt von weichem, dünnen Stuhl, der herausspritzt.

Weinen vor oder beim Harnlassen. **Ziegelmehlsediment im Urin.**

Nabelbruch, Leistenhernie (v. a. rechts).

Krustiger Milchschorf auf dem Kopf. Schorfiges oder feuchtes Ekzem im Gesicht und hinter den Ohren. Seborrhoisches Ekzem. Wundheit in allen Hautfalten. Glänzend roter Soor im Windelbereich. Viele braune Muttermale am ganzen Körper.

Haltungsasymmetrie, Koordinationsstörung, Hüftdysplasie.

Anmerkungen

Lycopodium gehört zu den Mitteln, die bei Frauen leicht übersehen werden, da ihm noch immer der Ruf eines „Männermittels" anhaftet. Dabei kann man die Arznei gerade bei Beschwerden in der Schwangerschaft häufig angezeigt finden, wenn man sich von den klischeehaften Charakterisierungen des Arzneimittelbildes löst. Treten Gemütssymptome wie z. B. die Selbstunsicherheit, die Ängstlichkeit und die Neigung zum Weinen zusammen mit der Abneigung gegen Alleinsein in den Vordergrund, könnte man sogar zunächst geneigt sein, an *Pulsatilla* zu denken.

Lycopodium ist ein tiefgreifendes und lang wirkendes Mittel, das man nur nach angemessenen Pausen wiederholen sollte. Die häufig praktizierte, oft mehrmals tägliche *Lycopodium*-Gabe bei Säuglingen als „bewährte Indikation" bei Blähungen muss deshalb kritisch hinterfragt werden. Erfahrungsgemäß kommt es bei längerer Anwendung immer wieder zu unbeabsichtigten Arzneimittelprüfungen.

Bei Icterus prolongatus folgt *Lycopodium* gut auf *China*.

Als bewährte Mittelfolgen gelten *Sulfur – Calcium carbonicum – Lycopodium* oder *Pulsatilla – Lycopodium – Kalium carbonicum*.

Lycopodium folgt gut auf *Nux vomica* und ist bei Lumbago (< geringste Bewegung) ein gutes Folgemittel nach *Bryonia*.

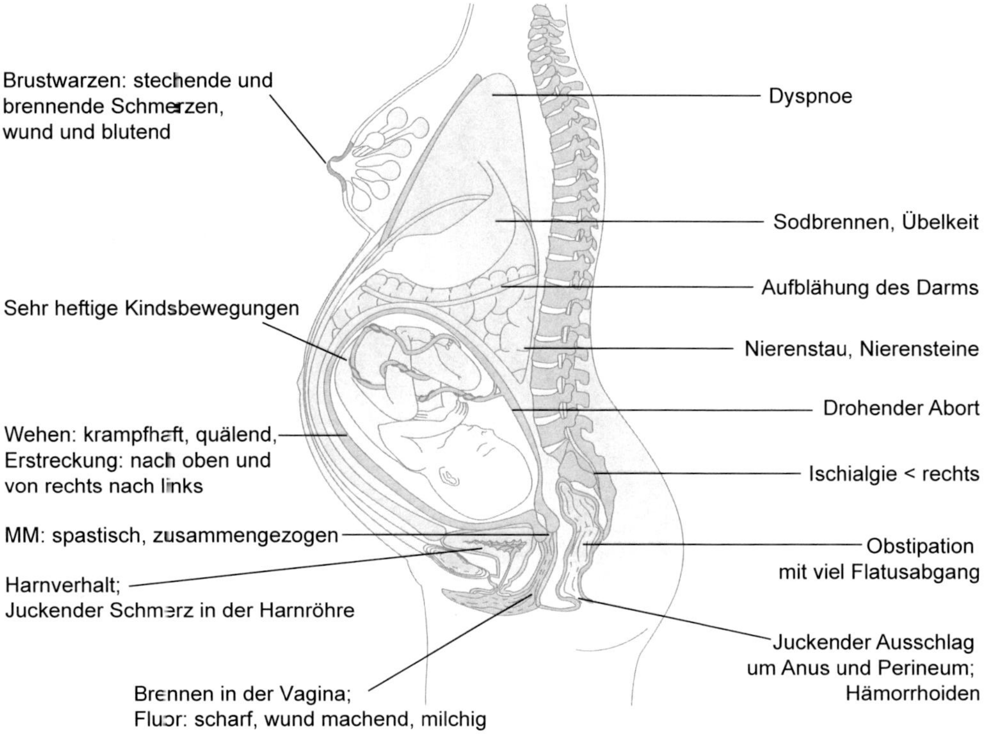

Abb. 18.19a

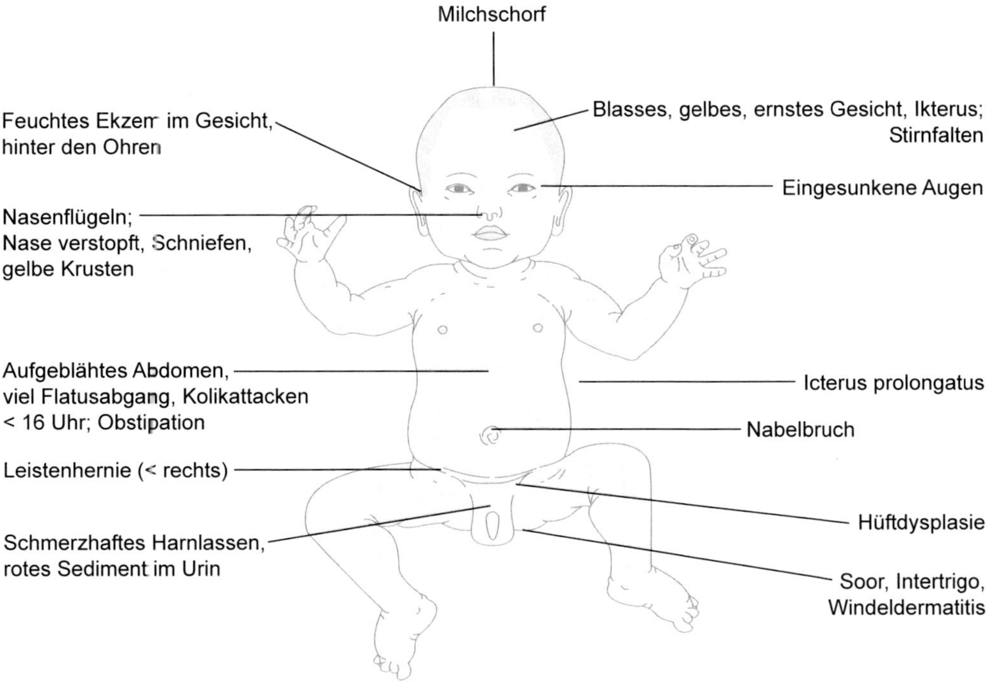

Abb. 18.19b

18.20 Magnesium carbonicum (Mag-c.)

Magnesiumcarbonat, $MgCO_3$

Kommt in der Natur als Magnesit vor. In der Medizin spielt es eine Rolle als Antacidum.

Grundzüge

Das Mittel wirkt bevorzugt auf das **Gemüt**, das **Nervensystem**, die **Verdauungsorgane** und die Zähne. Im Vordergrund stehen eine allgemeine **Erschlaffung** bei gleichzeitiger **Übererregbarkeit des Nervensystems** und der **saure Geruch** aller Ausscheidungen.

Nervöse, ängstliche Überempfindlichkeit (hypochondrisch) oder reizbares, zorniges Temperament (cholerisch). Kann Aggression auch gegen sich selbst richten (schlägt Kopf gegen die Wand) oder fürchtet jede Form der Aggression und Streit (Friedensstifter). Ruhelosigkeit. Aufschrecken durch Berührung oder Geräusche.

Verlassenheitsgefühl, fühlt sich ungeliebt. Ängstlichkeit den ganzen Tag über, als ob schlimme Dinge bevorstehen > abends im Bett.

Erwachen zwischen 3 Uhr und 4 Uhr morgens, kann nicht wieder einschlafen. Morgens nach dem Erwachen unausgeschlafen, fühlt sich müder als beim Zubettgehen. Tagesschläfrigkeit bei nächtlicher Schlaflosigkeit.

Neigung zu **Spasmen** an allen Hohlorganen (z. B. Uterus, Darm, Magen) und an den Gefäßwänden (Ischämie) und in der Folge Erschlaffung (Kollaps). Akute, **schießende Nervenschmerzen** > durch Umhergehen.

Verlangen nach Fleisch. Unverträglichkeit von Milch, die Magenschmerzen oder Übelkeit hervorruft und unverdaut wieder ausgeschieden wird.

Trockene Haut. Gelblich-braunes Hautkollorit. Neigung zu Adipositas und Schlaffheit aller Gewebe.

Alle **Ausscheidungen** (Erbrechen, Aufstoßen, Schweiß, Stuhl) und der ganze Körper haben einen **sauren Geruch**.

Grüne, schaumige, saure Stühle („wie Schaum auf einem Froschteich") mit Beimengungen von weißen Klumpen, die aussehen wie weißer Talg.

Symptome können lange in die Latenz gehen und treten periodisch (alle 3 Wochen) erneut auf.

Alle Symptome verschlimmern sich vor und während der Periode. Dysmenorrhoe, sehr dunkle Blutung, die nachts und im Liegen stärker fließt als tags und beim Gehen.

Frostigkeit, überempfindlich gegen Kälte. Neigung zu Erkältungen.

Modalitäten

Verschlechterung: Kälte, kalter Wind. Wetterwechsel und Temperaturschwankungen. Aufdecken. Berührung. Nach dem Essen. Milch, Fleisch, stärkehaltige Speisen. Ruhe und in der Bettwärme. Nachts, 3–4 Uhr. Nach dem Schlaf. Aufregung und Schreck. Vor und nach der Menses und während der Schwangerschaft.

Besserung: Bewegung im Freien, an frischer Luft (bessert auch die Gemütssymptome). Warme Luft.

Schmerzqualität und Empfindungen

Die **Schmerzen** sind blitzartig **schießend und scharf** und laufen entlang der Nervenbahnen. Die Schmerzen zwingen zum ständigen herumlaufen. Einzelne Körperteile fühlen sich pelzig oder aufgetrieben an.

Folge von

Schlag, Stoß, Sorgen, Streit und emotionaler Belastung. Vernachlässigung, Isolation. Schlechte Ernährung.

Magnesium carbonicum in der Hebammenarbeit

Schwangerschaft

Alle vorher schon bestehenden Beschwerden werden in der Schwangerschaft deutlich schlechter. Ausgelaugt und schwach, dabei aber nervös und empfindlich. Weint viel.

Übelkeit mit saurem Geschmack im Mund und saurem, krampfhaften Erbrechen begleitet von Schweißausbrüchen und kollapsartigen Zuständen. Stechen und Brennen im Hals mit Brechneigung.

Ekelgefühl aber ohne Brechreiz. Übersäuerung des Magens mit häufigem saurem Aufstoßen.

Zahnschmerzen ohne sichtbaren Befund in der Schwangerschaft < links, nachts, im Liegen, bei Wetterwechsel, > Umhergehen.

Grüne, wässrige, schleimige Durchfälle manchmal mit vorausgehenden schneidenden Kolikschmerzen. Afterjucken und blutende Hämorrhoiden. Verstopfung nach emotionaler Erschütterung. Alle Beschwerden verschlechtern sich nach viel Sprechen oder geistiger Anstrengung oder regelmäßig alle drei Wochen.

Geburt

Schnell völlig erschöpft, aber ruhelos und überreizt. Neigung zu **Spasmen und Krämpfen** in den Muskeln. Muttermundspasmus. Schießende neuralgische Schmerzen. Wehen sind krampfhaft, aber wirkungslos und schon früh im Geburtsverlauf nachlassend aufgrund der allgemeinen Erschöpfung. Präeklampsie.

Wochenbett

Krampfartige Nachwehen, die **Blutung** ist **sehr dunkel** („wie Pech") und fließt eventuell nur **nachts oder im Liegen**. Thrombophlebitis. Erholt sich lange nicht von der Geburt und bleibt schwach und müde. Kränkliches Aussehen bei wächsernem, fahlem Gesicht und schwachen Muskeln. Jede kleine Anstrengung führt zu Schweißausbruch und Erschöpfung.

Das Neugeborene

Das Kind wirkt eher zart und schwächlich, hat einen großen Kopf und ist hypoton. Es ist empfindlich, schnell reizbar, weint viel (besonders nach dem Aufwachen) und macht einen verdrießlichen Eindruck. Die Brust und damit die Muttermilch werden verweigert und schlecht vertragen. Die **Milch** verursacht viele Verdauungsbeschwerden und wird entweder unverdaut wieder erbrochen oder **unverdaut wieder ausgeschieden**. Der Stuhl hat einen **sauren**

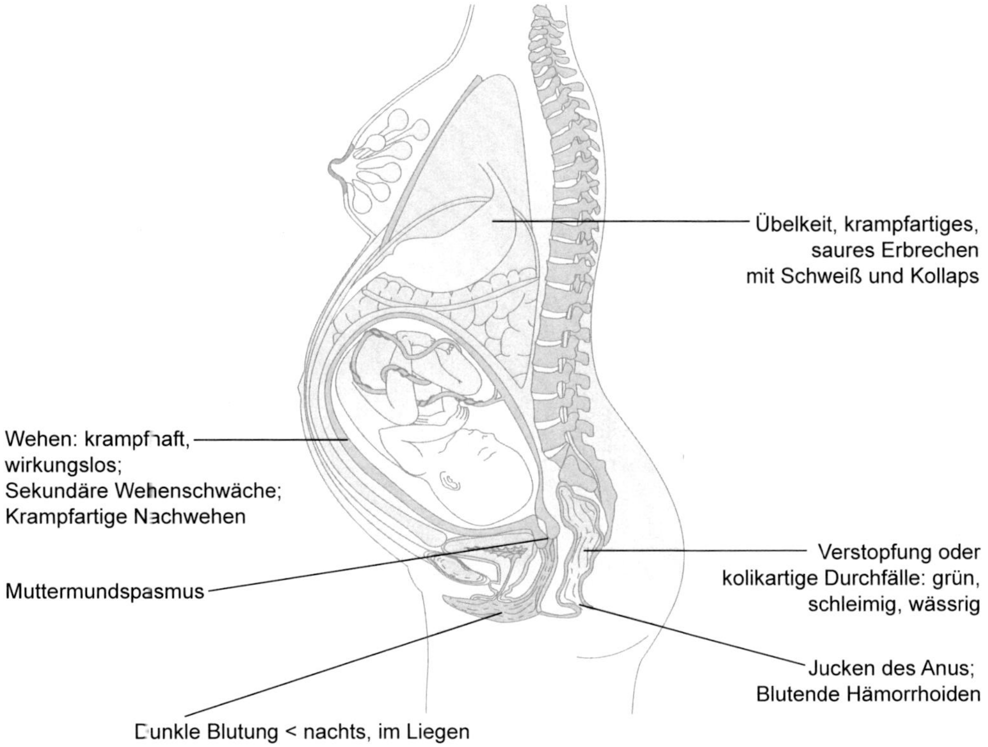

Abb. 18.20a

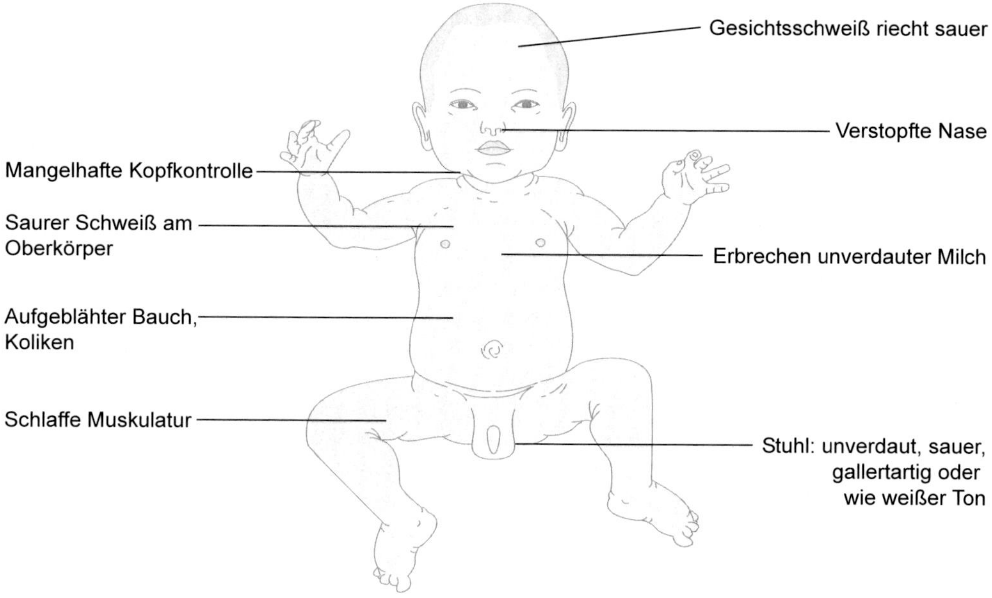

Abb. 18.20b

Geruch. Selbst wenn das Kind gut trinkt, wirkt es schwach und gedeiht schlecht. Die Entwicklung der Muskulatur ist verzögert (kann den Kopf erst spät halten). Schweiße am Oberkörper und im Gesicht < im Schlaf. Der Schweiß und alle anderen Ausscheidungen haben einen sauren Geruch. Schwieriges Einschlafen und schlechter Schlaf. Erwachen vorzugsweise gegen 3 Uhr morgens, oft mit verstopfter Nase oder Bauchschmerzen. Bei den heftigen Koliken krümmt sich das Kind oder es zieht die Beine an. Der Bauch ist aufgebläht. Besserung nach Abgang von Blähungen oder Stuhl. Der Stuhl ist unverdaut und enthält gallertartige Beimengungen, oder er ist fest und sieht aus wie weißer Ton.

Wenn ein Kind über längere Zeit isoliert war (Kinderklinik, Inkubator) und die oben genannten Beschwerden entwickelt.

Anmerkungen

Neben *China* und *Chamomilla* ist *Magnesium carbonicum* das wichtigste Mittel bei Zahnschmerzen während der Schwangerschaft ohne Befund.

Der typisch saure Geruch der Ausscheidungen findet sich auch bei *Hepar sulfuris*, *Rheum* und *Calcium carbonicum*, sodass *Magnesium carbonicum* bei Vorliegen dieses Symptoms gegen diese Mittel abgegrenzt werden sollte.

Nehmen Frauen während der Schwangerschaft über lange Zeit unkontrolliert Magnesium in potenzierter oder unpotenzierter Form ein, ist nicht auszuschließen, dass auch dadurch eine unfreiwillige Arzneimittelprüfung mit entsprechenden magnesiumtypischen Symptomen bei Mutter und Kind provoziert wird.

18.21 Natrium muriaticum (Nat-m.)

Natrum muriaticum, Kochsalz, Natriumchlorid, NaCl, HAB: Natrium chloratum

Ausgangsstoff für die Arznei ist das Steinsalz (Halit), das als Verdunstungsrückstand früherer Meere aus unterirdischen Salzstöcken gewonnen wird. In seiner ursprünglichen Form ist es reich am Mineralien und Spurenelementen, erst durch chemische und physikalische Reinigungsprozesse entsteht reines NaCl, das wir als Speisesalz verwenden.

Grundzüge

Natrium muriaticum hat einen besonderen Bezug zum **Gemüt** (Kummersituationen), zu **Haut** und **Schleimhäuten**, zu den **Verdauungsorganen**, der Schilddrüse sowie zum **Nerven-** und **Herz-Kreislauf-System**. Hervorstechende Merkmale sind **Depression, Trockenheit, Abmagerung, Schwäche**, Blockade und Spannung.

- Stille Resignation und Hoffnungslosigkeit, oft infolge **tiefen Kummers**, der nicht überwunden werden kann, besonders bei sensiblen, feinfühligen, intellektuellen Menschen. Kann nicht weinen trotz Traurigkeit oder häufiges (unwillkürliches) Weinen, das vor der Umwelt verborgen wird. Der Versuch zu trösten oder Mitleidsbekundung können zum Zornausbruch führen.
- Pflichtbewusst, korrekt, höflich und freundlich. Zuverlässigkeit bis zum Perfektionismus. Zwanghaftes Handeln. Nachtragend, Introvertiert. Meidet Gesellschaft und braucht seelische Distanz. Lächelt bei ernsten und traurigen Dingen. Überdrehte Heiterkeit kann mit tiefer Traurigkeit wechseln.
- Angst vor Einbrechern und Dieben, vor engen Räumen und großen Plätzen, in der Höhe und in der Dunkelheit.
- Große Schwäche und Mattigkeit mit Zittern. Zuckungen und Tremor. Reizbarkeit und Überempfindlichkeit gegen alle Eindrücke (vor allem Lärm). Frostigkeit, kann aber trotzdem keine Hitze ertragen. Erkältungsneigung (Bronchitiden).
- Kurzatmigkeit, Herzflattern mit Schwäche und Ohnmachtsgefühl vor allem bei Anämie.
- Schlaflosigkeit wegen trauriger Gedanken < nach 5 Uhr morgens. Lebhafte Träume (von Dieben, Feuer), die sehr real wirken und auch nach dem Erwachen noch ängstigen.
- Kopfschmerzen treten einseitig auf, hämmernd, periodisch auftretend mit Flimmerskotom < am Morgen, von Sonnenaufgang bis Sonnenuntergang.
- Fettige Haare, ölige Gesichtshaut oder **Trockenheit der Haut und Schleimhäute** (Mund, Nase, Hals, Darm, Vagina). Ausschläge an der Haargrenze. Wenn Sekrete fließen, sind sie meist weißlich, klar, wund machend und ziehen Fäden. Starkes Tränen der Augen beim Lachen und Husten, in kalter Luft, beim Lesen (Lichtscheu).
- Einrisse in den Mundwinkeln oder in der Mitte der Lippe. Landkartenzunge (rote Inseln und tiefe Furchen). Gefühl von Trockenheit im Mund mit großem Durst auf kalte Getränke. Gefühl eines Haares auf der Zunge. Salziger Geschmack im Mund. Herpes labialis. Aphthen.
- Guter Appetit und gute Ernährung, aber trotzdem **Abmagerung < am Oberkörper (Hals)**. Verlangen nach Salz und scharfen Speisen. Abneigung gegen Fett, schleimige Speisen und (Schwarz-)Brot oder großes Verlangen nach Brot.
- **Durstig** nach großen Mengen kalter Getränke. Nach dem Essen Völlegefühl und Mattigkeit, Sodbrennen, Druck im Magen mit Herzklopfen und Ängstlichkeit.
- Trockenheit des Mastdarms mit Verstopfung und hartem, krümeligem Stuhl, der nur schwer abgeht. Stechende Schmerzen im Rektum. Gefühl, als ob sich der Anus fest zusammenzieht. Blutende Einrisse. Ekzem um den Anus. Dünne wässrige Stühle < morgens gegen 11 Uhr.
- Schmerzen im unteren Rücken > Liegen auf einer harten Unterlage oder Gegendruck.
- Harn geht unwillkürlich ab beim Lachen, Husten, bei Stress. Kann in Gegenwart anderer nicht urinieren. Schmerz in der Harnröhre nach dem Wasserlassen.
- Akne (< Stirnhaargrenze), Urtikaria. Hautausschläge rau, rot, entzündet oder trocken und schuppig (< hinter den Ohren, in den Gelenkbeugen). Milchschorf. Rissige Haut vor allem um

Nase, Mund, After und Nagelbett (Niednägel). Heuschnupfen, Allergien.

Modalitäten

Verschlechterung: 9–11 Uhr vormittags. Jeden zweiten Tag. **Hitze** (v. a. Sonnenhitze), mit dem Lauf der Sonne (Sonnenaufgang bis -untergang, vom Frühjahr bis zum Herbst). Geistige und körperliche Anstrengung. Gemütsbewegung (Kummer, Mitgefühl), **Trost**. Menschenmengen. Am Meer (manchmal auch zunächst Besserung). Vor und nach der Regel. Geschlechtsverkehr. Vollmond.

Besserung: im Freien, kühle Umgebung und kalte Anwendungen (Baden). Harter Druck. Schweißausbruch. Ruhe. Leerer Magen. Abends.

Schmerzqualität und Empfindungen

Klopfender, pochender Schmerz wie von kleinen Hämmern. Alles fühlt sich **trocken** an. Taubheit und Kribbeln (< Finger und Zehen sowie Mund, Zunge, Nase).

Folge von

Kummer (auch lange zurückliegend), Verlust eines geliebten Menschen, Enttäuschung (unglückliche Liebe), heftige Gemütsbewegung, Schreck, **Säfteverlust**, Kopfverletzung, Anwendung von Silbernitrat (Credé-Prophylaxe, Höllenstein-Stift). Exzessiver Salzkonsum.

Natrium muriaticum in der Hebammenarbeit

Schwangerschaft

Depressive Verstimmung in der Schwangerschaft, bedingt durch eine (schon lange bestehende) Kummersituation. Meidet Gesellschaft und lehnt Anteilnahme ab. Schwangerschaftsübelkeit und -erbrechen mit Abneigung gegen (Schwarz-)Brot. Großes Salzverlangen. Wundheit und Aphthen auf der Mundschleimhaut. Häufiges Aufstoßen von hellem, klarem Schleim. Sodbrennen nach (jedem) Essen. Hungergefühl im Magen, aber kein Appetit, oder großer Appetit und trotzdem Abmagerung. Nach dem Essen Druckgefühl im Magen mit Herzklopfen und bangem Gefühl, das sich mit fortschreitender Verdauung bessert. Sehr durstig, verlangt nach kalten Getränken. Verstopfung mit hartem, krümeligem Stuhl, der nur schwer abzusetzen ist. Stechenden Schmerzen im Mastdarm. Anus fühlt sich an wie zusammengeschnürt, schmerzt beim Stuhlgang, reißt ein und blutet. Blutende Hämorrhoiden. Auch wässriger Durchfall < vormittags.

Ausgeprägtes Senkungsgefühl < morgens. Stressinkontinenz. Trockenheit der Scheide mit Juckreiz oder klarer Fluor (wie Eiweiß). Herpes genitalis. Abneigung gegen Koitus. Übertragung, Verdacht auf Retardierung des Kindes.

Ödeme, Eiweißausscheidung, Bluthochdruck (SIH). Schwangerschaftsdiabetes.

Kopfschmerzen < morgens beim Erwachen. Plötzliche Angst mit Herzklopfen.

Kurzatmigkeit bei kleinster Anstrengung. Schwindel, der Übelkeit verursacht. Krampfhaftes Schließen der Augen.

Geburt

Schwermut mit dunklen Vorahnungen. Große Trockenheit der Schleimhäute, trockene Vagina. Protrahierte Geburt durch Wehenschwäche. Reagiert sehr empfindlich auf unsensibles Verhalten anderer, fühlt sich schnell verletzt und verschließt sich.

Wochenbett

Depression begleitet von großer Erschöpfung. Möchte alles „richtig" machen und ist durch die eigenen Ansprüche überfordert. Traurigkeit ohne Tränen oder viel Weinen, ohne Hilfe annehmen zu können. Wortkarg, zieht sich zurück oder bietet anderen Hilfe an.

Anämie mit Herzklopfen und Ängstlichkeit. Haarausfall auf dem Kopf oder Ausfall der Schamhaare. Obstipation. Senkungsbeschwerden mit schmerzhaftem Druck nach unten und Harninkontinenz beim Lachen und Husten.

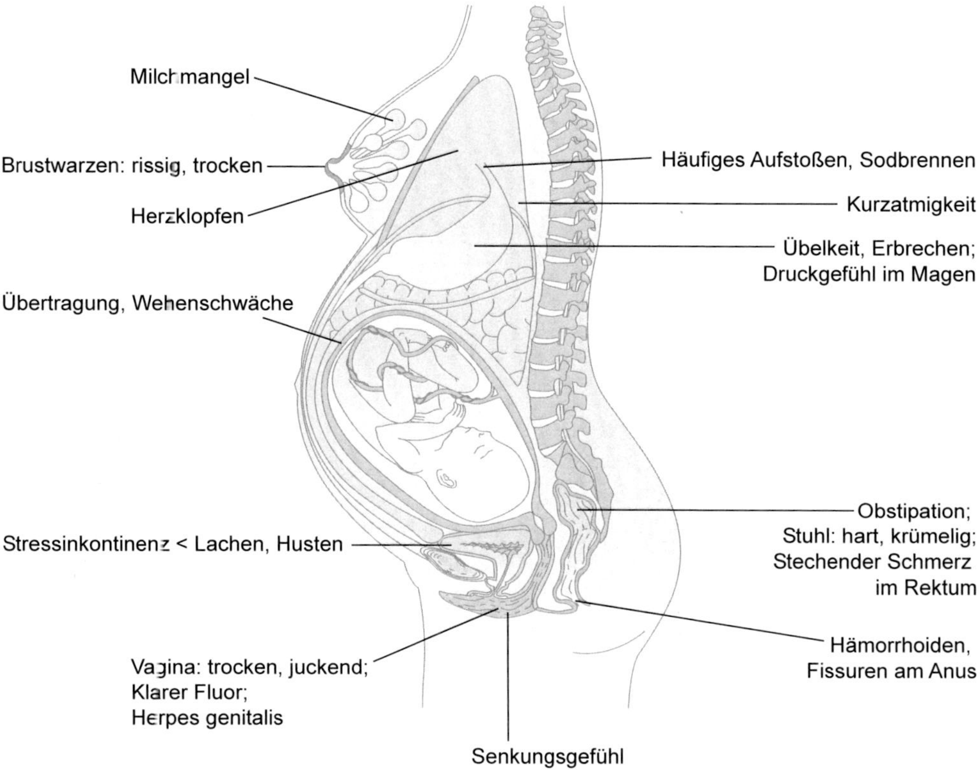

Abb. 18.21a

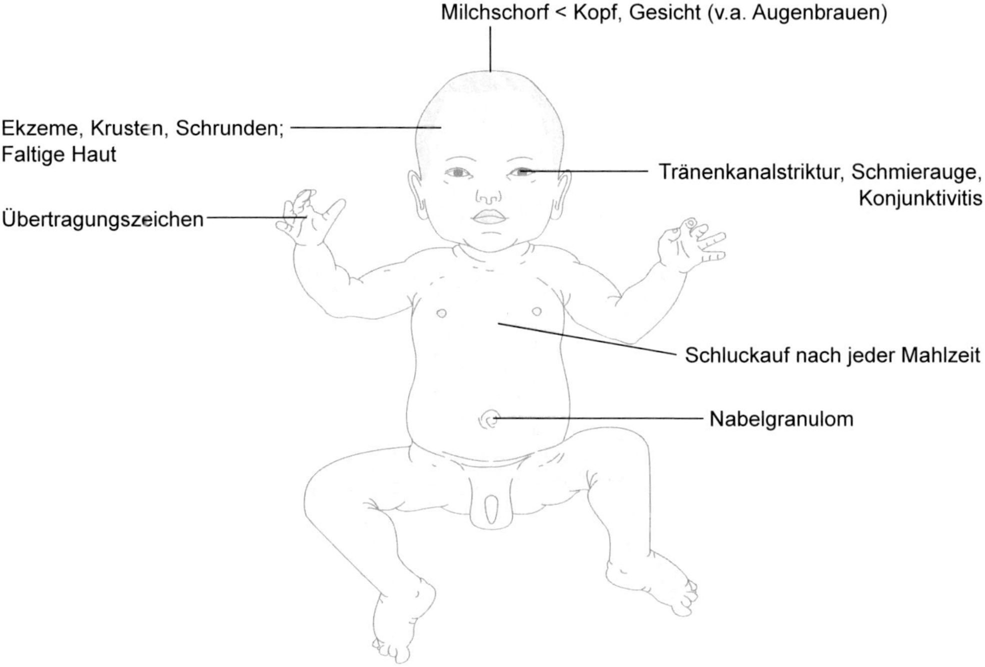

Abb. 18.21b

Brust und Stillen

Milchmangel bei magerer, ausgezehrter Brust. Rissige, schrundige, trockene Brustwarzen.

Neugeborenes

Früh- und Mangelgeburten oder Kinder mit deutlichen Übertragungszeichen. Die Haut (v. a. das Gesicht) sieht faltig und „alt" aus, und das Kind macht einen abgemagerten Eindruck < in der oberen Körperhälfte (Hals, Arme, Brustkorb). Hydrops. Ödeme.

Verweigert die Muttermilch oder ist trinkfreudig, aber trotzdem dystroph. Heftiger Schluckauf nach jeder Mahlzeit. Striktur des Tränengangs. Folgen nach Silbernitratmissbrauch, z. B. Konjunktivitis mit stark tränenden Augen und Lichtscheu (nach Credé-Prophylaxe) oder Entzündung des Nabels nach Verätzen (Höllensteinstift).

Weißlicher Milchschorf am Kopf und an den Augenbrauen. Krusten, Schrunden, Risse auf der Haut. Ekzem (Neurodermitis) < an der Haargrenze, in den Gelenkbeugen. Nabelgranulom.

Das Kind wirkt ernst und abweisend oder es weint durch den geringsten Anlass und kann nur schwer getröstet werden. Folgen von Entbehrung oder Kummersituationen in der Schwangerschaft. Nach langen, protrahierten Geburten. Kann Geburtserlebnis nicht verwinden. Bei Folgen einer Trennung von der Mutter (Inkubator) oder Ablehnung durch die Mutter (ungewollte Schwangerschaft).

Später: Milchallergie und Unverträglichkeit von Getreideprodukten. Entwicklungsverzögerung (v. a. spätes Sprechen und Laufen).

Anmerkungen

Es ist als gutes Zeichen zu werten, wenn nach einer *Natrium-muriaticum*-Gabe „die Dinge ins Fließen kommen", z. B. in Form von Tränen, Schweiß, Fluor.

Natrium muriaticum gilt als chronisches Mittel zu *Ignatia* und folgt deshalb gut auf *Ignatia* und ebenso auf *Apis*. Es hat viele Ähnlichkeiten mit *Sepia*, weshalb sich diese beiden Mittel gut ergänzen.

18.22 Nux vomica (Nux-v.)

Brechnuss, Krähenauge, HAB: Strychnos nux-vomica

Zur Herstellung der Arznei wird der getrocknete Samen des Brechnussbaumes verwendet, der in Südostasien beheimatet ist.

Grundzüge

Wirkt vor allem auf das **Gemüt**, die **Nerven**, die **Atmungsorgane** und auf die **Verdauung.**

- **Nervös**, zornig, nörglerisch (sucht nach Fehlern anderer). Gehetzt und **ungeduldig**, wie ständig unter Zeitdruck. Kann keinen Schmerz ertragen, weint, jammert, ist außer sich. Hypochondrie mit Ängstlichkeit und Schwermut. Schnell gekränkt und nachtragend.
- Große **Gereiztheit** und **Überempfindlichkeit gegen alle Sinneseindrücke**. Neigt dazu, sich zu überfordern. Erschöpfung durch Überanstrengung.
- Beschwerden bei sitzender Lebensweise mit viel Kopfarbeit, wenig Bewegung und übermäßigem Konsum von Reizmitteln (Kaffee, Alkohol), Medikamenten oder Drogen.
- **Frostigkeit < geringste Kälte und Zugluft**. Verlangen nach Wärme jeder Art. Fieber mit brennender Hitze am ganzen Körper und rotem Gesicht, aber Schaudern bei jeder Entblößung (selbst wenn nur die Hand unter der Bettdecke hervorgestreckt wird).
- Schlaf unterbrochen und unruhig. Erwachen zwischen 3 Uhr und 5 Uhr morgens. Nach kurzem Schlaf erfrischt, nach langem Schlaf wie zerschlagen und benommen.
- Krämpfe an Muskeln und Hohlorganen (Uterus, Magen, Darm, Blase, Blutgefäße). Tics, Tremor.
- Verlangen nach fetten, gewürzten Speisen, Kaffee, Alkohol, Unverdaulichem (wie Kalk, Erde, Lehm). Magenbeschwerden mit Druck (wie von einem Stein), Völlegefühl, Übelkeit und Sodbrennen, oft infolge von Überessen, < ein bis zwei Stunden nach dem Essen.
- Verdauungsstörungen. **Blähungen und Koliken** < Kleiderdruck, > Rückwärtsbeugen, Wärme. Spastische Obstipation mit vergeblichem Stuhldrang. Nach Abgang kleiner Stuhlmengen bleibt das **Gefühl des Nicht-Fertigseins**. Hämorrhoiden.

Modalitäten

Verschlechterung: Am frühen Morgen, gleich nach dem Erwachen. **Kälte, frische Luft**, **Zugluft**. Geringstes Entblößen. Überessen. Missbrauch von Arznei- und Reizmitteln (v. a. Kaffee). Nach langem, ununterbrochenem Schlaf (fühlt sich danach wie gerädert). Ärger, Zorn, Stress, geistige Überarbeitung. Druck (auch der Kleider). Gegen 3–4 Uhr morgens.

Besserung: Nach ergiebigen Absonderungen. Kurze „Schläfchen", Ruhe, Reizabschirmung. Einhüllen des Kopfes. Abends. **Wärme** jeder Art. Feuchte Luft. Heiße Getränke.

Schmerzqualität und Empfindungen

Krampfartiger, zusammenziehender Schmerz. Schmerz wie wund und zerschlagen.

Rohheitsgefühl.

Folge von

Überarbeitung. Sorgen. Nachtarbeit und Schlafmangel. Sitzende Lebensweise. Überessen. Missbrauch von **Drogen, Medikamenten**, Abführmitteln oder Stimulanzien (Alkohol, Nikotin, Kaffee). Nach Narkose. Gekränkter Ehrgeiz, verletzte Ehre.

Nux vomica in der Hebammenarbeit

Schwangerschaft

Die **Schwangerschaftsübelkeit** ist schlimmer am Morgen, von Frostigkeit und Ohnmachtsneigung begleitet. Quälende Übelkeit mit dem Gefühl, es wäre besser, wenn man erbrechen könnte, aber Erbrechen stellt sich nicht ein. Oder: heftiges Erbrechen, gallig oder sauer. Hungergefühl bei Übelkeit.

Fauliger Geschmack in Mund und Rachen, Speisen und Getränke werden als übel riechend empfunden, Tabakgeruch ist unerträglich. Häufiges, saures oder bitteres Aufstoßen nach dem Essen. Sodbrennen.

Vorzeitige Wehentätigkeit oder drohender Abort mit Stuhl- und Harndrang bei jeder Wehe.

Obstipation mit häufigem **vergeblichem Stuhldrang**. Kleine Stühle mit starkem Drang und dem Gefühl, es bliebe immer noch etwas zurück, was nicht ausgeschieden werden kann. Dick geformter, harter Kot.

Hämorrhoiden mit und ohne Blutung und dem Gefühl, als ob der Anus krampfhaft verschlossen wäre, begleitet von Kreuzbeinschmerzen. Rückenschmerzen, als ob das Kreuz brechen würde, < nachts. Das Umdrehen im Bett ist so schmerzhaft, dass man sich zum Drehen erst aufsetzten muss.

Blasenentzündung mit ständigem Drang. Häufiges Harnlassen mit sehr geringen Harnmengen und Brennschmerz beim Harnlassen.

Schlaflosigkeit durch unaufhörlichen Gedankenzudrang. Erwachen gegen 3 Uhr morgens.

Geburt

Heftige, krampfartige Wehen, die vor allem im Rücken gespürt werden. Reiben und Massieren des Rückens sowie Umhergehen schaffen Erleichterung. Bei und nach jeder Wehe treten **Harn- und Stuhldrang** auf. Wehen verursachen **Übelkeit und Erbrechen**. Sie sind schmerzhaft, aber wirkungslos und hören schließlich auf. Der Muttermund ist rigide und verkrampft.

Große Empfindlichkeit gegen Kälte und Zugluft. Feucht-warme Luft tut gut (Baden). Neigung zu Ohnmachten. Reizbarkeit und Übererregbarkeit durch alle äußeren Eindrücke (Licht, Geräusche, Gerüche). Krampfneigung durch Gemütsbewegung.

Plazentaretention (Inkarzeration) mit zusammenschnürenden Schmerzen und heftigem Druckgefühl im Rektum.

Wochenbett

Folgen von medikamentöser Geburtseinleitung oder Medikamentengabe unter der Geburt (z. B. Narkotika bei Sectio).

Harnverhalt und **Obstipation** post partum.

Schmerzhafte, lang andauernde Nachwehen, die zu großer Reizbarkeit führen und mit Stuhldrang einhergehen. Der Wochenfluss ist gering und übel riechend. Fieberhafter Lochialstau. Der untere Rücken fühlt sich an wie lahm oder zerschlagen. Ständiges Frösteln mit dem Verlangen, warm zugedeckt zu sein, < geringstes Abdecken.

Brust und Stillen

Die Brustwarzen sind wenig oder gar nicht wund, trotzdem ist das Saugen des Kindes sehr schmerzhaft. Die wunden Brustwarzen zeigen einen weißen Punkt in der Mitte.

Das Neugeborene

Folgen von Medikamentengaben vor oder nach der Geburt (Tokolyse) und von Drogenkonsum der Mutter während der Schwangerschaft. Perinatale Hirnblutung mit Krampfanfällen und Paresen. Harnverhalt post partum.

Das Kind ist hyperexzitabel mit erhöhtem muskulärem Tonus und Zittern, dabei äußerst empfindlich auf alle äußeren Reize (vor allem Geräusche, Berührung). Das Kind ist **sehr reizbar**, schnell zornig und runzelt die Stirn. Bei Erregung macht es sich steif und überstreckt sich nach hinten. Es ist **kälteempfindlich** und zeigt rasch eine Kältezyanose beim Ausziehen. Kalte Extremitäten bei heißem Kopf. Säuglingsschnupfen. **Verstopfte Nase mit Schniefen** und Fließschnupfen tagsüber und im warmen Zimmer, aber Stockschnupfen im Freien und nachts. Der Fließschnupfen kann auch nur einseitig auftreten.

Hartnäckiger Schluckauf nach jeder Mahlzeit. Heftiges Erbrechen, Pylorusstenose. Leisten- und Nabelhernien. Hydrocele. **Obstipation** mit heftigem, vergeblichem Pressen. **Koliken** gleich oder einige Zeit nach der Mahlzeit mit Überstrecken und wütendem Schreien. Warme Anwendungen und der Abgang von Stuhl und Flatus bessern.

Anmerkungen

Nux vomica enthält unter anderem das Nervengift Strychnin, worauf sich ein Großteil der Wirkung zurückführen lässt. Es erzeugt eine Übererregbarkeit des Nervensystems mit Überempfindlichkeit aller Sinne, die Neigung zu Krämpfen und nachfolgender Lähmung, sowie Übelkeit und Erbrechen.

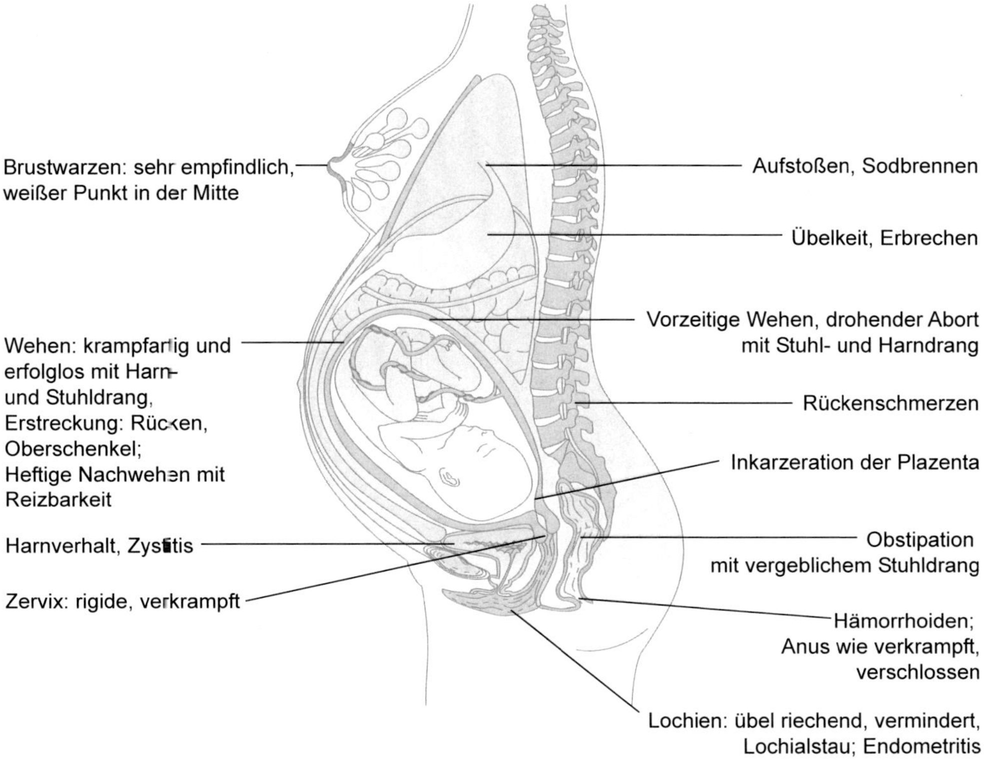

Abb. 18.22a

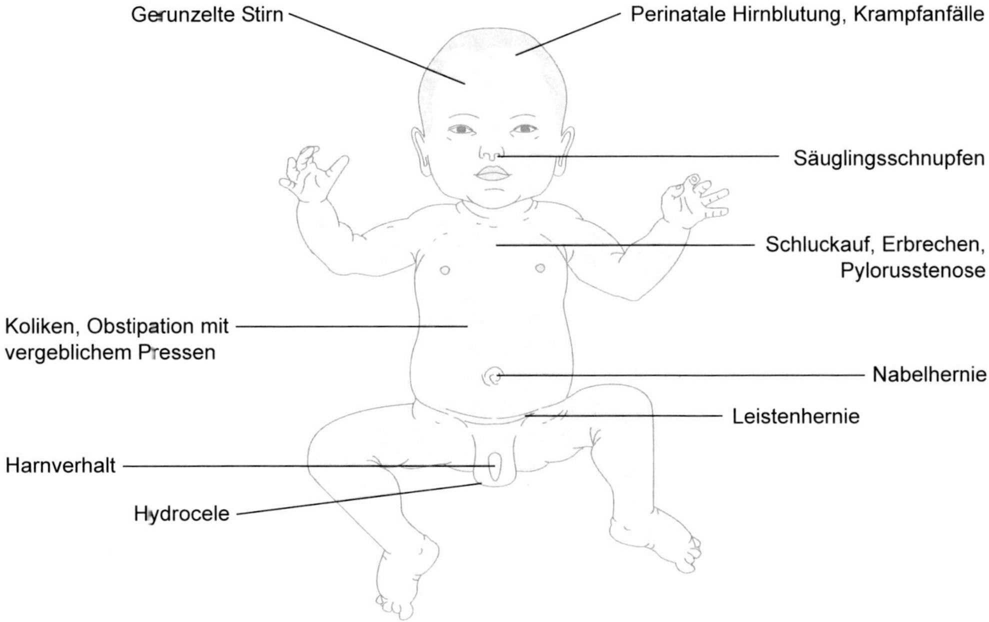

Abb. 18.22b

In der „Reinen Arzneimittellehre" bezeichnet Hahnemann die Brechnuss als **„Polychrest"**. In der Einleitung zur Symptomensammlung von *Nux vomica* erklärt er, was damit gemeint ist: *„Es giebt einige wenige Arzneien, deren meiste Symptome mit den Symptomen der gewöhnlichsten und häufigsten Krankheiten des Menschen [...] an Aehnlichkeit übereinstimmen und daher sehr oft hülfreiche homöopathische Anwendung finden. Man könnte sie Polychreste nennen"* (RAL, Bd. 1, S. 191–192). Unter dem bis heute gebräuchlichen Begriff „Polychrest" fasst man also Arzneien zusammen, die einen breiten Anwendungsbereich haben und dementsprechend häufig zum Einsatz kommen. Für *Nux vomica* trifft dies auch im Rahmen der Hebammenarbeit zu. Sein Ruf als „typisches Männermittel" wird seinem breiten Wirkspektrum nicht gerecht. Ebenso wie *Lycopodium*, das viele Ähnlichkeiten zu *Nux vomica* hat, wird es bei Frauen deshalb manchmal übersehen.

Nux vomica sollte abends, also zur typischen Besserungszeit des Mittels, eingenommen werden. Die bevorstehende Nachtruhe unterstützt die Wirkung.

Sulfur ergänzt *Nux vomica* sehr gut und ist daher ein häufiges Folgemittel.

18.23 Opium (Op.)

Mohnsaft, Papaver somniferum

Der Mohnsaft wird aus den unreifen Fruchtkapseln des Schlafmohns gewonnen. Die einjährige Pflanze stammt ursprünglich aus Zentralasien und dem östlichen Mittelmeerraum.

Grundzüge

Bewährt nach seelischer **Traumatisierung** oder **Narkotika**. Das Mittel wirkt vor allem auf das **Nervensystem**. Dort zeigt sich eine ausgeprägte Veränderung der Reizempfindlichkeit, die sich entweder als **Dämpfung oder als Übererregung des Nervensystems** und aller Körperfunktionen zeigt. Diese **gegenpolare Wirkung** charakterisiert viele Symptome des Mittels:

- **Reaktionsmangel** auf allen Ebenen. Benommenheit, Bewusstlosigkeit, Koma, Unempfindlichkeit des Nervensystems. Reagiert auf keinerlei Reize. Schmerzlosigkeit, wo man Schmerz erwarten würde.
  Oder: **Überempfindlichkeit** der Sinnesorgane (v. a. Gehör und Augen). Nervöse Überreizung. Große Schmerzempfindlichkeit. Ruhelosigkeit.
- **Euphorie und Tatendrang**. Lebhafte, angenehme Phantasien. Steigerung aller geistigen Funktionen. Auffallend furchtlos. Eingeschränktes Urteilsvermögen. Wohlbefinden, das der Situation nicht angemessen ist. Sagt, es fehle nichts. Flucht in die Illusion.
  Oder: **Anhaltende Furcht nach einem Schreck**. Quälende Angst und Schreckhaftigkeit. Fürchtet, sterben zu müssen. Verzweifelte Stimmung. Hoffnungslosigkeit. Angstvolle Phantasien von schrecklichen Dingen.
- Tiefer, **komatöser Schlaf**. Schlafwandeln. Schläft mit halb geschlossenen Augen. Schlafapnoen (< beim Einschlafen). Rasselnder, unregelmäßiger Atem, Schnarchen, Röcheln bei offenem Mund. Zupft im Schlaf an der Bettdecke.
  Oder: **Nervöse Schlaflosigkeit** trotz großer Übermüdung.
- Atonie der glatten Muskulatur führt zu Atonie des Uterus und plötzlicher Wehenschwäche, **Lähmung des Darms** mit **Obstipation** ohne Drang und **harten, schwarzen Kotballen**. Blasenlähmung mit Harnverhalt oder Durchfällen und unwillkürlicher Abgang von Stuhl und Urin.
- Oder: Krämpfe der glatten Muskulatur führen zu unkoordinierten Krampfwehen, spastischer Obstipation, Koliken, Blähungen, umgekehrter Peristaltik. Dysurie und Harnverhalt.
  Zuckungen der Muskeln (im Gesicht), Spasmen Zittern, Pupillen verengt (selten erweitert) oder partielle Lähmungen.
- Hitzeempfindung, sucht immer eine kalte Stelle im Bett. Gesicht ist rot, aufgedunsen, heiß, schweißig oder abwechselnd rot und blass. Innere Trockenheit (Mund, Hals etc.) mit großem Durst.
- Alle Ausscheidungen vermindert (Urin, Lochien, Milch, Stuhl), aber viel heißer Schweiß. Schwitzen bringt jedoch keine Erleichterung.

Modalitäten

Verschlechterung: Gemütsbewegung (Schreck, Angst, Freude). Alkohol und Medikamente (vor allem Betäubungsmittel). Erhitzung, Sonne, Schwitzen. Nachts, während und nach dem Schlaf.

Besserung: Kälte (auch kaltes Essen und Trinken), Aufdecken, Umhergehen, im Freien.

Schmerzqualität und Empfindungen

Schmerzlosigkeit, wo Schmerz zu erwarten wäre. Krampfartige Schmerzen.

Starkes Hitzegefühl.

Folge von

Furcht, Schreck und **Schock**. Unfall oder Anblick eines Unfalls. Übermäßige Freude, Euphorie. Kopfverletzungen (Gehirnblutung, Gehirnerschütterung, Schädelbrüche), Folgen von **Narkose, Betäubungsmitteln**, Drogen, Sonnenstich.

Opium in der Hebammenarbeit

Schwangerschaft

Vorzeitige Wehen und drohender Abort, ausgelöst durch Schreck oder Angst.

18

Hartnäckige Verstopfung, manchmal begleitet von drückenden Kopfschmerzen. Stuhl besteht aus runden, harten, schwarzen Kugeln und geht nur unter großer Anstrengung ab. Dabei Mundtrockenheit, Durst, saures Aufstoßen und Übelkeit.

Übermäßig starke Kindsbewegungen.

Erregungszustände mit Überempfindlichkeit aller Sinne und Schlaflosigkeit.

Geburt

Aufgrund von Schreck oder Furcht kommt es zu krampfartigen, sehr schmerzhaften Wehen (die besonders im Rücken schmerzen), die jedoch keinen Geburtsfortschritt bringen. Oder die Wehen setzen gar nicht erst ein bzw. hören unter der Geburt plötzlich wieder auf (bei atonischem Uterus). Danach können konvulsive Bewegungen auftreten, begleitet von Bewusstseinstrübung, rotem, gedunsenem Gesicht und roten Augen. Die Augenlieder sind halb geschlossen, die Augen verdreht, die Pupillen verengt (gelegentlich erweitert). Mundtrockenheit mit großem Durst. Stuhl- und Harnretention. Viel heißer Schweiß mit großem Hitzegefühl, rutscht ständig auf der Unterlage umher, um einen kühlen Platz zu finden. Übererregung mit Muskelzuckungen. Krampfanfälle mit schnarchender Atmung. Aufschreiben vor oder während eines Krampfes.

Übersteigerte Einbildung mit panischer Angst und großer Schreckhaftigkeit oder Euphorie bis hin zur Ekstase, Geschwätzigkeit und Selbstüberschätzung, die der realen Situation überhaupt nicht entspricht.

Wochenbett

Bei Wöchnerinnen, die durch die Geburt oder ihre Folgen (z. B. Krankheiten des Kindes) **traumatisiert** sind und sich auffällig verhalten. Entweder sie wirken wie weggetreten und erstarrt, fühlen sich „leer" und scheinen ihre Gefühle weder wahrnehmen noch ausdrücken zu können. Oder sie verhalten sich genau gegensätzlich und wirken auf eine unwirkliche Art heiter und ruhig, spielen die Ereignisse herunter und geben vor, es gehe ihnen gut. Beide Verhaltensweisen können Ausdruck einer Gefühlsstarre nach einem Schockerlebnis sein. Die Folgen des Traumas können sich aber auch ganz unmittelbar in anhaltender Angst, Schreckhaftigkeit, Zittern und Schlaflosigkeit oder Albträumen zeigen.

Auf körperlicher Ebene kommt es zum Versiegen der Lochien. Gleichzeit können Milchbildung und Milchfluss vermindert sein oder aufhören. Sehr schmerzhafte Nachwehen mit Überreiztheit aller Sinne, vor allem des Gehörs (auch weit entfernte Geräusche werden als sehr störend empfunden < nachts). Harn- und Stuhlverhalt, hartnäckige **Verstopfung mit Darmlähmung**. Alle Symptome können als Folge einer Narkose auftreten.

Das Neugeborene

Beschwerden durch **Schreck, Betäubungsmittelmissbrauch oder Narkose der Mutter** in der Schwangerschaft oder während der Geburt. **Traumatisches Geburtserlebnis**.

Asphyxie, die durch fehlende oder verlangsamte sowie rasselnde und unregelmäßige Atmung gekennzeichnet ist (Cheyne-Stokes-Atmung) bis hin zum Atemstillstand. Bradykardie mit Zyanose, das Gesicht ist dunkelrot bis bläulich verfärbt und aufgedunsen. Die Augen sind glasig, weit aufgerissen oder halb geöffnet mit verengten (oder erweiterten) Pupillen.

Übererregbarkeit, Zuckungen um den Mund, Opisthotonus mit Schlaflosigkeit, oder: Lethargie und verminderte Reaktionsbereitschaft. Schläft dann ständig und ist nur schwer weckbar. Schlafapnoen. Trinkschwäche durch Schlucklähmung. Harnverhalt und hartnäckige Obstipation, dabei hartes und aufgetriebenes Abdomen. Ileus. Icterus neonatorum. Nabelhernien. Krampfanfälle des Kindes, wenn sich Fremde annähern oder nach Schreck der Mutter. Hirnblutung und Hydrocephalus.

Anmerkungen

Der Schlafmohn gehört zu den ältesten Kulturpflanzen der Menschheit und wurde bereits in der Jungsteinzeit angebaut. Seine Spuren sind in vielen alten Hochkulturen nachweisbar. Spätestens seit der Antike ist seine medizinische Anwendung belegt. Der Zusatz „somniferum" bedeutet „schlafbringend" und deutet auf die Verwendung als Schlafmittel hin, wobei die Anwendung bei unruhigen Kindern früher weit verbreitet war.

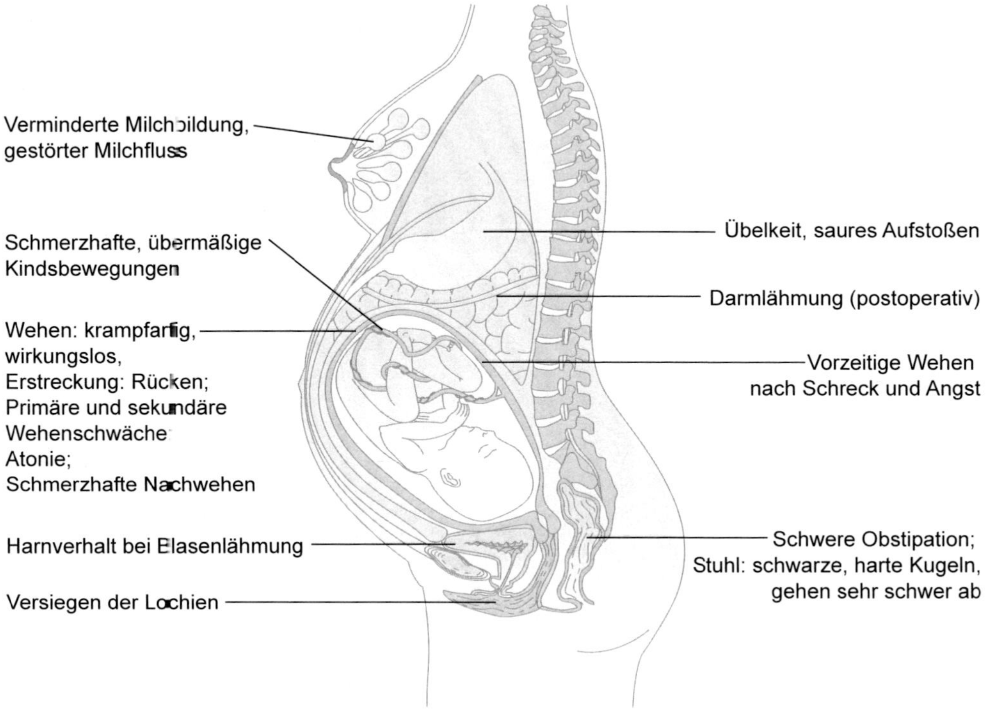

Abb. 18.23a

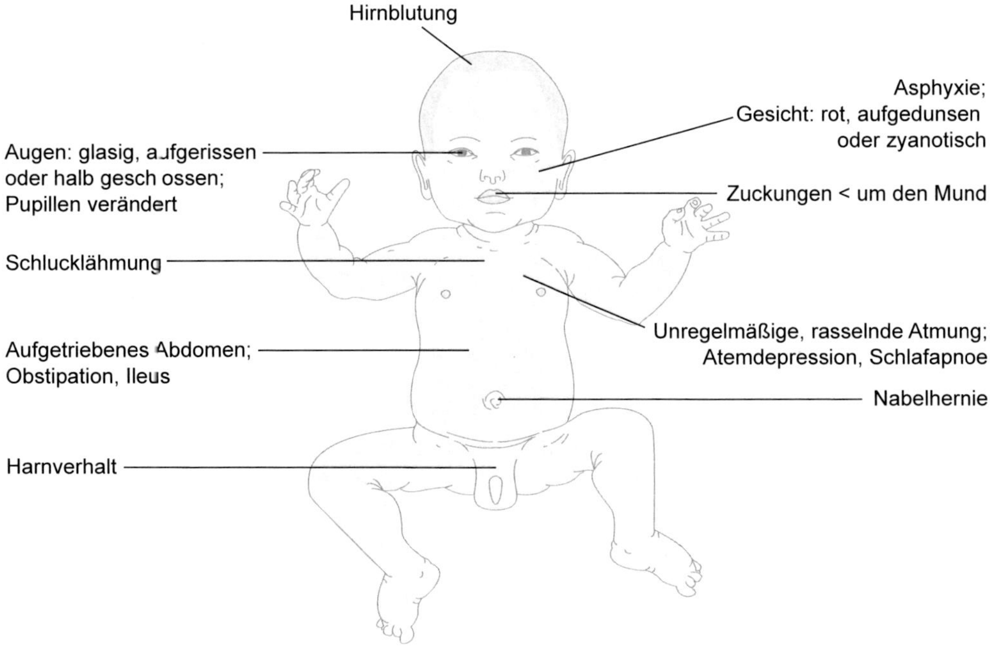

Abb. 18.23b

Wenn gut gewählte Arzneimittel keine Wirkung zeigen und man die Ursache dafür in einer Abstumpfung der Reizempfänglichkeit des Organismus vermutet wird *Opium* als „Reaktionsmittel" eingesetzt. Die *Opium*-Gabe soll dann entweder die Reaktionsbereitschaft des Organismus wieder herstellen, damit eine erneute Gabe des zuvor angezeigten Arzneimittels mit Erfolg gegeben werden kann, oder dem Kranken treten jetzt Beschwerden ins Bewusstsein, die er zuvor aufgrund seines betäubten Zustandes nicht wahrnehmen konnte. Anhand dieser neu aufgetretenen Symptome kann dann ein besser passendes Mittel gefunden werden. Selbstverständlich sollten sich bei dieser Vorgehensweise auch Hinweise auf *Opium* in der Symptomatik zeigen.

Opium ist das Mittel der Wahl, „wenn die Furcht nach einem Schreck bleibt", und folgt daher oft sehr gut auf *Aconitum*.

18.24 Phosphorus (Phos.)

Gelber Phosphor, P

Gelber bzw. weißer Phosphor (griech. phos und pherein: „lichttragend“, da er im Dunkeln leuchtet) ist sehr reaktionsfreudig und kommt in der Natur nur in seinen Verbindungen vor. Bei allen Lebewesen spielen Phosphorverbindungen eine wichtige Rolle bei zentralen Funktionen des Organismus (z. B. Stoffwechselvorgänge, Energiehaushalt der Zelle, Aufbau von Knochen und Zähnen, Säure-Basen-Haushalt).

Grundzüge

Ein besonderer Bezug besteht zu **Nervensystem, Atmungsorganen, Leber, Pankreas, Knochen** und **Blut** sowie zu den **Blutgefäßen**. Charakteristisch ist eine **Blutungsneigung** der Schleimhäute und aller Organe sowie **nervöse Schwäche**, hervorgerufen oder verstärkt durch den **Verlust von Körpersäften.**

- Übermäßige Erregbarkeit des Nervensystems mit Überempfindlichkeit der Sinne, z. B. gegen Licht, Geräusche, Gerüche (neben üblen Gerüchen auch Düfte von Blumen oder Parfüm) und gegen Berührung (sehr kitzlig). Unruhe, ist ständig in Bewegung, kann nicht ruhig sitzen.
- Mitfühlend und sehr beeindruckbar. Hat oft Angst um andere und Schwierigkeiten, sich abzugrenzen.
- Geistig lebhaft und extrovertiert. Begeisterungsfähig. Kreativität, große Vorstellungskraft und rege Phantasien (auch erotischen Inhalts, zeigt sich gerne nackt).
- Unrealistisch, sprunghaft, unzuverlässig. Geht Vorhaben mit großem Enthusiasmus an, kann sie dann aber aufgrund der schnellen Erschöpfbarkeit nicht bis zum Ende durchhalten. Neigt zu Übertreibung bis hin zu Wahnideen (Größenwahn).
- Schreckhaftigkeit und Ängstlichkeit, die oft von Herzklopfen begleitet sind, < in der Dämmerung und im Dunkeln. Furcht vor dem Alleinsein, vor Gespenstern, Gewitter, Krankheit und Tod, vor drohendem Unglück. Die Ängste beruhigen sich durch Zuwendung und Aufmerksamkeit.
- Melancholie, Trostlosigkeit, Gleichgültigkeit gegen alles und jeden. Verzweiflung bis hin zur Suizidneigung. Depressive Stimmung und Fröhlichkeit können einander schnell abwechseln. Muss trotz Traurigkeit unwillkürlich lachen. Krampfhaftes Lachen und Weinen.
- Plötzlicher Eintritt von Schwäche und Erschöpfung durch geringe Anlässe mit Zittern, Benommenheit, Schwindel und Ohnmacht. Jedoch **gute Regenerationsfähigkeit** durch kurzen Schlaf, Ruhephasen oder Essen.
- Frostigkeit mit kalten Händen und Füßen. Hitzewallungen zum Kopf, < Gefühlsregungen. Reichliche, klebrige Nachtschweiße. Anfälligkeit für absteigende Infekte der Atemwege. Kehlkopfentzündung.
- Anämie und Blässe des Gesichtes mit **blauen Ringen** um die Augen. Ödematöse Schwellung im Gesicht, vor allem um die Augen. Schneller Wechsel von Blässe und Röte.
- Ausgeprägte Blutungsneigung aller Organe. **Hellrote Blutungen, akut, heftig und schwallartig.** Kleine Wunden bluten stark. Blaue Flecken bei geringstem Stoß. Gerinnungsstörungen.
- Blutdrang zum Kopf. Aufsteigende Hitze vom Rücken zum Kopf. Hitze und Brennen zwischen den Schulterblättern. Brennen der Hände. Die Blutzirkulation wird durch emotionale Erregung schnell angeregt und führt zu leichtem Erröten.
- Liegen auf der linken Seite verursacht Herzklopfen und Atembeklemmung (muss sich aufsetzten).
- **Leere- und Schwächegefühl** im Magen oder im ganzen Abdomen. Nach der Mahlzeit schnell wieder hungrig. Muss oft essen, da sonst Schwäche, Zittern und Herzklopfen oder Kopfschmerzen auftreten (Neigung zur Hypoglykämie). Nächtliche Hungerattacken.
- Verlangen nach kalten, stark gewürzten, salzigen Speisen, nach Saurem und Schokolade. Verlangen nach kalter Milch, aber Abneigung gegen warme Milch.
- Übelkeit oder Brennen im Magen mit Verlangen nach eiskalten Getränken oder kalten Speisen, welche zunächst bessern, die aber wieder erbrochen werden, sobald sie im Magen warm geworden sind. Großer Durst auf große Mengen eiskalten Wassers, das in großen Mengen getrunken wird.

- Durchfälle, die mit großem Druck herausschießen („wie aus einem Hydranten") und ein großes Schwächegefühl zurücklassen. Blutige Stühle. Verstopfung mit trockenem, zähem, lang geformtem Stuhl (wie Hundekot, Bleistiftstühle).

Modalitäten

Verschlechterung: bei Gewitter, **Wetterwechsel** („menschliches Barometer"), Wind, kaltes Wetter. Liegen auf der linken Seite. Emotionale Erregung und Anspannung. Morgens und abends in der Dämmerung. **Fasten**. Geistige Erschöpfung. Alleinsein.

Besserung: Ruhe und Schlaf (auch kurze Ruhephasen). Essen. Zuwendung, Trost. Streicheln, Reiben.

Schmerzqualität und Empfindungen

Intensives Brennen. Brennende Hitze. Schneidende Schmerzen.

Folge von

Kräftezehrende Ereignisse (z. B. Geburt, Krankheiten, zu schnelles Wachstum). **Verlust von Körpersäften** (z. B. Blutungen, Stillen, Durchfälle). Übermäßige sexuelle Aktivität. Geistige Überanstrengung. Gemütsbewegungen und Emotionen. Kummer, Sorgen, Ärger.

Phosphorus in der Hebammenarbeit

Schwangerschaft

Allgemeine **Neigung zu Blutungen**. Blutungen der Vaginalschleimhaut und der Zervix (z. B. nach Koitus). Nasenbluten oder anhaltend blutiger Nasenschleim. Zahnfleischbluten.

Schwangerschaftsübelkeit mit häufigem saurem Aufstoßen und Sodbrennen nach jedem Essen und saurem Erbrechen. Dabei Leere- oder Schwächegefühl im Abdomen. Ekel vor Wasser, kann kein Wasser trinken, erbricht sich schon beim Anblick von Wasser. Übelkeit < durch Eintauchen der Hände in warmes Wasser, aber Durst auf eiskalte Getränke.

Große Müdigkeit begleitet von **Schwindel**, < morgens, < beim Aufstehen vom Sitzen.

Obstipation mit langen, dünnen, zähen Stühlen, die schwer abzusetzen sind und schleimige Blutauflagerungen zeigen können. Oder es kommt zu erschöpfenden, mit großer Wucht herausschießenden Durchfällen.

Schwäche- oder Leeregefühl im Unterleib. Reichlicher, scharfer, wund machender Fluor. Wässrig oder milchig auch mit Blutbeimengung. Kondylome in der Vagina, die leicht bluten.

Vermehrtes sexuelles Verlangen.

Proteinurie und Ödeme, vor allem **Schwellungen** im Gesicht und **um die Augen**. HELLP-Syndrom. Gelbsucht. Große gelbe Flecken auf Bauch oder Brust. Schwangerschaftsdiabetes.

Geburt

Die Wehen sind quälend, bringen aber keinen Geburtsfortschritt. Schneidende Schmerzen oder Schwäche und Leerheitsgefühl im Abdomen oder im Becken. **Hellrote, schwallartige Blutungen** mit oder nach den Wehen. Starke, gussweise Blutung bei Lösung der Plazenta. Bei HELLP-Syndrom. Drohende Eklampsie, dem Anfall kann eine aufsteigende Hitzeempfindung vom Rücken zum Kopf vorangehen.

Wochenbett

Schwach und kraftlos nach hohem Blutverlust. Schwindel. Nervöse Erschöpfung mit Zittern.

Heftiges sexuelles Verlangen schon frühzeitig im Wochenbett. Schmerzen in der Sakralregion nach der Geburt, beim Stuhlgang kann der Schmerz vom Steißbein über die Wirbelsäule bis zum Scheitel ziehen. Wundheit im Mund bei Stillenden.

Brust und Stillen

Die wunden, rissigen Brustwarzen fühlen sich heiß und brennend an. Schwellung und Entzündung der Brustwarze mit Neigung zur Eiterbildung.

Knoten in der Brust. Die Milch läuft auch außerhalb der Stillmahlzeiten davon. Brustentzündung mit stechenden und schneidenden Schmerzen. Übermäßige Schwellung der betroffenen Mamma

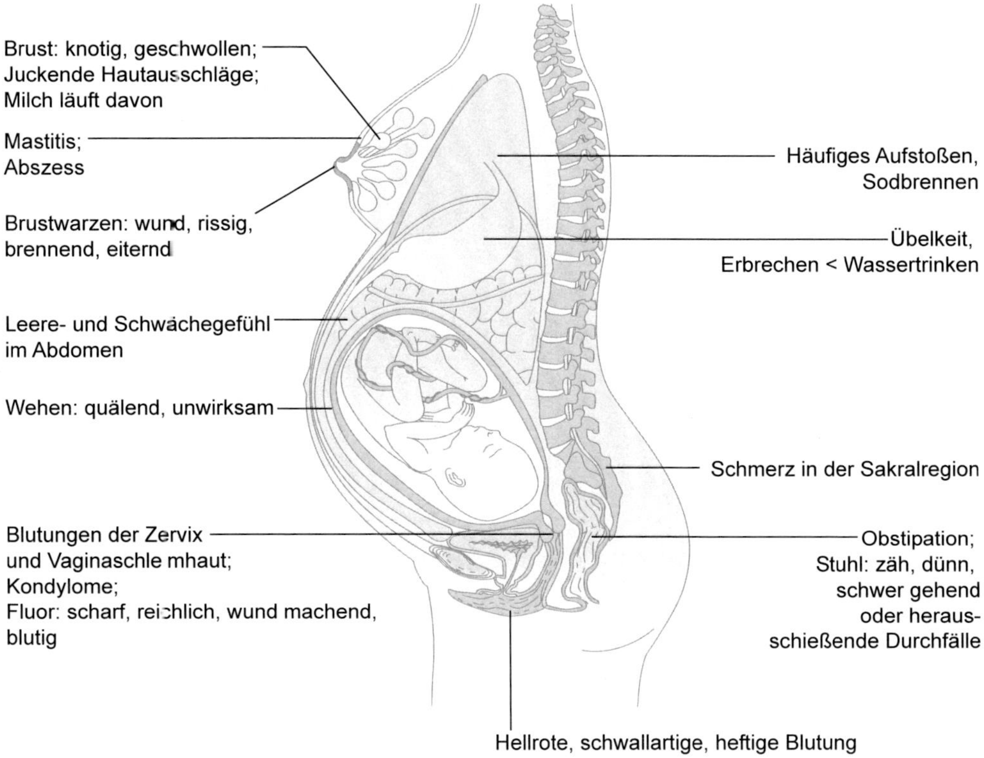

Abb. 18.24a

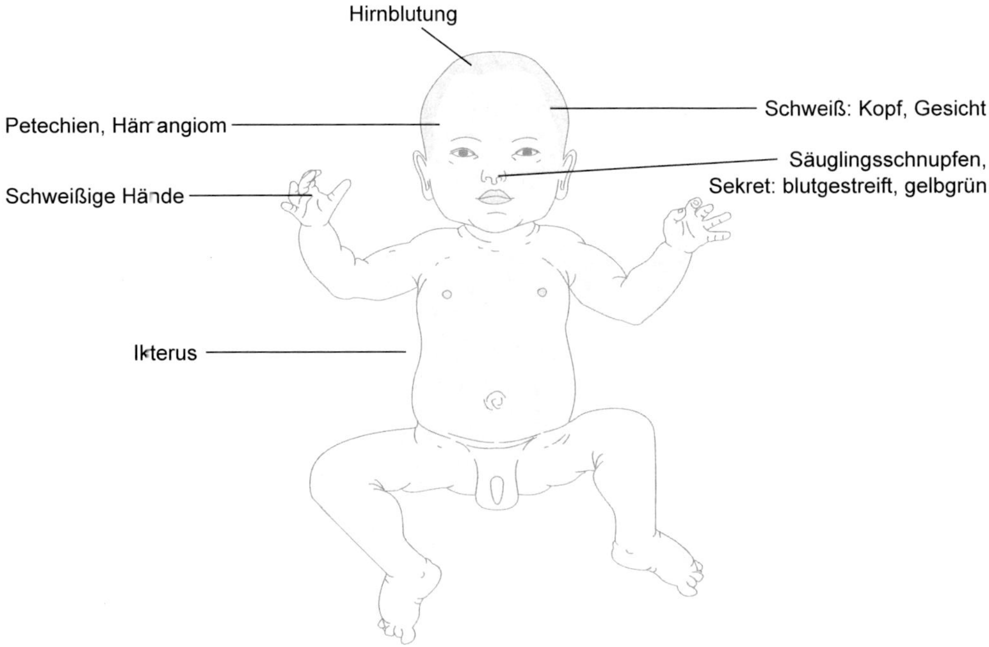

Abb. 18.24b

18

mit Verhärtung, livider Verfärbung und großer Berührungsempfindlichkeit. Drohende Abszessbildung. Begleitet von Fieber und ausgeprägten, klebrigen Nachtschweißen.

Hautausschläge (Erysipel) der Mammae. Jucken der Brust. Schmerzen unter der linken Mamma.

Das Stillen verursacht große Schwäche und Erschöpfung. Vaginale Blutungen während der Stillzeit.

Das Neugeborene

Das Kind wirkt kontaktfreudig und wird schnell ängstlich, wenn man es allein lässt. Neigung zur Hypoglykämie, will häufig und in kurzen Abständen trinken. Mager trotz guten Appetits, dabei lebhaft und bewegungsfreudig mit regem Interesse an der Umwelt. Schläft schlecht ein und wacht früh wieder auf. Will nicht im Dunkeln und allein schlafen.

Schweiß auf dem Kopf, im Gesicht und an den Innenflächen der Hände. Rachitisneigung. Säuglingsschnupfen mit blutgestreiftem grün-gelbem Sekret.

Generelle Blutungsneigung, Störungen der Blutgerinnung (M. haemorrhagicus neonatorum). Petechien, Hämangiome und Naevi. Hirnblutung.

Ein zarter, feingliedriger Körperbau und lange seidige Wimpern können ein weiterer Hinweis auf das Mittel sein. Später fallen die Kinder durch eine rasche Entwicklung, frühes Zahnen und eine Neigung zu Bronchitiden auf.

Anmerkungen

Phosphorus findet häufiger Anwendung bei Menschen von zartem Wuchs mit heller, durchscheinender Haut, Sommersprossen, hellen (roten) Haaren und langen, seidigen Wimpern. Vorrangig für die Mittelwahl müssen jedoch immer die vorliegenden Symptome sein und nicht der Typus.

Neben *China* ist *Phosphorus* eines der wichtigsten Mittel bei Schwächezuständen, die durch den Verlust von Körpersäften verursacht wurden. Beide Arzneien sind daher im Wochenbett immer wieder angezeigt. Ein hilfreiches Merkmal bei der Abgrenzung der beiden Mittel ist die schnelle Regeneration durch Ruhe, Schlaf und Essen bei *Phosphorus*, während *China* durch diese Maßnahmen keine Besserung erfährt. *Phosphorus* kann *China* gut ergänzen und umgekehrt. Von einer *Phosphorus*-Gabe vor oder nach *Causticum* wird im Allgemeinen abgeraten, da ungünstige Wirkungen beobachtet wurden.

18.25 Phytolacca (Phyt.)

Amerikanische Kermesbeere, Phytolacca decandra, HAB: Phytolacca americana

Die Kermesbeere ist ursprünglich in Nordamerika heimisch. Als Ausgangssubstanz für die Herstellung des homöopathischen Arzneimittels findet die Tinktur der im Herbst gesammelten Wurzel Verwendung.

Grundzüge

Phytolacca hat eine besondere Affinität zu den **Lymphknoten**, den **Mammae** und den **Tonsillen** sowie zu den **Sehnen, Gelenken, Muskeln** und zum **Periost.**

- Düstere Stimmung, nervöse Übererregbarkeit. Gleichgültigkeit gegenüber dem Leben; Gleichgültigkeit gegenüber Entblößen des Körpers und Nacktsein.
- Große Erschöpfung. Schwindel oder Ohnmacht beim Aufrichten.
- Kongestive Kopfschmerzen. Hitze am Kopf bei kalten Extremitäten. Abgeschlagenheit des ganzen Körpers mit Gliederschmerzen.
- Gesicht erhitzt und rot oder bleich und eingefallen. Gelbliche Farbe mit Ringen um die Augen. Die Augen tränen.
- Große Neigung, die Zähne aufeinander zu beißen (v. a. während der Zahnung). Zungenspitze feuerrot, Trockenheit im Mund, die Zungenwurzel fühlt sich schmerzhaft an, wie verbrannt < Schlucken. Vermehrt zäher Speichel.
- Entzündung und Schwellung des Halses, dunkelrot bis bläulich rot mit weißen Belägen und heftigem Schmerz, der beim Schlucken bis in die Ohren zieht. Kann nichts Heißes schlucken > kalte Flüssigkeiten. Gefühl einer heißen Kugel und großer Trockenheit im Hals. Drüsen am Kieferwinkel geschwollen.
- Schmerzhafte Magen- und Lebergegend. Heftiges Erbrechen mit Würgen. Durchfall schleimig, grün, blutig.
- Steifer Nacken, der Arm ist taub und pelzig. Heftige Schmerzen jagen den Rücken hinauf und hinunter. Gliederschmerzen am ganzen Körper < nachts. Periostschmerz. Schmerzen an den Schienbeinen.
- Die Ausscheidungen sind mit Schleimfetzen vermengt (Stuhl, Menses, Muttermilch).
- Hohes Fieber abwechselnd mit Frösteln. Hitze und Röte am Kopf/im Gesicht, dabei Kälte der Extremitäten.

Modalitäten

Verschlechterung: nachts, beim Aufstehen vom Liegen. Bewegung, Erschütterung. Feuchtkaltes Wetter, Wetterumschwung. Rechte Seite.

Besserung: Ruhe, Liegen auf dem Abdomen, linke Seitenlage. Trockenes Wetter.

Schmerzqualität und Empfindungen

Der Schmerz ist drückend (wie von einem Gewicht) oder wund, scharf und lanzinierend (wie elektrische Schläge). Die Schmerzen kommen und gehen plötzlich und wechseln den Ort. Zerschlagenes, wundes und lahmes Gefühl am ganzen Körper.

Folge von

Quecksilbervergiftung. Gonorrhoe. Kalte Nässe. Aufregung.

Phytolacca in der Hebammenarbeit

Brust und Stillen

Die Brustwarzen sind rissig, wund und sehr empfindlich. Die **Schmerzen** erstrecken sich beim Stillen von der Brustwarze **über den gesamten Körper** bis in entfernte Körperteile.

Heftiger Schmerz, sobald die Milch einschießt > Druck mit den Händen, wobei die Milch herausfließt. Die Brust ist gespannt und voll, und die Milch fließt in großen Mengen von selbst aus.

Milchstau mit schmerzhafter, harter Schwellung. Die Brust fühlt sich schwer an. Persistierender, schmerzhafter Milchstau, der weder in eine Entzündung übergeht, noch abklingt.

Mastitis mit Rötung der betroffenen Stelle und harten, empfindlichen Knoten in der ansonsten weichen Brust, begleitet von **Lymphknotenschwellungen** (v. a. unter der Achsel), von Fieber und von heftigen **Glieder- oder Rückenschmerzen**, vor allem im Nacken, der sich steif anfühlt. Nach Untersuchung der Brust wird diese nicht wieder bedeckt sondern bleibt aus **Gleichgültigkeit gegenüber dem Nacktsein** die ganze Zeit entblößt.

Milchmangel bis hin zum Versiegen der Milch oder übermäßige Milchbildung.

Wenn „alles auf die Brust schlägt" (z. B. Erkältung, Aufregung, Kummer) und sich dann Zeichen einer Mastitis oder eines Milchstaus ohne ausgeprägte charakteristische Symptome zeigen. Die Milch ist käsig, dick und fadenziehend.

Abszess der Mamma und Neigung zu früher Eiterung mit jauchig stinkendem Eiter.

Fisteln mit eitrigem Sekret.

Probleme durch **alte Narben** in den Brüsten, besonders wenn diese den Milchfluss erschweren. Die Brust bleibt auch nach dem Abstillen weiterhin hart und empfindlich.

Anmerkungen

Phytolacca ist eine tief- und lange Zeit wirkende Arznei. Traditionell fand sie vor allem bei der Behandlung von Rheuma Verwendung. Da die Pflanze giftig ist, führte die Anwendung nicht selten zu heftigen Nebenwirkungen und Vergiftungserscheinungen. Am häufigsten kommt es dabei zu Erbrechen, schmerzhaften Magenbeschwerden, Durchfall und Krämpfen.

Die Arznei folgt gut auf *Belladonna* und *Bryonia*, wenn Symptome nach einer Mastitis bestehen bleiben.

Phytolacca hat viele Symptome mit *Mercurius* gemeinsam. Es wurde deshalb auch als pflanzliches

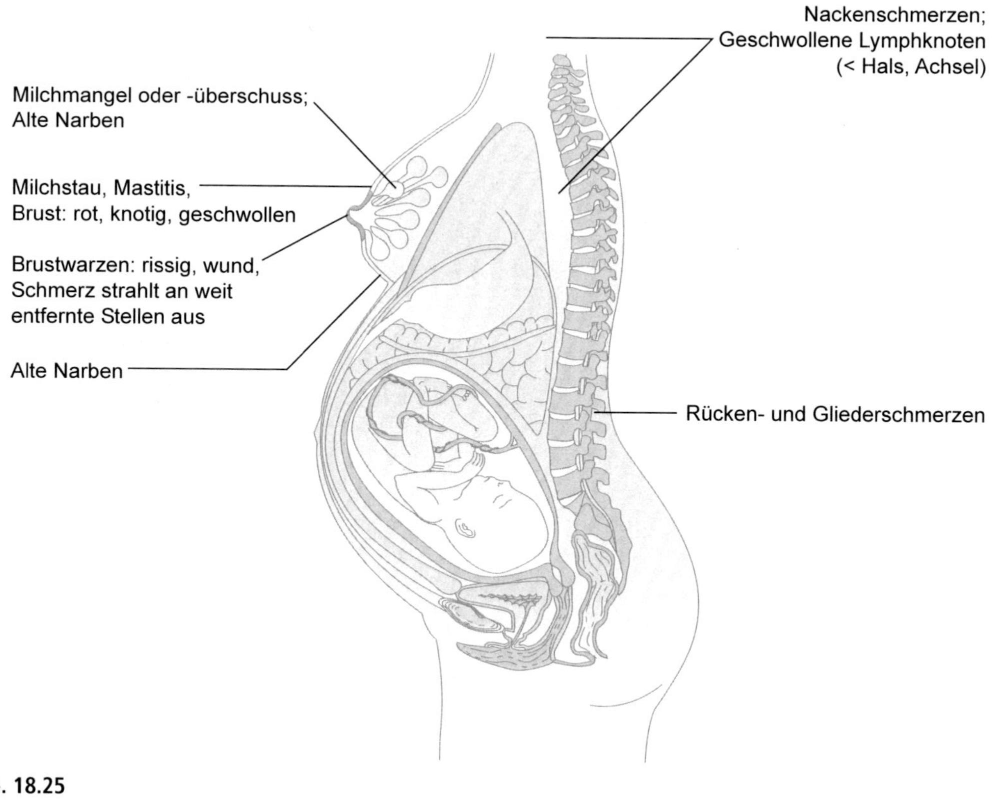

Abb. 18.25

Quecksilber bezeichnet, ist ein wichtiges *Mercurius*-Antidot und hat sich bei Folgen von Quecksilbermissbrauch bewährt.

In niedrigen Potenzen (D 4) wird *Phytolacca* zur Unterstützung des Abstillens oder zur Reduzierung der Milchmenge eingesetzt. Dies entspricht dann eher einer phytotherapeutischen Anwendung der Arznei. Bei der Einnahme über längere Zeit muss die Möglichkeit einer unfreiwilligen Arzneimittelprüfung in Betracht gezogen und mögliche Reaktionen beobachtet werden.

18.26 Pulsatilla (Puls.)

Küchenschelle, Pulsatille, Anemone pratensis, HAB: Pulsatilla pratensis

Die Pulsatille ist in Europa heimisch und wächst in kleinen Gruppen an sonnigen oder schattigen Standorten auf kalkhaltigem, trockenen Boden. Die Arznei wird aus der ganzen, frischen Pflanze zur Zeit der Blüte hergestellt.

Grundzüge

Pulsatilla wirkt besonders auf das **Gemüt**, den **Urogenitalbereich**, die **Venen** und die **Schleimhäute**. Besonders charakteristisch sind die **Wechselhaftigkeit** der Symptome einschließlich des **Gemüts**, die **Unverträglichkeit von Wärme** und die **rahmartigen, gelb-grünen Absonderungen** der Schleimhäute.

- Sanft, nachgiebig und freundlich. Anpassungsfähig und leicht beeinflussbar. Herzlich, sucht die Sympathie der Mitmenschen. Keine ausgeprägte Willenskraft, arrangiert sich mit den Umständen. Unentschlossen und phlegmatisch.
- **Wechselhaftes Gemüt**. Weinen und Lachen in raschem Wechsel. Wechselnde Wünsche, launisch und flatterhaft. Empfindlich, schnell beleidigt. Weint beim Erzählen der Symptome. Hypochondrisch.
- Verzagtheit und Traurigkeit, **durch Trost rasch gebessert. Gefühl, verlassen zu sein** < nachts im Bett. Verlangen nach Gesellschaft. Hat Angst vor dem Alleinsein, der Dunkelheit und vor Gespenstern. Depressive Verstimmung in hormonellen Umbruchsituationen.
- Veränderliche und sich widersprechende Symptome: Entweder die Symptome treten nur auf einer Seite auf (z. B. einseitige Schweiße oder Röte) oder sie wechseln ständig den Ort (z. B. Schmerzen, Schwellung).
- Kann keine Wärme ertragen und **braucht immer frische Luft**, selbst bei Frostigkeit mit kalten Händen und Füßen. Hitzewallungen zum Kopf < Aufenthalt in warmen Räumen und im Bett. Heiße Füße < nachts, werden aus dem Bett gestreckt.
- **Atemnot schon bei geringer Anstrengung**. Vasomotorische Instabilität. Orthostatische Dysregulation. **Schwindel und Ohnmacht.** Venöse Stase. Varizen.
- Neigung zu Erkältung der Ohren (akute und chronische Otitis media < nachts, Wärme, > Kühlen) und der Luftwege (Schnupfen, Bronchitis). Entzündungen der Augen (Bindehaut, Tränengang, Lidrand). Gerstenkörner (v. a. am oberen Augenlid).
- **Katarrhe der Schleimhäute** (Atemwege, Ohren, Augen, Urogenitalbereich). Die Absonderungen der Schleimhäute sind reichlich, mild, gelb-grün und rahmartig.
- **Durstlosigkeit** trotz trockener Zunge und trockener Lippen.
- Verlangen nach sauren Dingen und Speisen, die nicht vertragen werden, wie z. B. fettes Schweinefleisch, schwer Verdauliches oder Eiscreme; manchmal auch Abneigung dagegen. Magenbeschwerden nach Überessen. Schweregefühl wie von einem Stein.
- Stühle von ständig wechselnder Konsistenz. Kolikschmerzen mit wässrigen, schleimigen grünen Durchfällen. Hämorrhoiden.
- Unregelmäßiger, verlängerter Zyklus und spärliche Blutung. Dysmenorrhoe. Passive, dunkle Blutungen, die leicht gerinnen und Farbe und Konsistenz wechseln. Empfindliche, geschwollene Brust vor den Menses. Milchbildung außerhalb von Schwangerschaft und Stillzeit.

Modalitäten

Verschlechterung: warme Luft, warmes Zimmer, Bettwärme. Abends, in der Dämmerung. Liegen. Zu Beginn der Bewegung. Nach dem Essen schwerer, fetter Speisen. In hormonellen Umbruchsituationen, z. B. **Schwangerschaft, Wochenbett**, Menses. Übermäßige Einnahme von Eisenpräparaten, starker Teegenuss.

Besserung: im Freien. Sanfte Bewegung. **Nach ausgiebigem Weinen**. Kalte Speisen und Getränke. Kalte Anwendungen, kaltes Baden, Entblößen, Aufdecken. Äußerer Druck, Reiben. Aufrechte Haltung. Aufmerksamkeit und Trost.

Schmerzqualität und Empfindungen

Brennende und stechende Schmerzen. Der Schmerzen (und andere Symptome) steigert sich allmählich und bricht plötzlich wieder ab. **Einseitige oder wandernde Schmerzen.** Partielle Schwere- und Taubheitsempfindungen. Pulsieren durch den ganzen Körper.

Folge von

Emotionale Erschütterung, Verlust nahestehender Personen, Kummer, Enttäuschung, Eifersucht. Durchnässung (v. a. Nasswerden der Füße). Fettes Essen. Unterdrückung, vor allem von Absonderungen. Eisenmissbrauch.

Pulsatilla in der Hebammenarbeit

Schwangerschaft

Besonderes Wohlbefinden in der Schwangerschaft, gleichzeitig aber auch schnell aus dem emotionalen Gleichgewicht zu bringen mit raschem Wechsel der Stimmungen. **Weinerlich** und ängstlich, besonders wenn der Geburtstermin näherrückt. Leidet unter einem **Gefühl der Verlassenheit** und fühlt sich möglicherweise grundlos durch den Partner abgelehnt.

Drohender Abort mit wehenartigen Schmerzen. Die Beschaffenheit des abgehenden Blutes ist wechselhaft, die Blutung setzt abwechselnd ein und hört wieder auf.

Übelkeit mit schmutzig weiß belegter Zunge. Zäher Schleim und übler Geschmack im Mund mit Brechreiz < morgens, mit dem Bedürfnis den Mund intensiv auszuspülen. Starker Mundgeruch. Verlust des Geschmacks- und Geruchssinns. Speisen schmecken bitter. Mundtrockenheit ohne Durst. Gefühl von Schwere oder Pulsieren im Magen. Verlangen nach kalten Speisen und Getränken und Besserung dadurch. Unverträglichkeit von fetten, schweren Speisen. Häufiges, bitteres Aufstoßen. Sodbrennen < Hinlegen. Neigung zu verstärkter Gewichtszunahme, Adipositas.

Wässriger Durchfall < nachts oder hartnäckige Verstopfung. Beide Zustände können sich abwechseln. Hämorrhoiden, die beim Stuhlgang bluten.

Scheidenentzündung und rahmartiger, gelber, milder oder auch brennend scharfer Ausfluss.

Kollapsneigung und Schwindel < Bücken, Sitzen und Aufwärtssehen. Atembeklemmung bei geringer Anstrengung.

Großflächige Besenreiser. Ausgeprägte, manchmal schmerzhafte Varizen an den Extremitäten und an der Vulva. Phlebitis.

Häufiger und verstärkter Harndrang < im Liegen. Harnabgang beim Husten und Lachen. Unwillkürlicher Harnabgang auch nachts. Neigung zu Zystitis (verschlechtert oder ausgelöst durch kalte, nasse Füße) mit Brennen während und nach dem Wasserlassen. Nach der Miktion krampfender Schmerz in der Blase und im Blasenhals, der sich ins Becken und in die Oberschenkel erstreckt.

Kreuzschmerzen < abends, Stehen, Sitzen, ruhiges Liegen in der Bettwärme, > Umhergehen, Rückwärtsbeugen. Kann nachts keine gute Lage finden und wechselt dauernd die Stellung.

Fehllagen des Kindes, Übertragung.

Geburt

Angst und Weinerlichkeit > Trost. Sucht Unterstützung und Anteilnahme, möchte nicht alleingelassen werden.

Primäre und sekundäre Wehenschwäche, Blasensprung ohne Wehen. Erfolglose, schwache Wehen, die eine große Unregelmäßigkeit bezüglich Abstand, Intensität und Dauer zeigen und schließlich aufhören. Heftiges Druckgefühl im Kreuzbein (wie von einem Stein) und Spannungsgefühl in den Oberschenkeln. Während der Wehen Druckgefühl nach unten, im Liegen stärker als im Stehen oder Sitzen, oder die Wehen erstrecken sich in die Magenregion und lösen Übelkeit und Erbrechen aus.

Ruhelosigkeit, wechselt häufig die Stellung oder muss herumgehen. Atembeklemmung bei jeder Wehe < im Liegen, der Oberkörper muss immer erhöht sein. **Erstickungsgefühl und Ohnmachtsneigung** mit Herzklopfen < Aufenthalt in engen, warmen Räumen, > frische Luft. Verlangt nach frischer Luft, auch wenn sie fröstelt. Kalte Haut, blasses Gesicht, oder Röte, Hitze oder Schweiße nur auf einer Seite.

Das Kind wechselt unter der Geburt wiederholt die Haltung oder Stellung.

Plazentaretention aufgrund ausbleibender Nachwehen, manchmal auch wegen Spasmus des Muttermundes. Verstärkte Nachblutung oder alternierende Blutung bei schlecht kontrahierter Gebärmutter.

Wochenbett

Durch Kummer ausgelöste Beschwerden. **Babyblues. Weinen während des Stillens**. Eifersüchtig auf die Aufmerksamkeit, die das Kind von allen Seiten erfährt. Nachwehen dauern zu lange und sind heftig < am Abend, oder die Rückbildung ist verzögert bei atonischer Gebärmutter. Die Lochien lassen nach oder hören ganz auf. Der Wochenfluss stockt und fließt abwechselnd. Bei plötzlichem Ausbleiben der Milch (durch Kummer) werden die Lochien milchig.

Brust und Stillen

Schwellung der Mammae. Während des Stillens erstrecken sich die Schmerzen bis zu den Muskeln der Brust, des Nackens, der Schulter, zur Achsel und die Arme hinunter, dabei wechseln sie oft die Stelle und springen hin und her. Muss beim Anlegen jedes Mal weinen.

Milchüberschuss oder Milchmangel ohne ersichtlichen Grund. Die Milch sieht dünn und wässrig aus und bleibt plötzlich weg.

Milchstau oder Mastitis durch emotionale Angegriffenheit.

Wenn nach einer Mastitis mit Rückgang der Milchmenge die Milchbildung nicht wieder richtig in Gang kommt oder Knoten zurückbleiben.

Nach dem Abstillen schwellen die Mammae an und fühlen sich ausgedehnt, gespannt und wund an. Es wird weiterhin Milch gebildet, die ausfließt.

Unterstützt das primäre und ebenso das sekundäre Abstillen.

Das Neugeborene

Kinder mit Übertragungszeichen. Das Kind hat das **Bedürfnis nach viel Körperkontakt** und möchte langsam herumgetragen werden. Es wirkt ängstlich, sobald man es ablegt oder das Zimmer verlässt. Die Beschwerden und die Bedürfnisse können oft und schnell wechseln.

Säuglingsschnupfen oder **Schmierauge** schon gleich nach der Geburt, in beiden Fällen mit **reichlicher, gelb-grüner, dicker Absonderung**. Die Augen sind beim Erwachen verklebt, und im Freien tritt vermehrter Tränenfluss auf, besonders bei Wind. Der Schnupfen ist < im warmen Zimmer und abends, > im Freien. Niesen im warmen Zimmer. Manchmal bilden sich auch harte gelbe Krusten in der Nase.

Häufiges, saures Aufstoßen und anhaltender Schluckauf nach dem Stillen, selbst während des Schlafens.

Harnverhalt nach der Geburt. Frühkindliche Harnwegsinfektion und Mittelohrentzündungen. Hydrocele testis.

Die Beschaffenheit des Stuhls ist wechselhaft. Schmerzhafte Koliken zwingen zum Zusammenkrümmen.

Anmerkungen

Die Essenz der frischen Pflanze wurde früher zur Auslösung von Aborten angewendet. In der Frühschwangerschaft sollten daher keine Tiefpotenzen angewendet werden.

Pulsatilla ist eine Arznei, die aufgrund ihres engen Bezugs zu hormonellen Umbruchsituationen in der Hebammenarbeit eine wichtige Rolle spielt und bei den unterschiedlichsten Beschwerden zum Einsatz kommen kann. Orientiert man sich bei der Mittelwahl nur am Vorliegen des „klassischen Pulsatilla-Typs" (rötlich blondes Haar, blaue Augen, blasses Gesicht und rundliche weibliche Körperform), wird man zwangsläufig viele Fälle übersehen, in denen *Pulsatilla* ebenso angezeigt ist, auch wenn der „Typ" nicht dem Klischee entspricht.

Silicea gilt als chronische Entsprechung, *Kalium sulfuricum* als mineralische Entsprechung zu *Pulsatilla*. Beide Mittel können die Wirkung von *Pulsatilla* gut ergänzen, vor allem *Silicea* ist ein bewährtes Folgemittel.

Sulfur und *Pulsatilla* können sich besonders in der Schwangerschaft gut ergänzen und folgen daher gut aufeinander.

Bei Beschwerden von Varizen ist eine Abgrenzung von *Pulsatilla* gegen *Hamamelis* oft hilfreich.

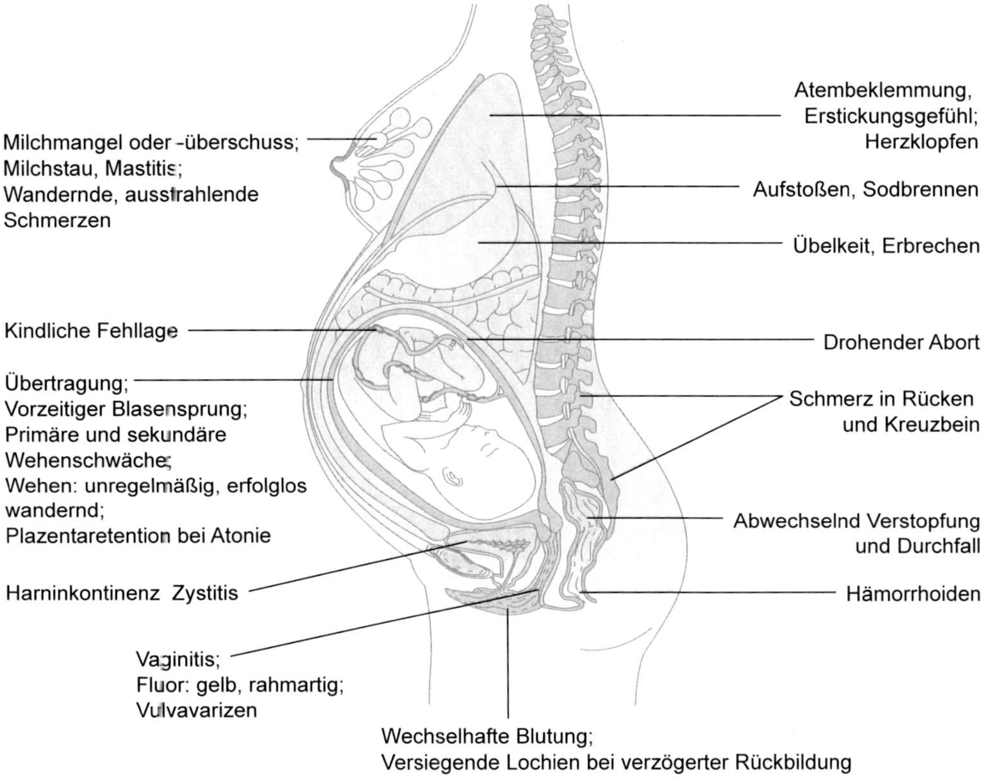

Abb. 18.26a

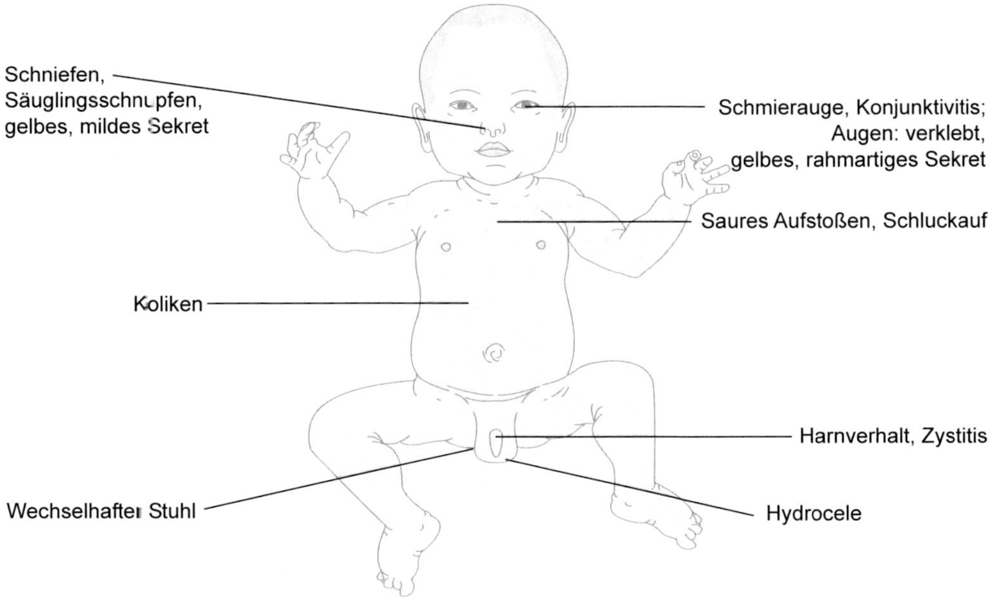

Abb. 18.26b

18.27 Rhus toxicodendron (Rhus-t.)

Giftsumach, Wurzelsumach. HAB: Toxicodendron quercifolium

Die Pflanze ist ursprünglich in Nordamerika und Ostasien heimisch aber inzwischen in Europa als Zierstrauch weit verbreitet. Zur Herstellung der Arznei werden die frischen Blätter verwendet.

Grundzüge

Die Hauptwirkung betrifft die **Haut** und **Schleimhäute**, sowie **Bänder**, **Gelenke** und die **Muskulatur**. Besonders charakteristisch für die Arznei sind **Ruhelosigkeit, Empfindlichkeit auf kalte Nässe**, Folgen von **Überanstrengung** und die Besserung vieler Beschwerden durch **fortgesetzte Bewegung.**

- **Große Ruhelosigkeit** und heftiger Bewegungsdrang, wälzt sich ständig im Bett umher und kann die Beine nicht ruhig halten.
- Benommenheit und geistige Verwirrung. Traurigkeit und Weinen mit einem Gefühl der Hilflosigkeit. Ängstlichkeit, die sich während der Nacht so verschlimmert, dass man aufstehen und umhergehen muss. Angst vor drohendem Unglück (z. B. Krankheit, geschäftlicher Misserfolg, vergiftet zu werden).
- Schwäche, Muskelkater und Lähmungserscheinungen **nach Überanstrengung, Überlastung** der Muskeln, der Bänder, der Sehnen, der Gelenke und des Bindegewebes.
- Wichtigstes Mittel bei Lumbago (neben *Bryonia*). Die ansonsten zentrale Modalität „besser durch fortgesetzte Bewegung" tritt in diesem Fall nicht immer auf.
- Wundheitsgefühl im Rücken, Gefühl als wolle der Rücken zerbrechen. Gebessert durch Liegen auf einer harten Unterlage oder mit untergeschobenem Kissen. Schmerzen zwischen den Schulterblättern und im Nacken.
- **Empfindlichkeit gegen frische Luft**. Erkältet sich leicht durch die geringste Entblößung. Dies führt zu Infektionen vor allem der oberen Luftwege mit Fieber. Die Lymphknoten sind geschwollen und verhärtet (wichtiges Grippemittel).
- Ausschläge, die mit **Blasen- oder Quaddelbildung** einhergehen (Herpesbläschen). Erysipelartige Schwellung der Haut mit Jucken, Brennen und Stechen, die durch Kratzen nicht gebessert werden. Feuchte und eitrige Hautausschläge. Furunkel und Abszesse. Strikturen nach Entzündungen.
- Die Schleimhautabsonderungen sind scharf, ätzend, und modrig riechend.
- Trockene, belegte Zunge mit roter, dreieckiger Spitze; fühlt sich wund an. Mundtrockenheit mit großem Durst auf kalte Getränke die aber nicht gut vertragen werden.

Modalitäten

Verschlechterung: In der Ruhe, zu Beginn der Bewegung. Kälte, **feuchtkaltes Wetter, Zugluft**, Sturm. Nachts (< nach Mitternacht). Linke Seite.

Besserung: Bei **fortgesetzter Bewegung**. Reiben, Kneten, Ausstrecken der Glieder. **Wärme**, warmes Einhüllen, warmes Bad. Durch Schweißausbruch.

Schmerzqualität und Empfindungen

Die Schmerzen sind reißend, schießend oder stechend. Ein **Gefühl wie steif oder wie gelähmt** in den Gliedern. Taubheitsempfindungen. Brennen und Jucken der Haut.

Schmerzen auf der Knochenhaut als würde der Knochen geschabt.

Folge von

Überanstrengung, Verrenkung sowie **Zerrung**. Überdehnung des Bewegungsapparates. Liegen auf feuchtem Boden. Auskühlung bei vorausgegangener Erhitzung. **Verkühlung nach Durchnässung**.

Rhus toxicodendron in der Hebammenarbeit

Schwangerschaft

Vaginale Blutung bis hin zu drohender Frühgeburt als Folge von Verheben und Hochlangen oder Verrenkungen und Zerrungen die entstehen, wenn man sich bei einem drohenden Sturz gerade noch abfangen und irgendwo halten konnte.

Lumbago. Ischialgie mit Schmerzen die die Rückseite der Oberschenkel hinunterziehen. Krämpfe in den Beinen > Gehen.

Schmerzhafte Steifigkeit im Rücken, fühlt sich wie zerschlagen.

Fauliger Geschmack im Mund beim Essen, nach dem ersten Bissen. Appetitlosigkeit.

Wochenbett

Erschöpfung und Kraftlosigkeit. Der ganze Körper und besonders der Uterus fühlen sich nach der Geburt wie wund und gequetscht an. **Verrenkungen, Zerrungen** oder **partielle Überanstrengung** einzelner Körperteile durch ungünstige Haltungen oder Lagerung während der Geburt, ebenso wie Folgen von Durchnässung und nachfolgender Unterkühlung (steigt aus der Badewanne und geht über den kalten Flur …).

Nachwehen < nachts mit großer Ruhelosigkeit. Der Wochenfluss dauert zu lange oder kehrt immer wieder zurück und ist dabei sehr erschöpfend. Die Lochien sind übel riechend, jauchig und dünn. Endometritis mit schießenden Schmerzen durch die Gebärmutter oder vom Rektum nach oben begleitet von berstenden Kopfschmerzen oder ein Gefühl wie „Schwappen" im Gehirn.

Uterusprolaps nach der Entbindung, ausgelöst oder verschlimmert durch Anstrengung oder Verheben. Die Gebärmutter liegt so tief unten im Becken, dass das Gehen dadurch behindert scheint.

Harnverhalt oder häufige und schmerzhafte Miktion.

Die Beine sind lahm oder fühlen sich lahm an. Taubheitsgefühl bis hin zur Halbseitenlähmung von der Hüfte abwärts zu den Füßen, besonders infolge einer operativen Entbindung (Forceps) oder einer schwierigen Geburt.

Steißbeinschmerzen, die in die Oberschenkel ausstrahlen.

Brust und Stillen

Schwellung der Brust mit Entzündungsstreifen und Fieber durch Erkältung, durch feuchte Verkühlung oder Zugluft.

Bei gänzlich fehlendem Appetit geht die Milchmenge stark zurück.

Axillarabszess nach der Entbindung.

Das Neugeborene

Schiefhals, Haltungsasymmetrie (mit Verhärtung oder Verkürzung der Nackenmuskeln) oder **Hemiparese** infolge einer erschwerten Entwicklung oder operativen Entbindung. **Kongenitale Hüftluxation**. Das Kind zeigt eine große Unruhe und ist immer in Bewegung.

Tränenkanalstriktur. Die Lider sind ödematös, rot und geschwollen.

Das Auge ist verklebt und wenn es geöffnet wird tränt es heftig. Die Augen sind empfindlich und lichtscheu.

Zieht die Beine an bei Bauchschmerzen, > warme Anwendungen und schnelles Herumtragen.

Ausgeprägte **Neugeborenenakne mit großen Pusteln**. Juckende Hautausschläge, feucht, eitrig und übel riechend. Milchschorf, der die Haare „wegfrisst". Geschwüre um den Nabel.

Begleitender Einsatz bei Staphylodermien und Herpes neonatorum.

Anmerkungen

Die ganze Pflanze führt einen stark hautreizenden weißen Milchsaft, der an der Luft schwarz wird. Bei empfindlichen Personen kann die Berührung des Milchsaftes oder bereits der haarigen Blätter der Pflanze stark juckende oder brennende Hautausschläge verursachen.

Rhus toxicodendron kann in manchen Fällen die Wirkung von *Bryonia* ergänzen und folgt oft gut auf *Arnica*. Als eine bewährte Mittelfolge gilt: *Arnica – Rhus toxicodendron – Calcium carbonicum.*

Rhus toxicodendron weist ebenso wie *Arnica* viele Ähnlichkeiten zu *Bellis perennis* auf. Findet man *Rhus toxicodendron* oder *Arnica* an erster Stelle einer Repertorisation, sollte man auch immer an *Bellis perennis* denken, da dieses in den Repertorien unterrepräsentiert ist und bei Repertorisationen selten in Erscheinung tritt.

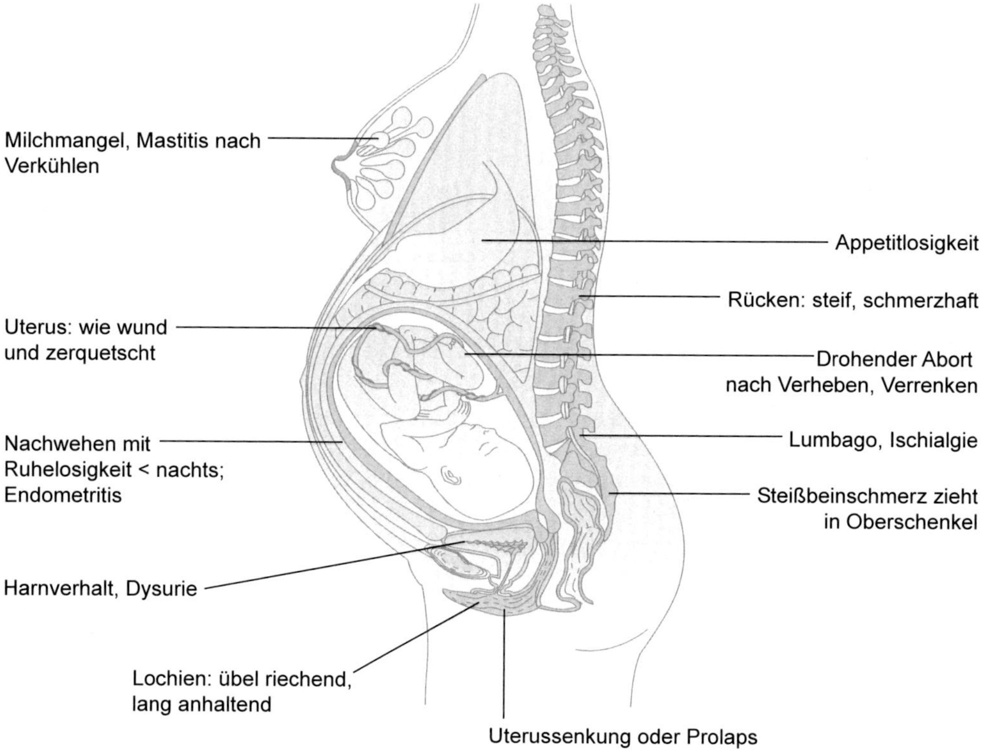

Abb. 18.27a

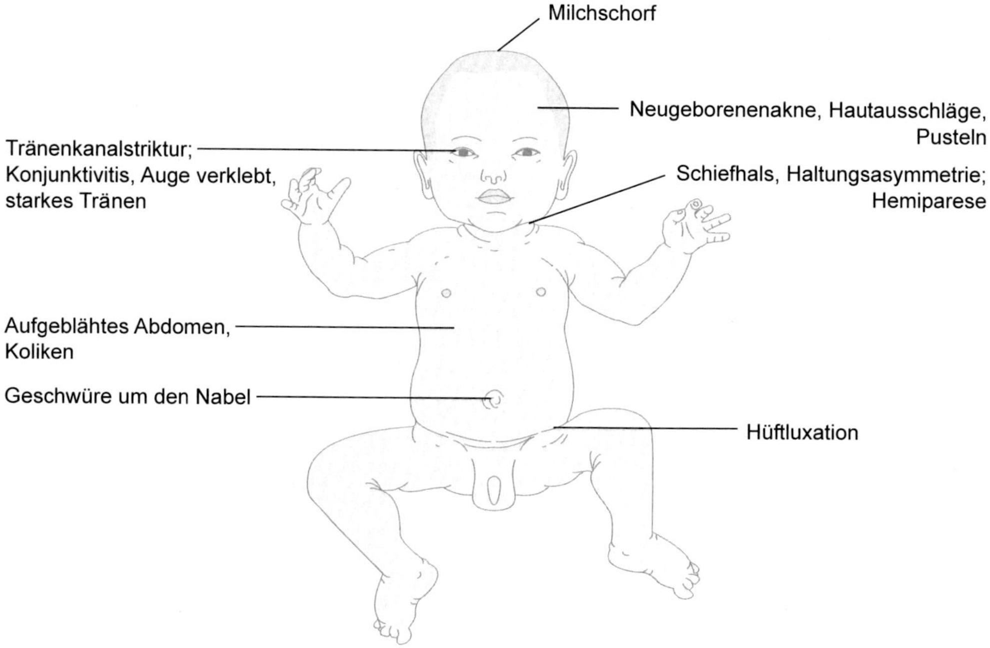

Abb. 18.27b

18.28 Sepia (Sep.)

Tintenfisch, HAB: Sepia officinalis

Die Arznei wird aus dem Sekret der Tintendrüse des Tintenfisches hergestellt. Vorkommen im Mittelmeer, in der Nordsee und im Atlantischen Ozean.

Grundzüge

Viele Beschwerden von Menschen im *Sepia*-Zustand resultieren aus einer Leberschwäche, einer Stauung im Pfortadersystem und einer damit einhergehenden **venösen Stase** in der unteren Körperhälfte. Dies führt zu Symptomen im Bereich der **Verdauung**, der **Beckenorgane** wie **Uterus** und **Ovarien** sowie zur Venenstauung in Form von **Krampfadern, Hämorrhoiden** und **Vulvavarizen.**

Starke, intelligente, feinfühlige Persönlichkeiten, die in eine **Überforderungssituation** geraten oder ständig in dem Gefühl leben, Dinge tun zu müssen, die sie nicht tun wollen. Fühlt sich fremdbestimmt, bevormundet oder gedemütigt. Bemüht sich aber trotzdem lange, alles recht zu machen. Unterdrückte Gefühle.

Ein mangelndes Selbstwertgefühl führt zu übersteigertem Ehrgeiz und Leistungsbereitschaft bis an die Grenzen der Kräfte. Die Erschöpfung führt zu zahlreichen Symptomen wie depressiver Verstimmung und Lebensüberdruss, Reizbarkeit, Nervosität und zu häufigem, heftigen Weinen (beim Erzählen der Symptome). Trost kann aber nur schwer angenommen werden. Empfindlich gegen Widerspruch und Kritik.

Gleichgültigkeit gegenüber gewohnten Tätigkeiten oder nahestehenden und geliebten Menschen. Kein Interesse an Sexualität (oder denkt ständig daran). Befürchtet, keiner tiefen Empfindung mehr fähig zu sein. Abneigung gegen Gesellschaft, aber gleichzeitig ungern allein.

Frostigkeit, empfindlich gegen Kälte und Nässe. Plötzliche **Hitzewallungen** zum Kopf, dabei kalte Hände und Füße, oder Füße und Hände sind abwechselnd warm und kalt. Schnelles Erröten und nervöses Herzklopfen durch kleinste Regungen.

Schwächegefühl im Becken mit einem **Gefühl des Herabdrängens**, als ob alles zur Scheide hinausfallen wollte. Muss deshalb die Beine übereinanderschlagen. Stressinkontinenz, Gebärmuttersenkung, Vaginalprolaps.

Quälendes Schwäche- und **Leerheitsgefühl im Magen**, durch Essen nicht gebessert. Verlangen nach Süßem oder Saurem.

Hartnäckige Obstipation mit schwer gehendem Stuhl, selbst wenn dieser weich ist. **Gefühl eines Gewichts oder einer Kugel im Rektum**. Mastdarmvorfall. Durchfall und Blähungen nach Milchtrinken. Empfindlichkeit gegen Kleiderdruck am Abdomen.

Vermehrte Schweißsekretion, besonders unter den Achseln, im Genitalbereich und an den Füßen. Die Ausscheidungen (Schweiß, Harn, Wochenfluss, Stuhl) sind auffallend übel riechend.

Gelbe oder braune Flecken, vor allem **sattelförmig über der Nase** („*Sepia*-Sattel") und um den Mund, gelegentlich auch auf dem Bauch. Sommersprossen und Warzen im Gesicht. Die Augenlider sinken schwer herab.

Modalitäten

Verschlechterung: Kälte, nasse Kälte, Schneeluft. Schwül-feuchtes Wetter. Vor einem Gewitter (fühlt sich aber wohl, sobald das Gewitter angefangen hat). Am Morgen. Nach Geschlechtsverkehr. Langes Stehen. Milchtrinken.

Besserung: Kräftige Bewegung, vor allem an der frischen Luft. Sport, Tanzen. Luft. Im Freien. Druck. Wärme (außer schwül-warmes Wetter). Übereinanderschlagen der Beine.

Schmerzqualität und Empfindungen

Vorherrschend ist das Gefühl des Herabsinkens oder **Herabdrängens** (Augenlider, Magen, Uterus, Rektum, Blase). **Gefühl eines Pflocks oder einer Kugel. Leere- und Schwächegefühl.**

Folge von

Anhaltende Überforderungssituationen. **Hormonelle Umbruchsituationen** (Menses, Schwangerschaft, Klimakterium). Verletzung, Verheben. Ärger, Zorn.

18

Sepia in der Hebammenarbeit

Schwangerschaft

Ambivalenz gegenüber der Schwangerschaft und der eigenen Familie, bis hin zu Gleichgültigkeit oder Abneigung gegen nahestehende Menschen.

Übelkeit und Erbrechen, < morgens und begleitet von üblem Mundgeschmack (bitter oder faulig). Schon das Mundausspülen mit Wasser verursacht Brechreiz. Übelkeit wird ausgelöst oder verschlimmert durch den **Geruch von Speisen** (geöffneter Kühlschrank, Kochgerüche) oder bereits beim Darandenken. Auch der Geruch von Seife, Zahnpasta oder Shampoo sowie der Geruch des Partners kann die Übelkeit verstärken. Sie wird verschlimmert durch einen leeren Magen und **bessert sich während des Essens**. Da die Besserung meist nicht lange über das Ende der Mahlzeit hinaus anhält, werden in kurzen Abständen Kleinigkeiten gegessen, um die erneute Verschlechterung der Übelkeit zu verhindern. Oft besteht Verlangen nach trockenen Nahrungsmitteln wie Zwieback, Kartoffeln, Knäckebrot oder Salzstangen. Abneigung gegen Fleisch, Fett und Milch. Übermäßiges Essen (v. a. fette Speisen) verschlechtert. Passive Bewegung wie z. B. Autofahren führt zu vermehrter Übelkeit und Erbrechen. Das Erbrochene sieht milchig aus, auch wenn keine Milch getrunken wurde. Die Übelkeit tritt auch nach dem ersten Trimenon weiter auf.

Verdauungsbeschwerden wie Sodbrennen und Obstipation. Verstopfung ist mit einem Gefühl des Herabdrängens in Becken und Rektum verbunden (Ballgefühl im Rektum < beim Hinsetzen). Schwer gehender, harter knolliger Stuhl. Starkes Senkungsgefühl, die Schwangere meint, die Beine überkreuzen zu müssen, um das Herausfallen der Gebärmutter zu verhindern. Häufiges Wasserlassen, < nachts, Stressinkontinenz bereits in der Frühschwangerschaft. Übel riechender Urin mit rotem Bodensatz.

Drohender Abort mit dem Gefühl eines nach unten ziehenden Schmerzes, begleitet von einem Pflockgefühl im Rektum. Blutungen und Abort vermehrt in der Zeit vom 5. bis zum 7. Schwangerschaftsmonat (Kent: Abort v. a. im 3. Monat). Zervixinsuffizienz. Die Brust schmerzt in der Schwangerschaft. Wundheitsgefühl in der Dammgegend. Heftiger Juckreiz in der Scheide und am äußeren Genitale. Feuchter, juckender Ausschlag an den Schamlippen. **Rezidivierende Vaginalinfektionen** mit Brennen, Jucken und übel riechendem, gelblich weißlichem Fluor.

Übermäßige Auflockerung der Gelenke mit Erschlaffen der Muskulatur und der Bänder. Mit fortschreitender Schwangerschaft Kreuzbeinschmerzen (> Bewegung). Ischialgie. Die Kindsbewegungen werden als sehr schmerzhaft empfunden. Belastungsödeme an den unteren Extremitäten. Wadenkrämpfe. Venöse Stase verursacht Krampfadern und Vulvavarizen sowie Hämorrhoiden, die jucken oder bluten können und sich hart anfühlen, < Gehen, Berührung und Stuhlgang.

Neuralgische Zahnschmerzen mit großer Kälteempfindlichkeit.

Chloasma uterinum, auffällig starke Pigmentierung am ganzen Körper.

Vermehrtes Nasenbluten schon durch geringsten Stoß auf die Nase.

Geburt

Frösteln bei den Wehen, kann sie besser ertragen, wenn sie warm zugedeckt ist oder sich in der warmen Badewanne befindet. Die Wehen werden hauptsächlich im Rücken und Kreuzbein empfunden. Fester Druck gegen das Kreuzbein und Massage bessern. Herabdrängendes Gefühl der Gebärmutter. Ballgefühl im Rektum. Rigider, harter Muttermund und Zervixspasmus mit feinen, stichartigen Schmerzen in der Zervix, die bis in die Gebärmutter ziehen können. Übelkeit und Erbrechen, begleitet von einem Leere- und Schwächegefühl im Magen. Hitzewallungen mit kalten Füßen und Händen. Große Erschöpfung mit Ohnmachtsneigung und Schwindelgefühl, vor allem beim Aufrichten. Herabsinken der Augenlider, kann die Augen nur schwer offenhalten. Aufhören der Wehen oder Uterusatonie aufgrund von Erschöpfung. Plazentalösungsstörungen post partum mit Atonie und Blutung.

Wochenbett

Nachwehen mit Schmerz im Rücken und starkem Druck nach unten. Erschlaffung des Gewebes und der Bänder. Senkungsbeschwerden sowie Uterus- oder Vaginalprolaps. Verzögerte Rückbildung der

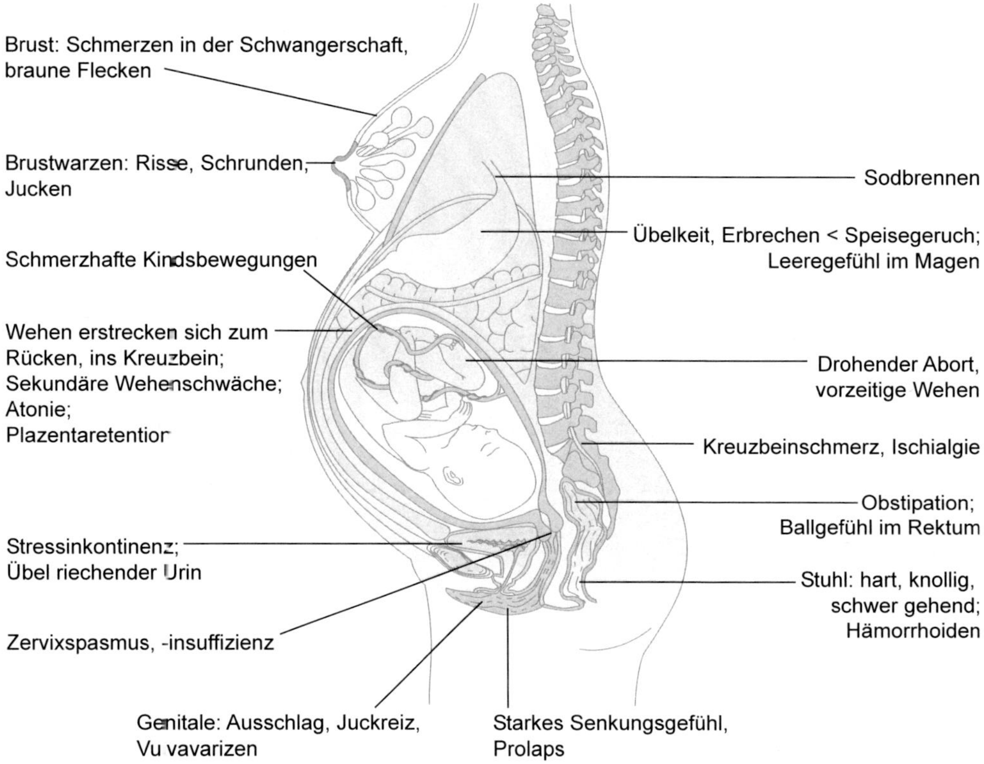

Abb. 18.28a

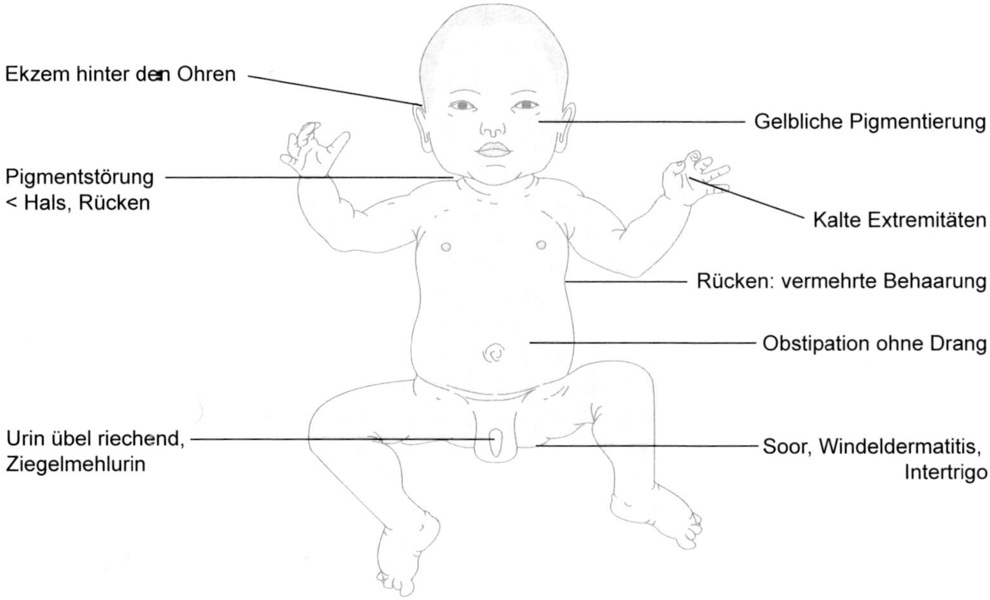

Abb. 18.28b

Gebärmutter. Wund machender, sehr übel riechender und lang anhaltender Wochenfluss mit scharf stechenden Schmerzen in der Scheide, vor allem in der Gegend des Muttermundes. Auffallend übel riechender Harn.

Wochenbettdepression. Verzweifelte Stimmung mit häufigem Weinen. Schwermut mit dem Gefühl, der Verantwortung für die Familie nicht gewachsen zu sein. Möglich ist eine große emotionale Distanz zur Familie einschließlich des Neugeborenen, verbunden mit dem Verlangen, allein zu sein und in Ruhe gelassen zu werden. Haarausfall in der Stillzeit und schmerzhafte, empfindliche Kopfhaut.

Amenorrhoe, auch noch lange nach dem Abstillen.

Anhaltende Abneigung gegen Geschlechtsverkehr nach der Geburt eines Kindes.

Brust und Stillen

Risse und Schrunden auf der Brustwarze. Jucken der Brustwarzen. Braune Flecken auf den Mammae.

Das Neugeborene

Die Säuglinge sind eher mager und alt aussehend mit trockener Haut von gelblicher Pigmentierung. Icterus neonatorum. Obstipation ohne Stuhldrang. Übel riechender Ziegelmehlurin. Muttermale, Pigmentstörungen, Café-au-Lait-Flecken vorzugsweise an Hals und Rücken. Kalte Hände und Füße. Vermehrte Körperbehaarung am Rücken. Soor im Windelbereich. Ekzeme hinter den Ohren und in den Beugefalten. Säuglingsnahrung wird oft schlecht vertragen (führt zu Erbrechen, Durchfall, Blähungen).

Anmerkungen

Sepia ist ein Mittel mit besonderem Bezug zu hormonellen Umbruchsituationen bei Frauen (Pubertät, Schwangerschaft, Klimakterium) vor allem, wenn dadurch das Befinden in außergewöhnlich starkem Maße beeinflusst wird. In der Schwangerschaft kann sich dies entweder in Form von auffallendem Wohlbefinden zeigen oder die Schwangerschaft verläuft ausgesprochen beschwerlich, da sie von vielen Problemen auf physischer und psychischer Ebene begleitet ist.

Sepia gilt als bewährtes Mittel bei erschöpften Multiparae, die in einer chronischen Überforderungssituation stehen und sich trotzdem immerzu neue Pflichten aufladen, weil sie allen gerecht werden wollen.

Sepia ist ein lang wirkendes Mittel, noch Wochen nach der Einnahme können sich Wirkungen der Arznei zeigen.

Sepia ist verwandt mit *Natrium muriaticum* und folgt gut auf *Nux vomica*. Häufige Folgemittel nach *Sepia* sind *Sulfur* und *Silicea*. Es wird davon abgeraten, *Sepia* unmittelbar vor oder nach *Lachesis* einzunehmen.

18.29 Silicea (Sil.)

Silicea terra, Kieselerde, Kieselsäure, SiO_2, HAB: Acidum silicicum

Silicium ist ein Halbmetall. Es ist außerdem das zweithäufigste Element nach dem Sauerstoff. Im menschlichen Körper kommt es in Form von Kieselsäure vor und ist hauptsächlich im Bindegewebe zu finden.

Grundzüge

Silicea wirkt vor allem auf **Bindegewebe, Haut, Schleimhäute, Drüsen, Knochen** und **Knorpelgewebe**. Die wesentlichen Merkmale sind **Vitalitätsmangel, Abmagerung, Frostigkeit** und **Empfindlichkeit** auf alle äußeren Eindrücke. Es besteht eine Neigung der betroffenen Gewebe zur **Verhärtung** und zu **Entzündungen** mit **Eiterung.**

- **Mangel an Selbstvertrauen** und Entschlossenheit. Hat Gewissensbisse wegen Kleinigkeiten. Wirkt nachgiebig und mutlos, aber im Innern besteht unter Umständen ein starrköpfiges Festhalten an der eigenen Meinung oder an fixen Ideen. Pedantisch, analytisch, verliert sich in Einzelheiten.
- Hat Angst, sich öffentlich zu präsentieren, und vor Misserfolgen. Zieht eigene Leistungen in Zweifel. Beschwerden durch Erwartungsspannung. Prüfungsangst. **Schüchtern und gehemmt in der Öffentlichkeit**. Verträgt aufgrund der Selbstunsicherheit weder Zurechtweisung noch Widerspruch und wird dann leicht zornig, ärgerlich und störrisch.
- Große Überempfindlichkeit gegen alle Eindrücke (Angst durch laute Geräusche), empfindsam, zart und sensibel. Nach einem Schreck hält die Angst lange an. Furcht vor spitzen Gegenständen (Nadeln).
- **Alle Prozesse vollziehen sich langsam** (Entwicklung, Genesung, Wachstum). Es besteht eine allgemeine Schwäche und Müdigkeit und schnelle Erschöpfung durch geistige oder körperliche Anstrengung.
- **Große Frostigkeit und Erkältungsneigung**, ständig rezidivierende Infektionen der oberen Atemwege, der Nasennebenhöhlen und der Ohren.
- Ausscheidungen (v. a. Schweiße) sind reichlich, aggressiv, sauer und übel riechend. **Stinkender, wund machender Fußschweiß.**
- Kopfschmerzen vom Nacken zum Scheitel aufsteigend und in die Augen (oder nur in das rechte Auge) ziehend, < Geräusche, Erschütterung, > warmes Einhüllen des Kopfes und Druck. Schwindel aufsteigend vom Nacken, mit dem Gefühl, als ob man nach vorn fallen würde. Kopfschweiße < im Nacken.
- **Neigung zu Abmagerung und Mangelzuständen** durch unzureichende Assimilation der Nahrung, Abneigung gegen warme, gekochte Speisen, Fett und Fleisch. Milch wird schlecht vertragen. Großer Durst. Verlangen nach kalten und rohen Speisen wie Salat und Obst.
- Obstipation, Stuhl sammelt sich im Rektum und kann nur unter großer Anstrengung ausgeschieden werden. Der harte **Stuhl** tritt zwar teilweise hervor, **rutscht dann aber wieder zurück**.
- **Entzündung, Verhärtung und Eiterung** von Drüsen, Lymphknoten, Bindegewebe, Haut, Knochen und Knochenhaut. Narben werden wulstig. Wucherungen und Tumorbildung. Nägel brüchig oder verdickt mit weißen Flecken.
- Jede kleine Verletzung der Haut eitert. Abszesse, Furunkel. Fisteln. Akne hinterlässt tiefe Narben. Mundwinkelrhagaden. Panaritium. Aufgesprungene Haut an Händen und Füßen. Mykosen. Unterstützt das Austreiben von Splittern, Spreißeln und anderen Fremdkörpern.

Modalitäten

Verschlechterung: Kälte, Zugluft, Abdecken. Mondphasenwechsel. Temperaturschwankungen, Wetterumschwung. **Geräusche**, helles Licht. Anstrengung. Milch. Während der Regel.

Besserung: Wärme, Einhüllen (des Kopfes). Feucht-warmes Wetter.

Schmerzqualität und Empfindungen

Heftig **stechende** Schmerzen wie von einer Nadel oder von Splittern. Gefühl wie von einem Haar auf der Zunge.

18

Folge von

Unterdrückung von Absonderungen (v. a. Fußschweiß). Schreckerlebnisse. Verletzungen. Impfungen.

Silicea in der Hebammenarbeit

Schwangerschaft

Abortneigung bei allgemeiner Schwäche.

Schwangerschaftsübelkeit, < beim Aufstehen. Hungrig, aber dann derart angeekelt von den Speisen, dass sie nicht gegessen werden können. Der Geschmack der Speisen bleibt sehr lange im Mund zurück oder es besteht ein Geschmack wie von Blut im Mund. Die Übelkeit ist von heftigem Herzklopfen und Druck im Brustbein begleitet und wird durch körperliche, den Körper erhitzende Anstrengung verschlechtert. Neigung zu Zahnfleischentzündungen.

Vaginitis und Ausschläge im Genitalbereich. Wund machender, übel riechender oder milchiger Ausfluss. Zyste der Bartholin-Drüse.

Die Kindsbewegungen werden als heftig und schmerzhaft wahrgenommen.

Obstipation mit Ansammlung des harten Stuhls im Rektum, dabei heftiger Stuhldrang, aber große Schwierigkeiten, ihn auszuscheiden (Stuhl schlüpft zurück).

Wochenbett

Wochenfluss fließt vermehrt bei jedem Anlegen des Kindes.

Lochialstau, begleitet von einem bohrenden Schmerz in der linken Schläfe und Augenhöhle, < Sprechen und Aufregung.

Übel riechende Schweiße < Füße und unter den Achseln.

Brust und Stillen

Trichterförmig eingezogene Mamillen (Hohlwarzen). Schneidender oder stechender Schmerz in der Brust, wenn das Kind trinkt. Jeder kleine Hautdefekt führt zu einer heftigen, schmerzhaften Entzündung und zu Wundheit der Brustwarze bis hin zur Ulzeration oder Bildung eines Abszesses.

Mangelhafte Milchbildung. Brustentzündung, die betroffene Stelle zeigt eine tiefe Röte, die zur Peripherie hin hellrot ausläuft. Die Brust ist hart, geschwollen und sehr berührungsempfindlich. Der Schmerz ist brennend und schneidend. Es besteht eine **Neigung zur Abszessbildung**. Nach der Eröffnung eines Abszesses zur Unterstützung der Heilung. Harte Knoten in der Brust, zystische Mastopathie.

Das Neugeborene

Silicea ist oft angezeigt bei **Mangel- und Frühgeborenen** mit greisenhaftem Aussehen und welker, faltiger Haut. Die Kinder wirken zerbrechlich, ernst und in sich gekehrt. Empfindlichkeit gegen Kälte und Berührung. Schreckhaftigkeit und Auffahren aus dem Schlaf durch die kleinsten Geräusche.

Die Kinder wollen nicht richtig an die Brust, **lehnen die Muttermilch ab** oder **erbrechen sie** unmittelbar nach dem Trinken. Aber auch bei gutem Appetit sind sie untergewichtig und mager mit großem Kopf und aufgeblähtem Bauch. Die Entwicklung ist verzögert.

Reichlich unangenehm riechender Kopfschweiß. **Übel riechende Schweiße** an Händen und Füßen, wund machend zwischen den Zehen. **Weit offen stehende Fontanelle** und Schädelnähte, die sich erst spät schließen. Abgeflachter Hinterkopf. Feuchter Hautausschlag oder Milchschorf, < am Hinterkopf. **Kephalhämatom**. Hämangiom.

Entzündete oder verstopfte Tränengänge. **Schmierauge** mit schleimig-gelber Absonderung, verklebte Lider < morgens. Tränenkanalstriktur. Chronischer Säuglingsschnupfen.

Übel riechende Blähungen, die sofort oder bis zu einer Stunde nach dem Stillen auftreten. Hartnäckige Obstipation oder helle, stinkende, dünnflüssige Stühle. Eingewachsene Zehennägel, Panaritium. Nabelempyem. Nabel und Leistenbruch. Hydrocele.

Anmerkungen

Da *Silicea* die Ausstoßung von Fremdkörpern (z. B. Splitter aus dem Gewebe und der Haut) begünstigt,

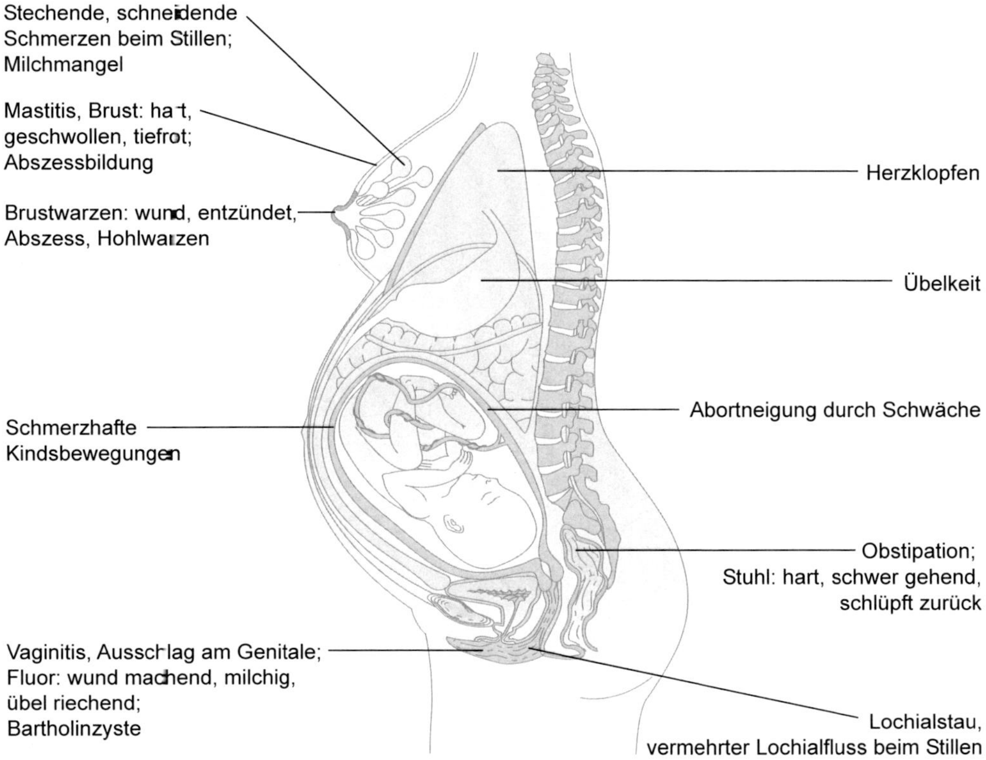

Abb. 18.29a

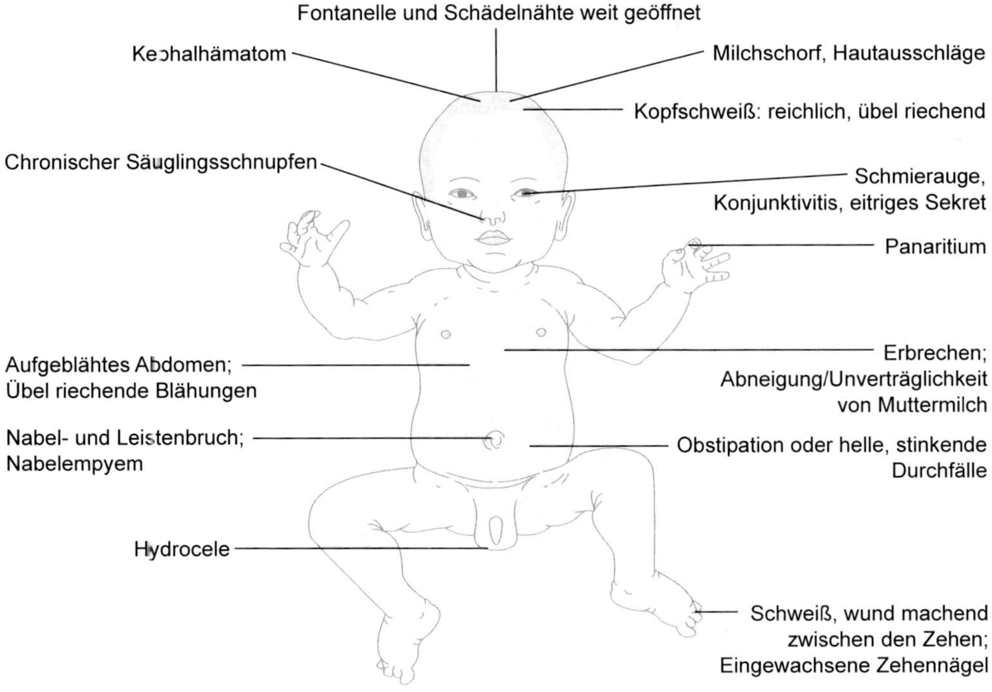

Abb. 18.29b

sollte man bei Menschen, die z. B. einen Herzschrittmacher haben oder eine Spirale tragen, mit *Silicea*-Gaben sehr zurückhaltend sein, um keine Abstoßungsreaktionen zu provozieren.

Silicea gehört zu den Arzneien mit langsamem Wirkungseintritt aber tiefgreifender Wirkung.

Unter den Menschen, die *Silicea* benötigen, finden sich häufig feingliedrige, zarte Personen mit heller Haut und hellen feinen Haaren.

Silicea gilt als das chronische Pendant zu *Pulsatilla* und ergänzt gut dessen Wirkung.

Silicea folgt gut auf *Bellis perennis*. Bei Kephalhämatom ergänzt es *Calcium fluoratum*.

18.30 Staphisagria (Staph.)

Stephanskörner, Stephanskraut, HAB: Delphinium staphisagria

Staphisagria ist botanisch nah mit dem Rittersporn verwandt und steht in Hinblick auf die Inhaltsstoffe *Aconitum* nahe. Zur Herstellung der Arznei werden die Samen des Stephanskrauts, die Stephanskörner, verwendet.

Grundzüge

Der Hauptbezug von *Staphisagria* besteht zu **Urogenitalorganen, Nerven, Zähnen, Haut** und **Lymphknoten**. Viele Beschwerden treten infolge **unterdrückter Gefühle** und emotionaler Erschütterung durch **Kränkung** oder **Demütigung** auf.

- Liebenswürdig, sensibel, vornehm. Idealismus gepaart mit einem geringen Selbstwertgefühl. „Negative" Gefühle können oder dürfen nicht ausgedrückt werden. Fühlt sich zur Selbstbeherrschung verpflichtet, leidet still. Weint schnell durch Tadel oder Kritik.
- **Unterdrückte Emotionen** führen zu vielfältigen Beschwerden und Krankheiten mit nervlicher Zerrüttung. In der Folge kommt es zu großer **Gereiztheit, Zorn** und zu **heftigen Wutausbrüchen** mit Zittern. Wirft dann mit Gegenständen um sich.
- Krankhaft überempfindlich und leicht beleidigt mit verletztem Stolz. Bildet sich Kränkungen und Beleidigungen auch ein und entrüstet sich schnell über Dinge, die andere getan haben, fühlt sich als Opfer. Hat aber auch schnell Gewissensbisse über die eigene Taten und deren Folgen.
- Depression, Verzweiflung, Erschöpfung. Abgespanntheit, nervöse Schwäche. Alle Sinneswahrnehmungen sind schmerzhaft verstärkt. Hypochondrie. Beständig in Sorge um die Zukunft.
- **Sexuelle Störungen**. Gedanken beschäftigen sich oft mit sexuellen Dingen oder es besteht eine Abneigung gegen die Sexualität oder das andere Geschlecht. Neigung zur Eifersucht.
- Mangel an Lebenswärme, friert schnell. Wärme >. **Schweiße sind übel riechend** (wie faule Eier).
- Tagsüber schläfrig, aber nachts unruhig und schlaflos (mit erotischen Phantasien).
- Folgen von Verletzungen mit Geweberissen oder Schnittwunden, auch durch chirurgische Eingriffe. Störungen der Wundheilung.
- Die Haut ist gereizt, juckt und brennt. Das Jucken wechselt beim Kratzen die Stelle. Häufig **Gerstenkörner und Lidrandentzündung** < linkes Oberlid. Narben, Hauttumore und Warzen. Trockene oder nässende Ekzeme. Psoriasis.
- Kopfschmerzen mit Schweregefühl, als ob eine Bleikugel hinter der Stirn läge.
- Zähne schwarz, abbröckelnd, schmerzend und locker mit blutendem Zahnfleisch.
- **Gefühl, als ob der Magen schlaff herunterhängt**. Heißhunger auch bei vollem Magen. Verlangen nach Stimulanzien (Alkohol, Tabak). Übel riechende Blähungen. Kolik nach dem Essen sowie nach Ärger und Zorn. Kolik oder **Ileus nach Bauchoperation**. Magenschmerzen nach Ärger.
- Überempfindlichkeit der Sexualorgane einschließlich der Vulva auf leichteste Berührung. Kondylome.
- Dysurie. Ständiger Harndrang oder Harnretention. Zystitis oder Urethritis regelmäßig nach Koitus. Schmerzen in der Harnröhre und Blase sind < vor und nach dem Wasserlassen.

Modalitäten

Verschlechterung: Erregungen wie **Demütigung, Kummer**, Ärger, Streit, **unterdrückter Zorn**. Nach (Mittags-)Schlaf. Nach Koitus und sexueller Überreizung. Berührung. Kälte und kalte Getränke. Tabak.

Besserung: Wärme und Ruhe. Liegen. Gehen im Freien.

Schmerzqualität und Empfindungen

Quetschender oder stechender Schmerz wie von einem Schnitt oder Stich.

Brennende Schmerzen oder **schneidend wie Messerstiche**. Klumpen oder Globusgefühl in den betroffenen Teilen. Kribbeln und Jucken, als ob Insekten über die Haut liefen.

Folge von

Chirurgische Eingriffe, Riss-, Stich- oder Schnittverletzungen. Unterdrückte Emotionen. Enttäuschte Liebe. Erlittene **Demütigung, Kränkung**, Bestrafung. Sexuelle Überreizung oder Übergriffe (Missbrauch). **Katheterisieren**. Folgen von Tabak- oder Quecksilbervergiftung. Unterdrückung einer Gonorrhoe oder von Kondylomen.

Staphisagria in der Hebammenarbeit

Schwangerschaft

Seelische Belastung durch Kummer, Demütigung oder Eifersucht und die sich daraus entwickelnden Beschwerden. Schlaflosigkeit.

Übelkeit, < morgens, mit dem Gefühl als ob der Magen vor Hunger schlaff herabhängen würde. Dabei ohne Appetit oder aber Heißhunger sofort wieder nach einer Mahlzeit. Vermehrter Speichelfluss.

Urogenitale Infektionen, Reizblase, **Zystitis nach (jedem) Geschlechtsverkehr**. Starker Harndrang mit Abgang von wenig Urin in dünnem Strahl oder tröpfelnd. Brennen in der Harnröhre außerhalb des Wasserlassens. Nach dem Wasserlassen ein Gefühl, als ob die Blase noch voll wäre. Gefühl, als liefe ständig ein Tropfen die Harnröhre entlang.

Erotische Phantasien und vermehrtes sexuelles Verlangen oder heftige Abwehr gegen Koitus. Schmerzhafte **Überempfindlichkeit und Jucken der Vulva** (schmerzt beim Sitzen). Schwangerschaftspruritus mit Bläschen an den Schamlippen.

Geburt

Protrahierter Geburtsverlauf und große allgemeine Überempfindlichkeit besonders gegen Schmerz und Berührung. Symptome, die in der Folge von erlittener Demütigung und unterdrücktem Zorn während oder schon lange vor der Geburt auftreten. **Das Genitale ist sehr empfindlich**, die vaginale Untersuchung ist unangenehm und wird nur widerstrebend toleriert.

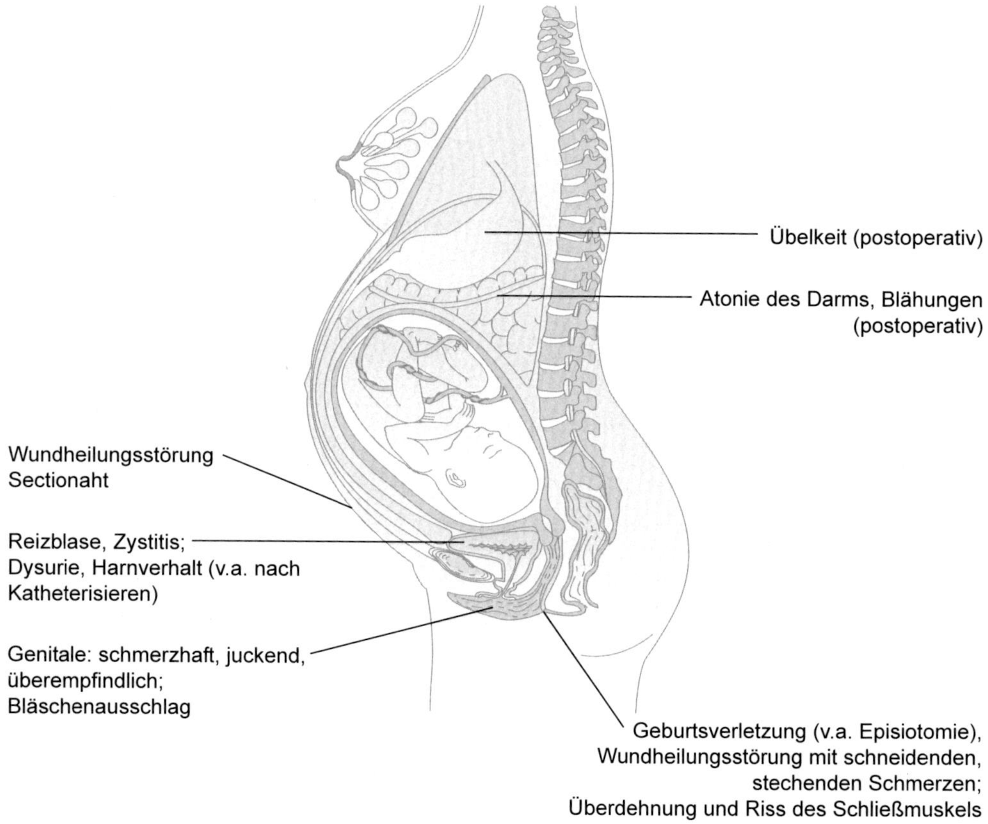

Abb. 18.30a

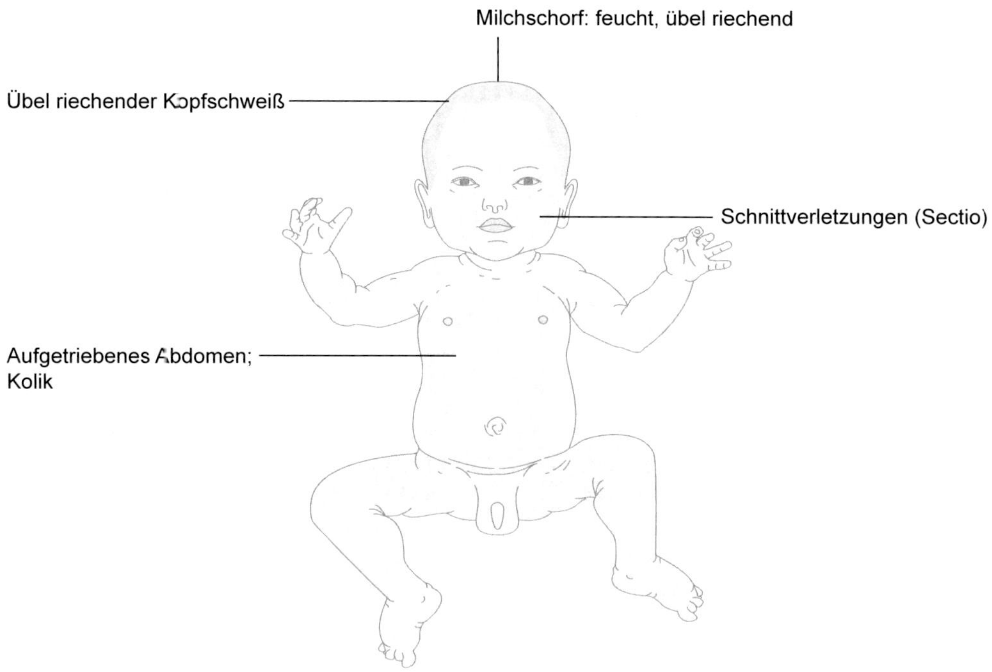

Abb. 18.30b

Wochenbett

Glatte **Schnittwunden** nach Episiotomie oder Sectio. Gewebeeinrisse wie Dammrisse. Wenn Wundheilungsstörungen auftreten oder stechende Schmerzen zurückbleiben auch noch lange nach dem Abheilen.

Überdehnung oder Riss des Schließmuskels unter der Geburt. Darmatonie, schmerzhafte Blähungen oder Übelkeit postoperativ nach Sectio. Harnverhalt oder Zystitis nach schwieriger Geburt und vor allem **nach Katheterisierung**.

Beschwerden, die infolge von Kränkung, Entrüstung und unterdrückten Emotionen auftreten. Das Geburtserlebnis wurde als demütigend empfunden und kann nur schwer überwunden werden.

Das Neugeborene

Staphisagria ist bei verschiedenen Beschwerden des Neugeborenen indiziert, wenn die Ursache in einer (wie oben beschriebenen) seelischen Belastung der Mutter vor oder während der Geburt vermutet wird. Es können auftreten: Unruhe, Nervosität mit wechselhafter, gereizter Stimmung, exzessives Schreien, Stillstörungen, Schlafstörungen (verkehrter Tag-Nacht-Rhythmus). Das Kind ist mager hat aber ein aufgetriebenes Abdomen und Verdauungsprobleme in Form von Darmkoliken (< während und nach Essen und Aufregung).

Schnittverletzungen der Kinder durch Sectio.

Feuchter, übel riechender Milchschorf v. a. am Hinterkopf. Seborrhoisches Ekzem. Übel riechender Kopfschweiß.

Anmerkungen

Hauptwirkstoff der Stephanskörner ist das Alkaloid Delphinin. Der Name „*Delphinium Staphisagria*" hat nichts, wie manchmal irrtümlich angenommen, mit Delphinen zu tun, sondern weist auf die wichtigste Wirksubstanz der Pflanze hin. In der Antike wurde die Pflanze als Brechmittel eingesetzt, später auch zur Behandlung von Läusebefall und Warzen.

Staphisagria wird gut durch *Causticum* und *Colocynthis* ergänzt.

18.31 Sulfur (Sulf.)

Sulphur lotum, Schwefel, HAB: Sulfur

Der Schwefel spielt für die Vorgänge im lebenden Organismus eine wichtige Rolle und kommt im Körper z. B. in Enzymen und Aminosäuren vor.

Grundzüge

Sulfur ist ein Mittel mit **sehr breitem Wirkungsspektrum** und kann bei vielen Krankheiten und Störung angezeigt sein. Ein besonderer Schwerpunkt des Mittels liegt auf **Haut-** und **Schleimhäuten, Venensystem, Verdauungstrakt** und **Kreislauf.**

- **Vitalität und Extrovertiertheit**, dabei aber schnell ungeduldig und hastig. Souverän und großzügig, aber ebenso können auch Geiz, Habgier und Egoismus im Vordergrund stehen. Großes Selbstvertrauen bis hin zur Selbstüberschätzung, andererseits auch Verunsicherung und Suche nach Bestätigung und Anerkennung.
- **Starker Intellekt** mit Interesse an philosophischen und religiösen Fragen. Verantwortungsbewusst und zielstrebig. Verfolgt Ziele mit Hartnäckigkeit bis hin zum Starrsinn. Perfektionistisch und zwanghaft.
- Neigt zu **Bequemlichkeit** und Faulheit, philosophiert lieber über die Dinge, als sie anzupacken. **Schlampig**, zerstreut und unorganisiert, auch in Bezug auf die eigene äußere Erscheinung. Gleichzeitig überempfindlich gegen Schmutz und schlechte Gerüche, ekelt sich schnell.
- Ängste um die eigene Gesundheit oder in Bezug auf das Wohlergehen der Familie. Höhenangst, Versagensängste, Angst vor Kontrollverlust. Phasenweise Neigung zu Trübsinn und Depression. Verzweifelte Stimmung und Furcht um das eigene Seelenheil. Dann Neigung zum Weinen, ausgelöst durch geringe Anlässe.
- Träge Blutzirkulation. **Venöse Stauung** (v. a. im Pfortadersystem) führt zu Krampfadern und Hämorrhoiden, zu Kongestion und Hyperämie in einzelnen Körperteilen, begleitet von Brennen oder einem pulsierenden Gefühl.
- **Blutwallungen zum Kopf** mit Hitzegefühl am Scheitel, entweder begleitet von eiskalten Füßen oder heftigem **Brennen an den Fußsohlen**. Vor allem abends im Bett werden die Füße heiß und müssen nachts zur Abkühlung unter der Bettdecke hervorgestreckt werden.
- Anfälle von ohnmachtsartiger Schwäche und Heißhunger mit **Flauheitsgefühl im Magen, < um 11 Uhr vormittags**. Muss dann dringend etwas essen und kann nicht auf das Mittagessen warten.
- Oberflächlicher Schlaf, wird durch jedes Geräusch geweckt (Katzenschlaf). Erwachen zwischen 3 Uhr und 5 Uhr morgens, kann nicht wieder einschlafen.
- **Hautausschläge, die stark jucken oder brennen** und dabei sowohl trocken, rissig, schuppig, krustig als auch feucht nässend oder eitrig sein können. Hautsymptome < Waschen, nachts und in der (Bett-)Wärme. Schlechte Heilhaut, auch kleine Wunden entzünden sich und eitern. Akne, Abszessbildung und Furunkulose.
- **Haut- und Schleimhautübergänge sind stark gerötet** oder wund mit Jucken oder Brennen. Chronische Katarrhe der Schleimhäute. **Absonderungen** sind **wund machend** und **übel riechend.** Stinkende Schweiße (v. a. Achseln, Leiste, Oberschenkel, Füße). Unangenehmer Mundgeruch und Körpergeruch trotz Waschen.
- Verlangen nach Kohlenhydraten, stark gewürzten, scharfen Speisen und Süßigkeiten, die aber schlecht vertragen werden. Abneigung gegen Eier. Milch wird nicht vertragen und verursacht Blähungen und Durchfall. Durst auf kalte Getränke.
- **Durchfälle**, die **am frühen Morgen** auftreten, treiben aus dem Bett. Stuhl und Blähungen sind sehr übel riechend (wie faule Eier). Juckreiz und Brennen am Anus.

Modalitäten

Verschlechterung: Kälte und Nässe. **Baden** und **Waschen**. Wetterwechsel. **Langes Stehen.** Hitze, **Bettwärme** und Wollkleidung (v. a. Hautsymptome). Frühmorgens 5–6 Uhr (Diarrhoe). **11 Uhr vormittags** (Hunger und Schwäche). Milch. Süßigkeiten. Stehen.

Besserung: Trockenes und warmes Wetter. Bewegung. Im Freien, an frischer Luft. Schweißsekretion.

Schmerzqualität und Empfindungen

Jucken und **Brennen**. Das Jucken geht durch Kratzen in Brennen über. Allgemeine oder lokale **Hitzeempfindungen. Kongestion** und Vollheitsgefühl. Stechende Schmerzen. Pulsieren.

Folge von

Anhaltende oder wiederholte Unterdrückung von Symptomen. Schwere Krankheiten oder Verletzungen.

Sulfur in der Hebammenarbeit

Schwangerschaft

Hitzeempfindungen. Heißer Kopf, entweder begleitet von eiskalten Füßen oder brennenden Fußsohlen. Brennende oder juckende Varizen, vor allem wenn in der Umgebung Ekzeme auftreten.

Schlafstörungen durch oberflächlichen, kurzen Schlaf und häufiges Erwachen.

Übelkeit mit starkem Speichelfluss. Der Geschmack des eigenen Speichels verschlimmert die Übelkeit und ruft Erbrechen hervor. Überempfindlichkeit gegen Gerüche. Besondere Abneigung gegen die Körpergerüche anderer, der eigene Körpergeruch wird entweder ebenfalls als abstoßend oder als sehr angenehm empfunden. Übersäuerung des Magens und Sodbrennen. Aufstoßen schmeckt wie faule Eier.

Die Bauchdecken sind empfindlich und fühlen sich an wie wund. Die Kindsbewegungen sind schmerzhaft und verursachen Herzklopfen.

Drängender, übel riechender Durchfall früh am Morgen, gleich nach dem Aufwachen. Obstipation mit schmerzhaftem, aber erfolglosem Stuhldrang. Verhält den Stuhl, weil der Abgang so schmerzhaft ist. Nach Stuhlgang anhaltende Schmerzen im Mastdarm. Äußere und innere **Hämorrhoiden** schmerzen wie wund und roh oder stechend, < beim Gehen und Sitzen. Nässende Hämorrhoiden mit Jucken und Brennen. Fissuren des Anus. Stechender Schmerz vom Anus den Mastdarm hinauf.

Brennender, wund machender und übel riechender, gelblicher Ausfluss. **Vulva und Scheide sind entzündet, gerötet und wund** mit heftigem **Jucken und Brennen**. Vulvavarizen. Wundheitsgefühl in der Vagina, < Geschlechtsverkehr. Mykosen.

Juckende Hautausschläge überall am Körper, auch Jucken ohne Hautausschlag. Ödeme und Bluthochdruck (SIH), HELLP-Syndrom, Störungen der Leberfunktion. Dysurie.

Lumbago < Bücken, Aufstehen vom Sitzen.

Geburt

Sanduhrkontraktionen. Hitzewallungen während der Wehen. Hitze am Scheitel bei gleichzeitiger Kälte der Füße. Schwächeanfälle und Ohnmachtsneigung. Verlangen nach frischer Luft.

Wochenbett

Erholt sich lange nicht nach der Geburt.

Hitzewallungen mit übel riechenden Schweißen. Die Nachwehen ziehen vom Kreuzbein zur Symphyse und in die Oberschenkel hinab. Lochialstau und Subinvolution des Uterus mit nachfolgender Endometritis. Haarausfall in der Stillzeit. Jucken auf der Kopfhaut. Fühlt sich nach der Entbindung entehrt, wie „geschändet". Juckende, brennende, blutende Hämorrhoiden mit gerötetem Anus.

Brust und Stillen

Heftiges Jucken an den Brustwarzen. Die Brustwarzen sind wund und rissig und brennen nach dem Stillen wie Feuer. Der Schmerz zieht von der Brustwarze bis in den Rücken. Vor allem an der Basis der Brustwarze (Übergang vom Warzenhof zur Warze) zeigen sich tiefe Einrisse, die nach jedem Stillen wieder aufklaffen und nicht heilen können. Die Brustwarzen sehen so aus, als ob sie abfallen würden. Bei einer Brustentzündung breitet sich die Röte strahlenförmige von der Brustwarze über die ganze Brust aus. Rezidivierende Mastitiden.

Das Neugeborene

Sulfur ist indiziert bei Frühgeborenen von greisenhaftem Aussehen mit faltiger, ausgetrockneter Haut, großem Kopf, aufgeblähtem Bauch und abgemagerten Gliedern. Wenn schwere, **behandlungsbedürftige**

Erkrankungen der Mutter in der Schwangerschaft vorlagen (z. B. SIH und HELLP-Syndrom).

Das reife Kind wirkt aktiv, vital und ist ständig in Bewegung. Es ist sehr trinkfreudig bei gleichzeitiger Neigung zur Hypoglykämie. Im Allgemeinen kräftig und gut genährt, manchmal auch Abmagerung trotz guten Appetits. Fontanellen schließen sich spät. Schweiß vor allem am Kopf und im Gesicht beim Trinken. Saurer Geruch des Körpers und des Stuhls. Schmerzhafte Koliken und Blähungen mit wund machendem Stuhl, beides sehr übel riechend (wie faule Eier). Anhaltende Durchfälle oder Obstipation.

Intensive Röte aller Körperöffnungen (Lippen, Augenlider, Ohrmuscheln, Nasenlöcher, Anus), meist bedingt durch den **wund machenden Charakter aller Ausscheidungen**. **Hautausschläge** treten typischerweise am Haaransatz, im Gesicht und an den Haut-Schleimhautgrenzen auf, können sich aber überall am Körper zeigen. Kleinste Verletzungen entzünden sich. Ausgeprägte, entzündliche Neugeborenenakne. Seborrhoisches Ekzem. Nabelekzem. Milchschorf. Windeldermatitis mit gerötetem Anus oder Analfissuren. Wundheit in den Hautfalten. Schmierauge und Neugeborenenkonjunktivitis. Icterus neonatorum. Hydrocele testis.

Sulfur kann angezeigt sein bei verschiedensten Beschwerden, die infolge einer **antibiotischen Behandlung** intrauterin oder nach der Geburt auftreten (z. B. Verdauungsstörungen, Wundsein, Hautausschläge).

Anmerkungen

Für Hahnemann ist *Sulfur* die antipsorische Arznei schlechthin und aus seiner Sicht unentbehrliche bei einer homöopathischen Behandlung während der Schwangerschaft. Tatsächlich kann man im Verlauf einer Schwangerschaft häufig das Auftreten von *Sul-*

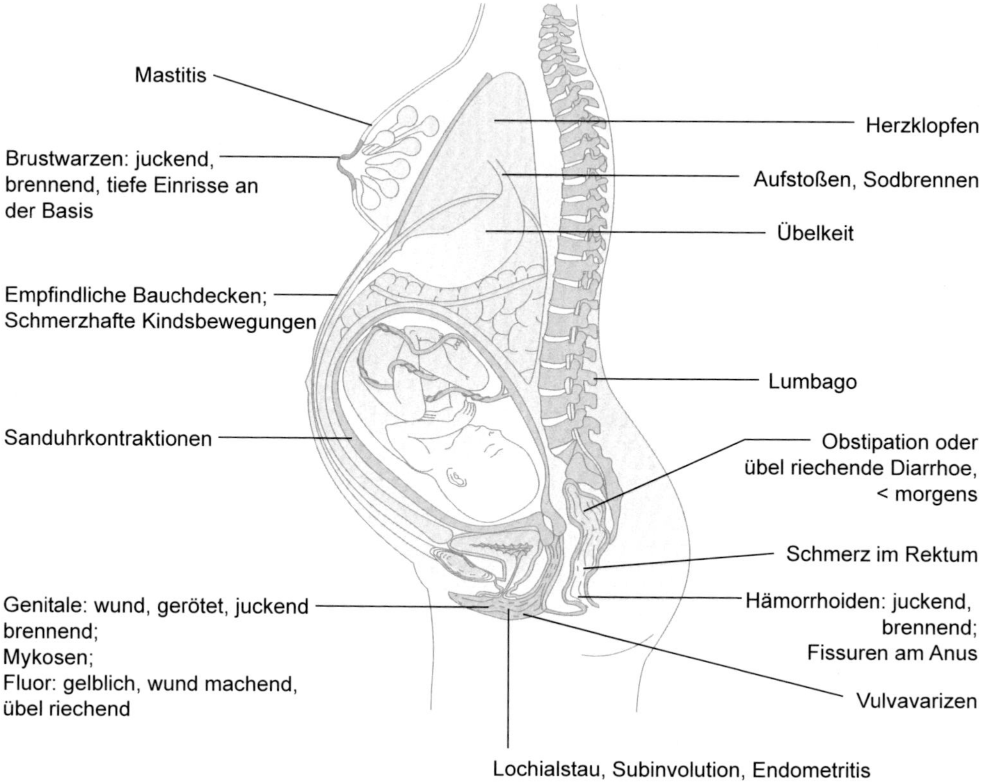

Abb. 18.31a

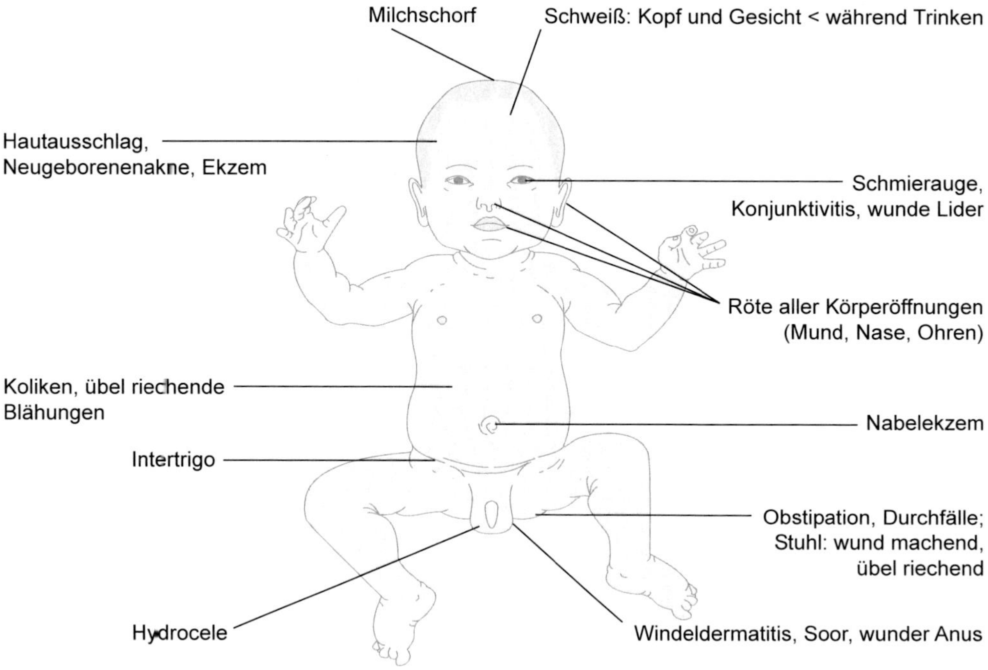

Abb. 18.31b

fur-Symptomen beobachten, die sehr gut auf diese Arznei ansprechen. Wie *Opium* wird auch *Sulfur* als Reaktionsmittel eingesetzt in Fällen, in denen gut gewählte Arzneien keinen Erfolg zeigen oder wenn der Organismus neben der Hauptbeschwerde keine Symptome hervorbringt, die eine sichere Mittelwahl ermöglichen. Dabei spielt auch die stoffwechselregulierende und entgiftende Wirkung von Schwefelgaben eine wichtige Rolle.

Die Anwendung von *Sulfur* hat sich ebenfalls bewährt, wenn nach Krankheiten oder kräftezehrenden Ereignissen (z. B. Geburt) keine vollständige Erholung eintritt, zur Unterstützung der Rekonvaleszenz oder bei chronischen Rezidiven.

Die unerwünschten Nebenwirkungen einer Antibiose und die Folgen einer Penicillin-Allergie (Hautausschläge, Verdauungsstörungen) sprechen ebenfalls gut auf *Sulfur* an.

Es ist neben *Lachesis* und *Sepia* das wichtigste Mittel bei Beschwerden im Klimakterium.

Wenn in einem akuten Zustand *Aconitum, Pulsatilla* oder *Nux vomica* hilfreich waren, folgt *Sulfur* oft gut.

Bei bestehenden Ekzemen oder Hauterkrankungen in der Anamnese besteht immer die Möglichkeit einer heftigen und unerwünschten Erstreaktion. Der Zeitpunkt einer *Sulfur*-Gabe und die Dosierung müssen in diesen Fällen immer gut überdacht werden.

KAPITEL

19 Anhang

19.1 Repertorisationsbogen ... 214

19.2 Grundausstattung homöopathischer Arzneimittel in der Hebammenarbeit ... 214

19.3 Literaturverzeichnis ... 216

19.4 Abkürzungsverzeichnis ... 218

19.5 Personenverzeichnis ... 218

19.6 Stichwortverzeichnis ... 219

19.1 Repertorisationsbogen

Der Repertorisationsbogen (➢ Abb. 19.1) ist als Vorschlag zu verstehen und kann mithilfe der freigelassenen Kästchen individuell erweitert werden. Es wurden vor allem Arzneimittel ausgewählt, die für die Hebammenarbeit von Bedeutung sind und außerdem in den Repertorien häufig genug vorkommen, um mit dieser Methode gut erfassbar zu sein.

Im folgenden Repertorisationsbogen (➢ Abb. 19.1) sind manche Arzneimittel nicht berücksichtig, auch wenn sie in der Hebammenarbeit eine gewisse Rolle spielen. Der Grund dafür ist, dass man mithilfe der Repertorisation nur selten deutliche Hinweise auf diese Arzneien erhält, entweder weil die Mittel in den Repertorien nicht ausreichend „abgebildet" sind, d.h. selten vorkommen, oder weil ihr Wirkspektrum sehr klein und die Einträge damit auf wenige Rubriken beschränkt sind. Die Arznei *Bellis perennis* zum Beispiel, die in der Hebammenarbeit eine herausragende Rolle spielt, hat in den Repertorien nur wenige höherwertige Einträge und taucht deshalb bei Repertorisationen nur sehr selten unter den führenden Mitteln auf. Man muss mit dem Arzneimittelbild von *Bellis perennis* vertraut sein, um einen Zustand zu erkennen, der die Gabe von *Bellis perennis* notwendig macht. Dies zeigt, wie wichtig eine ständige Erweiterung und Vertiefung der Arzneimittelkenntnisse ist, die Repertorisation kann lediglich Hinweise geben. Das Gleiche gilt für viele weitere „kleine" Mittel, die ihren speziellen Anwendungsbereich auf dem Gebiet der Gynäkologie und der Geburtshilfe haben und in der Hebammenarbeit häufig zum Einsatz kommen.

19.2 Grundausstattung homöopathischer Arzneimittel in der Hebammenarbeit

Im Folgenden findet sich eine Zusammenstellung homöopathischer Arzneien, die für die Hebammenarbeit wichtig sind. Da während der Geburt auch Mittel zum Einsatz kommen, die in der Vor- und Nachsorge eher selten angewendet werden und umgekehrt, wurden zwei unterschiedliche Arzneilisten erstellt. Die fettgedruckten Mittel können jeweils Teil einer **„Basisausstattung"** sein, da sie im Hebammenalltag erfahrungsgemäß relativ häufig zum Einsatz kommen. Die im Normaldruck aufgeführten Mittel sind in bestimmten Fällen von großer Bedeutung und daher die sinnvolle Ergänzung einer **„erweiterten Grundausstattung"**.

Die Zusammenstellungen erheben keinen Anspruch auf Vollständigkeit. Jede Hebamme wird sie je nach den eigenen Erfahrungen und Kenntnissen variieren und erweitern. Es empfiehlt sich, die Arzneien in der Potenz C 30 (oder C 12) vorrätig zu halten.

Grundausstattung für die Vor- und Nachsorge	
Aconitum	
Apis	
Arnica	
Arsenicum album	
Belladonna	
Bellis perennis	
Bryonia	
Calendula	
Calcium carbonicum	
Calcium phosphoricum	
Calcium fluoratum	
Caulophyllum	
Chamomilla	
China	
Cimicifuga	
Coffea cruda	
Colocynthis	
Cuprum metallicum	
Hypericum	
Ignatia	
Ipecacuanha	
Kalium carbonicum	
Lachesis	
Lycopodium	
Magnesium carbonicum	
Magnesium phosphoricum	
Natrium muriaticum	
Nux vomica	
Opium	
Phosphorus	
Phytolacca	
Pulsatilla	
Rhus toxicodendron	
Sepia	
Silicea	
Staphisagria	
Sulfur	

Repertorisationsbogen	AM	1	2	3	4	5	6	7		AM	1	2	3	4	5	6	7		AM	1	2	3	4	5	6	7	
Name:	Acon									Ferr									Nux-m								
	Aesc									Ferr-p									Nux-v								
Vorname:	Apis																										
	Arg-n																										
geb.:	Arn									Gels									Op								
	Ars									Graph																	
	Aur																										
																			Phos								
										Ham									Ph-ac								
										Hell									Phyt								
Symptome:	Bell									Hep									Plat								
1	Borax									Hyos									Puls								
	Bry									Hyper																	
2																											
3										Ign									Rhus-t								
	Calc									Ip									Ruta								
4	Calc-p																										
	Camph																										
5	Canth									Kali-bi									Sabin								
	Carb-a									Kali-c									Samb								
6	Carb-v									Kreos									Sep								
	Caul																		Sil								
7	Caust																		Staph								
	Cham									Lac-c									Stram								
Bemerkungen:	Chel									Lach									Sulf								
	Chin									Led																	
	Cimic									Lil-t																	
	Cina									Lyc																	
	Cocc																		Tab								
	Coff																		Thuj								
	Colch									Mag-c									Tub								
	Coloc									Mag-p																	
	Con									Med																	
	Cupr									Merc									Verat								
										Nat-m									Zinc								
	Dulc									Nit-ac																	
	Euph																										

Abb. 19.1 Vorlage Repertorisationsbogen

Grundausstattung für die Geburtshilfe

Aconitum
Antimonium tartaricum
Arnica
Arsenicum album
Belladonna
Bellis perennis
Calendula
Calcium carbonicum
Camphora
Carbo vegetabilis
Caulophyllum
Causticum
Chamomilla
China
Cimicifuga
Cocculus indicus
Coffea cruda
Cuprum metallicum
Erigeron
Gelsemium
Hyoscyamus
Hypericum
Ignatia
Ipecacuanha
Kalium carbonicum
Laurocerasus
Lachesis
Lycopodium
Magnesium carbonicum
Millefolium
Natrium muriaticum
Nux moschata
Nux vomica
Opium
Phosphorus
Pulsatilla
Platinum
Sabina
Secale cornutum
Sepia
Staphisagria
Stramonium
Veratrum album
Viburnum opulus

19.3 Literaturverzeichnis

Allen HC: Leitsymptome wichtiger Arzneimittel der homöopathischen Materia medica, 4. Aufl. Elsevier/Urban & Fischer, München 2005

Atzl B: Homöopathie in der Hebammenpraxis. Staude, Hannover 2005

Bitschnau M, Drähne A (Hrsg.): Homöopathie in der Frauenheilkunde. Elsevier/Urban & Fischer, München, 2007

Blasig-Jäger T: Arzneimittelbeziehungen – Homöopathische Hilfsmittel, Bd. 2. Hahnemann Institut, Greifenberg 1996

Boericke W: Handbuch der homöopathischen Materia medica. Haug, Heidelberg 1996

Boger CM: Synoptic Key. Charakteristik und Hauptwirkungen homöopathischer Arzneimittel. Similimum, Ruppichteroth 2002

Bönninghausen C von: Eigentümlichkeiten und Hauptwirkungen der homöopathischen Arzneien. Von der Lieth, Hamburg 1999

Bönninghausen C von: Therapeutisches Taschenbuch für homöopathische Ärzte, zum Gebrauche am Krankenbette und beim Studium der reinen Arzneimittellehre. Coppenrath, Münster 1846. Nachdr. von der Lieth, Hamburg 1996

A. Clarke (Hrsg.): Decachords mit Pentachords. Homöopathische Leitsymptome. Sunrise, Kirchzarten 2001

Dimitriadis G: Die Lehre der chronischen Krankheiten nach Samuel Hahnemann. Verlag Peter Irl, Buchendorf 2006

Ensinger T: Leitfaden zu Kents Repertorium. Haug, Stuttgart 1998

Gawlik W: Die homöopathische Anamnese. Hippokrates, Stuttgart 1998

Geißler J, Quak T (Hrsg.): Leitfaden Homöopathie. Elsevier/Urban & Fischer, München 2005

Gessler H (Hrsg.): Klinische Terminologie von Dr. Otto Roth. Leipzig 1897

Genepper T, Wegener A (Hrsg.): Lehrbuch der Homöopathie. Haug, Stuttgart 2004

Graf F: Ganzheitliches Wohlbefinden. Homöopathie für Frauen. Herder, Freiburg 1994

Graf F: Homöopathie für Hebammen und Geburtshelfer Bd.1–8. Staude, Hannover 2007

Graf F: Homöopathie und die Gesunderhaltung von Kindern und Jugendlichen. Sprangsrade, Ascheberg 2003

Graf F: Homöopathie unter der Geburt. Spangsrade, Ascheberg 1999

Guernsey HN: Homöopathie in Gynäkologie und Geburtshilfe. Similimum, Ruppichteroth 1995

Guernsey HN: Homöopathische Behandlung bei Säuglingen und Kindern. Merlijn, Haarlem 1992

Gypser K-H (Hrsg.): Herings Medizinische Schriften (3 Bde.). Burgdorf, Göttingen 1988

Hahnemann S: Die chronischen Krankheiten, ihre eigenthümliche Natur und homöopathische Heilung. Arnold, Dresden und Leipzig 1835. Unveränderter Nachdruck d.

Ausgabe letzter Hand mit einer Einfügung von W. Klunker. 5. Nachdr. Haug, Stuttgart 1991

Hahnemann S: Gesammelte kleine Schriften, hrsg. v. J.M. Schmidt und D. Kaiser. Haug Heidelberg 2001

Hahnemann S: Organon der Heilkunst. Standardausgabe der 6. Aufl., hrsg. u. bearb. v. J.M. Schmidt. Haug, Heidelberg 1999

Hahnemann S: Reine Arzneimittellehre (6 Bde.). Dresden 1811–1821. Haug, Heidelberg 1991

Hauptmann H: Homöopathie in der kinderärztlichen Praxis. Haug, Heidelberg1994

Imhäuser H: Homöopathie in der Kinderheilkunde. Aus der Praxis – für die Praxis. Haug, Heidelberg 1991

Jahr GHG: Ausführlicher Symptomen-Kodex der homöopathischen Arzneimittellehre (2 Bde.). Leipzig 1848. Nachdr. Von der Lieth, Hamburg 1997

Jansen JW: Synthethic bedside repertory for gestation, childbirth and childbed. Similimum, Ruppichteroth 1996

Kaplan B: Die Kunst der Fallaufnahme, das homöopathische Gespräch. Haug, Heidelberg 2004

Keller G von: Gesammelte Aufsätze und Vorträge zur Homöopathie. Hahnemann Institut, Greifenberg 2002

Keller G von: Über den Wert der Symptome in unseren Arzneimittellehren und Repertorien. ZKH 1963(7):106–110

Keller G von, Künzli von Fimmelsberg J (Hrsg.): Kents Repertorium der homöopathischen Arzneimittel, 14. Aufl. Haug, Heidelberg 1998

Kent JT: Homöopathische Arzneimittelbilder (3 Bde). Vorlesungen zur homöopathischen Materia medica, übers. v. R. Wilbrand. Haug, Stuttgart 2001

Kent JT: Neue Arzneimittelbilder der homöopathischen Materia medica. Haug, Heidelberg 1997

Kent JT: Zur Theorie der Homöopathie. Vorlesungen über Hahnemanns Organon, 4.Aufl. Haug, Heidelberg 2001

Klunker W: Das Symptom – ein Grundbegriff der Homöopathie. ZKH 1994(38) 3–13

Klunker W: Gesund – und doch Symptom? ZKH 1996(36): 47–53

Klunker W: Lektionen für Anfänger I. ZKH 199(38):115–119

Liliental S: Homöopathische Therapeutika: Handbuch der klinischen Indikationen und Symptome – Gemüt, sämtliche Körperregionen und Allgemeines. Similimum, Ruppichteroth 1993

Lippe A von der: Handbuch homöopathischer Charakteristika. Haug, Stuttgart 2003

Mezger J: Gesichtete homöopathische Arzneimittellehre. Bearbeitet nach den Ergebnissen der Arzneiprüfungen, der Pharmakologie und den klinischen Erfahrungen (2 Bde.), 7. Aufl. Haug, Heidelberg 1987

Miller G, Klunker W: Arzneibeziehungen. Nach der Erstausgabe von Robert Gibson Miller, vollständig neu herausgegeben und mit einer Einführung versehen von Dr. med. Will Klunker. Haug, Heidelberg 1998

Morrison R: Handbuch der homöopathischen Leitsymptome und Bestätigungssymptome. Kröger, Groß Wittensee 1997

Müller K-J: Lycopodium bei Frauen. Eigenverlag, Zweibrücken 2005

Nash EB: Leitsymptome in der homöopathischen Therapie, übers. v. R. Wilbrand, 18. Aufl. Haug, Heidelberg 1995

Ortega PS: Die Miasmenlehre Hahnemanns. Haug, Stuttgart 2005

Pennekamp H: Kinderrepertorium. MDT-Verlag, Osten-Isensee 1999

Pfeiffer H, Drescher M, Hirte M (Hrsg.) Homöopathie in der Kinder- und Jugendmedizin, 2. Aufl. Elsevier/Urban & Fischer, München 2007

Phatak RS: Homöopathische Arzneimittellehre, 3. Aufl. Elsevier/Urban & Fischer, München 2006

Rehmann A: Handbuch der homöopathischen Arzneibeziehungen. Haug, Stuttgart 2000

Revers-Schmitz I: Praxisbuch Homöopathie für Hebammen. Hippokrates, Stuttgart 2006

Schlüren E: Homöopathie in der Frauenheilkunde und Geburtshilfe, 8. Aufl. Haug, Stuttgart 2000

Schmidt JM: Taschenatlas Homöopathie in Wort und Bild. Haug, Heidelberg 2001 (dort viele nützliche Hinweise auf homöopathische Quellen und weiterführende Literatur)

Schmidt P: Die homöopathische Sprechstunde – Die Kunst des Befragens. ZKH 1960(4):160–175

Schroyens F (Hrsg.): Synthesis. Repertorium homeopathicum syntheticum. Edition 9.1. Hahnemann Institut, Greifenberg 2007

Schuster B: Caulophyllum. Verlag für Homöopathie, Weilburg 2005

Stefanovic A: Falldarstellungen und differentialdiagnostische Hinweise Schwangerschaft, Geburt, Wochenbett. Similimum, Ruppichteroth 1997

Tyler M: Homöopathische Arzneimittelbilder, 3. Aufl. Elsevier/Urban & Fischer, München, 2007

Vithoulkas G: Die Praxis homöopathischen Heilens, 6. Aufl. Elsevier/Urban & Fischer, München 2005

19.4 Abkürzungsverzeichnis

BCG: Bacille Calmette-Guérin

C(-Potenz): Centesimal(-Potenz)

D(-Potenz): Dezimal(-Potenz)

Einschl.: einschließlich

g: Gramm
Glob.: Globuli

HELLP: hemolysis, elevated liver enzymes, low platelets
HWS: Halswirbelsäule

i. v.: intravenös

J.: Jahr(e)

KISS: Kopfgelenk-induzierte Symmetrie-Störung

l: Liter
li.: links
LWS: Lendenwirbelsäule

ml: Milliliter
MM: Muttermund

p.p.: post partum

Q(-Potenz): Quinquagiesmillesimal(-Potenz)

re.: rechts

SIH: Schwangerschafts-induzierte Hypertonie
SSW: Schwangerschaftswoche

TL: Teelöffel
Trp.: Tropfen

Symbole
> Verschlechterung, verschlechtert; mehr als
< Besserung, gebessert; weniger als

19.5 Personenverzeichnis

Bönninghausen, Clemens von 59
Cullen, William C. 11
d'Hervilly, Mélanie 10
Ferdinand von Anhalt-Köthen 10
Graf, Friedrich 59
Guernsey, Henry N. 59
Hahnemann, Samuel 2, 6, 10, 11, 14, 18, 19, 20, 22, 25, 28, 29, 30, 31, 32, 34, 37, 43, 46, 50, 51, 64, 68, 69, 70, 71, 76, 79, 80, 84, 86, 87, 97, 98
Hauptmann, Horst 59
Hering, Constatin 32, 80
Hippokrates 11
Jansen, Jan Willem 59
Keller, Georg von 54
Kent, James Tyler 20, 54, 59, 79, 80
Korsakoff, Semion von 20
Künzli von Fimmelsberg, Jost 54
Paracelsus 11
Schroyens, Frederik 54, 58
Vannier, Léon 34
Vehsemeyer, Albert 21
Vithoulkas, Georgos 79

19.6 Stichwortverzeichnis

A

Acidum aceticum 18
Acidum nitricum 31
Acidum silicicum s. Silicea
Aconitum 31, 105, 112, 120, 182, 211
Agaricus 18
Ähnlichkeit 33, 34, 37, 54, 56, 64, 66, 69, 76, 81, 90, 93, 96
Ähnlichkeitsprinzip 11, 14, 19, 33, 66, 146
Akutmittel, Zwischengabe 96
Allgemeinsymptom 5, 48, 59, 60, 75
Als-ob-Symptom 48, 52
Anamnese 14, 35, 49, 100
Antidot/Antidotierung 21, 76, 79, 90
Apis 22, 31, 108, 112, 117, 174
Argentum nitricum 18, 154
Arnica 18, 31, 69, 98, 107, 111, 123, 195
Arsenicum album 110, 114
Arznei
- antimiasmatische 31
- antipsorische 32
- antisykotische 32
- antisyphilitische 32
- Anwendung, äußerliche 68
- Ausgangsstoff 18, 21, 22, 32, 33
- Dosierung 69
- Einmalgabe 74
- Einzelmittel 66
- Erbnosode 32
- feindliche 91
- Folgegabe 89, 91, 92
- Gabenwiederholung 71
- Grad 54, 56, 58
- Heilkraft 14, 18
- Herstellung 22
- Impfnosode 33
- komplementäre 91
- Komplexmittel 66
- Leitsymptom 65, 100
- metallische/mineralische 18
- Modifikation 71, 80
- Nebenwirkungen 18, 19, 70
- Nosode 18, 32, 33, 34
- pflanzliche 18
- Potenzierung 18
- Sarkode 32
- tierische 18
- unpassende 77, 78, 90
- unwirksame 79
- Ursubstanz 18
- Wertigkeit 54, 57, 60
- Wiederholung 92
- Zwischengabe 96
Arzneibeziehungen 89
Arzneibuch, homöopathisches (HAB) 22, 100
Arzneigabe 2, 67, 73
Arzneiherstellung 17
Arzneikrankheit, Erstverschlimmerung 76
Arzneilösung s. Dilution
Arzneimittellehre 56, 57, 62, 64, 92, 100
- s.a. Materia medica 2
Arzneimittelprüfung 32
- homöopathische (HAMP) 11, 13, 14, 22, 54, 56, 64, 65, 66
- Nosode 33
- unfreiwillige 15, 34, 70, 77
Arzneimittelstudium 99
Arzneimittelwahl 3, 46, 47, 51, 62, 69
- a-miasmatische 31
- antimiasmatische 31, 34
- antipsorische 30
- Bönninghausen-Methode 59
- Geistes-/Gemütssymptome 50
- Kent-Methode 59
- Lokalsymptom 85
Arzneimittelwahl 63, 91
Arzneireiz 21, 69, 76, 80, 81
Arzneiverwandtschaft s. Arzneibeziehungen
Arzneiwechsel 91, 93
Arzneiwiederholung 76, 97
- s.a. Gabenwiederholung 76
Arzneiwirkung 15, 18, 76, 79, 90, 97, 100
Aude sapere 11
Aurum metallicum 18
Ausgangsstoff, Arznei 18, 21, 22, 32, 33
Ausscheidungsreaktion 24
Ausschlussrepertorisation 62

B

Baby-Blues s. Wochenbettdepression
Bakterien
- Gonokokken 30
- Spirochäten 29
BCG-Nosode 33
Befindensänderung 14, 46
Begleitsymptom 46, 51, 52
Behandlung, äußerliche 85, 86
Belladonna 18, 24, 31, 91, 118, 131, 144, 188
Bellis perennis 97, 98, 122, 195, 204, 214
Beobachtung, Anamnese 38
Bericht, gelenkter 40
Berufsbild, Hebamme 6, 7
Besserung 74, 78, 80, 84, 92
Blähungskolik 34
Bryonia 31, 125, 166, 188, 195

C

C-Potenz 19, 21, 70
Calcium carbonicum 18, 49, 91, 96, 121, 128, 144, 170
Calcium fluoratum 132, 204
Calcium phosphoricum 135
Cantharis 18
Carbo vegetabilis 162
Castor equi 69
Caulophyllum 138, 154
Causa 24, 47, 51, 52, 54, 59, 87
Causticum 91, 186, 207
Centesimalpotenz s. C-Potenz
Chamomilla 31, 91, 141
China 31, 97, 136, 145, 166, 186
Chinarinde 10, 11
Cimicifuga 31, 149
Colchicum 31
Colocynthis 162, 207
Computerrepertorisation 62
Condylomata acuminata s. Feigwarzenkrankheit
Cortison 18
Cortisonum 18
Credé-Prophylaxe 31

D

D-Potenz 21, 69
Dezimalpotenz s. D-Potenz
Diadot 75, 77, 90
Diät 97
Dilution 19, 21, 68
Dokumentation
- HAMP 15
- Spontanbericht 38
Dosierung
- Arzneiwiederholung 97
- C-Potenz 70
- D-Potenz 69

- Erstreaktion 18
- Q-Potenz 21
- Q-Potenz 70, 80
- Verschlimmerung 80
Dynamis 11
Dynamisation 19, 69

E

Einglasmethode, Arzneiherstellung 20
Einmalgabe 74
Einzelmittel 66
Emesis gravidarum 37, 46, 49
- s.a. Schwangerschaftsübelkeit 37
Empfindsamkeit, Frühwochenbett 87
Empfindung, Symptom 47, 51, 52
Erbnosode 32
Erigeron 159
Erstreaktion 18, 21, 69, 70, 80
Erstreckung, Symptom 47, 56
Erstverschlimmerung 76, 80
Essigsäure 18

F

Fallanalyse 44
Fallaufnahme s. Anamnese
Fallbeispiel
- Emesis gravidarum 36, 37, 38, 39, 40, 43, 48, 49, 51, 60, 65, 70, 79, 93
- Geburtsstillstand 24
- Milchbildungsstörung 96
- Schwangerschaftsübelkeit 97
- Zwischenmittelgabe 97
Fallverlauf s. Verlaufsbeurteilung
Familienanamnese 25, 26, 42, 43
Feigwarze 28, 31
Feigwarzenkrankheit 31
Ferrum metallicum 148
Folgemittel 89, 91, 92
Follow-up, Verlaufsbeurteilung 74, 75
Frageschema, Anamnese 41, 42
Fragestil, Anamnese 40
Fremdanamnese 43

G

Gabengröße s. Dosierung
Gabenwiederholung 71
Geburtshilfe
- Arzneimittelgrundausstattung 216
- Repertorium 59
Geburtsverletzung 69, 86
Geistes- und Gemütskrankheiten 84, 87
Geistes- und Gemütssymptom 50, 59, 60
Gelsemium 31, 152
Gesetz, Hering'sches s. Regel, Hering'sche
Gesprächsführung, Anamnese 39, 40
Gewichtung, Symptome 50
Globuli 21, 68, 70
Glonoinum 18
Gonoblennorrhoe 31
Gonokokken 30
Gonorrhoe 25, 30, 31
Grad/Gradierung 54, 56, 58, 60
Gran 19, 20
Graphites 79

H

HAB s. Arzneibuch, homöopathisches
Hamamelis 112, 192
HAMP s. Arzneimittelprüfung, homöopathische
Handrepertorisation 62
Hauptsymptom 24, 26, 50, 52, 84, 87
Hautausschlag 24
- Lokalübel 85
- Psora 29
- Krätze 25, 29
Hebammenarbeit
- Arzneimittel-Grundausstattung 214
- Berufsbild 6, 7, 26, 34
- Berufsordnung 7
- Rahmen, gesetzlicher 7
Heilimpuls, Arznei 12
Heilkraft, Arznei 14, 18, 77
Heilreaktion 77, 128
Heilung 12, 46, 86
Heilungsblockade 33, 95
Heilungsfortschritt 74, 78, 80, 97
Hepar sulfuris 170
Hierarchisierung, Symptome 59
Hochpotenz 20
Homöodot 75, 77, 90
- s.a. Antidotierung
Homöoprophylaxe 33
HPV s. Papillomavirus, humanes
Hypericum 31, 112

I

Ignatia 18, 31, 155, 174
Impfnosode 33
Infektionskrankheit 25, 28, 32, 33
Inhalation 69, 97
Inkubationszeit Syphilis 29
Intensität, Symptom 52
Ipecacuanha 31, 158

K

Kaffee 90
Kalium carbonicum 48, 160
Kalium sulfuricum 192
Kampfer 90
Kent-Skala 20
Klassifikation, Symptome 47
Kochsalz 19
Komplementärmedizin 6, 7
Komplementärmittel 91
Komplexmittel 66
Kopf-zu-Fuß-Schema 43, 64
Korsakoff-Potenz 20
Krankenjournal 10
Krankheit
- akute 24, 26, 48, 50, 51, 76
- chronische 25, 26, 28, 29, 30, 31, 32, 48, 52, 78, 84, 85
- einseitige 59, 78, 83, 87
- Infektion 25, 28, 32, 33
- interkurrente 98
- Lokalübel 85
- miasmatische 27
- psychische 84, 87
- Ursache, unterhaltende 79
Krankheitsdiagnose, schulmedizinische 36, 37
Krankheitsdisposition 25, 26, 28, 32, 85
Krankheitserreger, Nosoden 32
Krankheitslehre, homöopathische 23
Krankheitsverständnis
- homöopathisches 11, 12, 36
- schulmedizinisches 36
Krankheitszeichen 46
- s.a. Symptom
Krätzeausschlag 28
Krätzemilben 29
Krätzkrankheit 25, 29, 32
Kunstkrankheit 12, 76
Kur, eugenische 30, 34

L

Lac caninum 18
Lachesis 18, 91, 200
Latenz, Psora 30
Lebensführung 97, 98
Lebenskraft 11, 12, 86
Leidensdruck, Schwangerschaft 6
Leitsymptom, Arznei 65, 100
Lenkbericht s. Bericht, gelenkter
Lilium tigrinum 54, 57
LM-Potenz 21

Lokalisation, Symptom 47, 51, 56, 64
Lokalsymptom 25, 50, 51, 52, 59, 60, 75
- akutes 49
- Hautausschlag 29
- Miasma, chronisches 28
- Sykose 31
- vollständiges 24
Lokalübel 84, 85
Lycopodium 164, 178
Lymphknotenschwellung, Syphilis 29

M
Magnesium carbonicum 168
Materia medica 2, 15, 64, 100, 103
- s.a. Arzneimittellehre
Medizin
- anthroposophische 21
- evidenzbasierte 6
- komplementäre 6, 7
Medorrhinum 18, 32
Mehrglasmethode, Arzneiherstellung 20
Menstruationsschmerz 25
Mercurius solubilis 31, 91, 188
Miasma 31
- akutes 28
- chronisches 28
Miasmentheorie 27, 32, 34
Milchmangel 26
Milchstau 49
Milchzucker, Arzneiherstellung 19, 20, 22
Millefolium 159
Mittelwahl s. Arzneimittelwahl
Modalitäten 14, 15, 47, 51, 52, 58, 101
Modifikation, Arznei 71, 80
Muttermilch, Arzneigabe 68

N
Natrium chloratum s. Natrium muriaticum
Natrium muriaticum 79, 110, 127, 156, 171, 200
Nebensymptom 78, 84, 85
Nebenwirkungen 18, 19, 70
Neugeborenes
- Anamnese 39
- Gonoblenorrhoe 31
Nitroglyzerin 18
Nomenklatur, HAB 22
Nosode 18, 32, 33, 34
Nux vomica 31, 51, 91, 144, 166, 175, 178, 200, 211

O
Öl, ätherisches 90
Opium 31, 179, 211
Organismus
- Arzneireaktion 18, 73, 84, 92
- Geburtsverletzung 86
- HAMP 15
- Krankheit, chronische 25
- Krankheitsdisposition 25, 26, 28, 32
- Lokalübel 85
- Miasma, chronisches 28
- Selbstregulation 74

P
Papillomavirus, humanes 31
Periodizität 47
Pertussinum 33
Petroleum 18
Phosphorus 91, 117, 159, 183
- Schwangerschaftsübelkeit 97
Phytolacca 187
Pilze 18
Potenz 92
- Akkord 20
- C 19, 21, 70
- D 21, 69
- Korsakoff 20
- LM 21
- Q 20
- unpassende 79
Potenzierung 18
Potenz 19, 69
Primärstadium
- Psora 29
- Syphilis 29
Prognose 80
Prüfsubstanz, HAMP 14, 15
Psora 28, 29, 32, 34
Psorinum 18, 32
Pulsatilla 18, 31, 110, 131, 190, 204, 211

Q
Q-Potenz 10, 20, 70, 80
Quecksilber 19
- Syphilis 29
Quinquagiesmillesimal-Potenz s. Q-Potenz

R
Reaktion, Arzneigabe 20, 32, 66, 73, 84, 92, 96
Regel, Hering'sche 80
Reihe, Kent'sche s. Kent-Skala
Repertorisation 65
- Bönninghausen-Methode 59
- Kent-Methode 59
Repertorisation Repertorium 53, 60
Repertorisationsbogen 62, 214
Repertorium
- „Synthesis" 58
- Geburtshilfe 59
- Kent 54
Repertoriumssprache 60
Rheum 170
Rhus toxicodendron 31, 112, 123, 127, 194
Rubrik 54, 57, 58, 62, 65
Ruta 136

S
Sabina 159
Saccharose, Arzneiherstellung 21
Sarkode 32
Säugling
- Anamnese 39
- Arzneigabe über die Muttermilch 68
Scabies 29
Scarlatinum 33
Schanker 28
Schlangengift 19
Schulmedizin 6, 7, 14, 26, 36
Schüttelschlag 71
Schwangerschaft
- Behandlung, antimiasmatische 30, 34
- Kur, eugenische 30, 34
- Leidensdruck 6
- Psora 30
- Vor-/Nachsorge, Arzneimittelausstattung 214
Schwangerschaftsübelkeit 37, 93, 96, 97
- s.a. Emesis gravidarum
Schwefel, Krätzkrankheit 29
Seitenbezug, Symptom 56
Selbstregulation, Organismus 74
Selbstversuch, Chinarinde 11
Sepia 18, 66, 70, 91, 154, 156, 174
- Emesis gravidarum 62, 65, 79, 93
Signaturenlehre 10
Silicea 18, 22, 48, 64, 79, 91, 123, 133, 192, 200, 201
Simileprinzip 11, 18, 19
- s.a. Ähnlichkeitsprinzip
Similia similibus curentur 11
Simillimum 41
Spätverschlimmerung 81

Spekulation 7, 10, 11, 24, 31, 32, 44, 46, 47, 64
Spirochäten 29
Spontanbericht, Anamnese 38
Staphisagria 144, 205
Stramonium 31
Suggestivfrage, Anamnesegespräch 40
Sulfur 30, 31, 107, 117, 127, 131, 178, 192, 200, 208
Sulfuricum acidum 112
Sykose 28, 30, 34
Symphytum 136
Symptom 12, 14, 36, 38, 43, 65, 101
- „Organon", § 153 47, 49
- aktuelles 24
- akutes 96, 97
- allgemeines s. Allgemeinsymptom
- altes 78
- charakteristisches 47, 50, 59, 60, 84
- chronisches 25
- Empfindung 47, 51, 52
- Erstreckung 47, 56
- Gesamtheit s. Symptomengesamtheit
- gewöhnliches 49
- Grad/Gradierung 60
- HAMP 14, 15
- Hierarchisierung 59
- Inbegriff s. Symptomeninbegriff
- individuelles 37
- Intensität 38, 52
- Klassifikation 47
- lokales 50
- Lokalisation 47, 51, 56, 64
- Lokalübel 84, 85
- neues 77
- pathognomonisches s. Symptom, gewöhnliches
- Psora, latente 30
- Repertorium 57
- Seitenbezug 56
- sonderliches s. Symptom, charakteristisches
- Verzeichnis s. Repertorium
- vollständiges 50, 51, 60
- Zeitbezug 52, 56
Symptombegriff 46
Symptomenarmut 60, 84, 85
Symptomengesamtheit 11, 24, 25, 26, 40, 100
Symptomengewichtung 50
Symptomeninbegriff 12
Symptomenlehre 45
Syphilinie 29
Syphilinum 32
Syphilis 25, 28, 29

T

Tabletten 68
Thuja 31
Trauma Geburt 86, 98
Trinkschwäche 34
Tripper s. Gonorrhoe
Trituration 22
Tuberculinum 18, 32

U

Überdosierung, Erstverschlimmerung 77
Ulcus durum, Syphilis 29, 32
Unähnlichkeit 77, 90
Unterrubrik 54, 56, 57
Untersuchung, körperliche 43
Urübel 25
Ursache, auslösende s. Causa
Ursache, unterhaltende 79
Ursubstanz, Arznei 18
Urtinktur 19

V

Veratrum album 31
Verdünnung 18, 80
- s.a. Dynamisation
Vergiftung
- Antidotierung 90
- Quecksilber 29
Verifikation, Leitsymtpom 65
Verlaufsbeurteilung 74
Verletzung 86, 98
Verordnung, zweite 92
Verreibung 19
- s.a. Trituration 19
Verschlechterung 75, 76, 80
Verschlimmerung s. Verschlechterung
Verschreibungspflicht 7
Verschüttelung 19, 20, 80

W

Wechselfieber 11
Wertigkeit, Arznei 54, 57, 60
Wirkdauer, C-Potenz 20
Wochenbettdepression 87

Z

Zeitbezug, Symptom 52, 56
Zwischengabe 96